高职高专"十一五"规划教材

药 物 化 学

金学平　主编
郑　瑛　主审

化学工业出版社
·北京·

"药物化学"是制药专业必修的一门专业基础课程。本书根据高等职业教育的特点编写，体现理论教学必需够用的原则，将传统教学内容进行相应改革和调整，使本教材新颖实用，简明扼要，具有高职教育特点。

本教材共分十六章。包括绪言、抗生素、维生素、心血管类药物、抗肿瘤药物、麻醉药、镇静催眠药和抗精神失常药、解热镇痛药和非甾体消炎药、抗过敏和抗溃疡药、抗菌药及抗病毒药、性激素和肾上腺皮质激素、药物结构与药理活性、药物结构与药物代谢、药物结构与药物合成方法、新药研究概论及药物化学实验部分。每章都有学习目标和思考题。

本教材主要适用高职高专制药技术类、药品营销类、食品药品管理类专业使用，化工类、生物类等相关专业的学生可作为参考书，也可作为医药企业员工培训教材。

图书在版编目（CIP）数据

药物化学/金学平主编. —北京：化学工业出版社，2007.7（2021.8重印）
高职高专"十一五"规划教材
ISBN 978-7-122-00473-4

Ⅰ.药… Ⅱ.金… Ⅲ.药物化学-高等院校-技术学院-教材 Ⅳ.R914

中国版本图书馆 CIP 数据核字（2007）第 075167 号

责任编辑：陈有华	文字编辑：焦欣渝
责任校对：李 林	装帧设计：于 兵

出版发行 化学工业出版社（北京市东城区青年湖南街13号 邮政编码100011）
印　　装 涿州市般润文化传播有限公司
787mm×1092mm　1/16　印张14　字数346千字　2021年8月北京第1版第9次印刷

购书咨询：010-64518888　　　售后服务：010-64518899
网　　址：http://www.cip.com.cn
凡购买本书，如有缺损质量问题，本社销售中心负责调换。

定　　价：38.00元　　　　　　　　　　　　　　　　　　版权所有　违者必究

《药物化学》编审人员

主　编　金学平
副主编　李双庆
主　审　郑　瑛
编　者（按姓氏笔画为序）
　　　　于　果　吴　杰　李双庆
　　　　金学平　洪　亮　赵燕霞

前　言

药物化学是一门以有机化学、药理学、生物化学等为基础的应用性学科。目前，已有包括本科、大专、中专在内的各种版本的教材，涉及内容广泛，各具特点。本教材是根据药品销售和医院使用情况，选用使用数量大、使用频率高的药物或经典药物为典型药物代表，力求选用典型药物的数量少而精，删减传统《药物化学》教材中对许多药物大篇幅的介绍。力求增加带有某些具有规律性内容的总结，列出专门章节对药物结构与药物理化性质之间的关系等进行讲述，力求这些章节总结性的内容与前面典型药物讲述的内容相呼应，使药物化学课程中显得比较零碎的知识点变得有着某种规律。根据国家的相关规定进行有关国内新药注册方面的内容介绍，使学生了解国内新药申报的基本程序和注意事项。每章开始列出学习目标，每章最后均配有思考题。将药物化学教学中所涉及的实验和实训内容合并到本教材中，在实验实训内容的取舍上既考虑课程教学的需要，又兼顾职业类学校实际条件。

本书由金学平担任主编，李双庆担任副主编。金学平编写第一章、第二章、第十五章；赵燕霞编写第三章、第五章、第八章及部分实验内容；李双庆编写第四章、第十二章、第十三章；吴杰编写第六章、第七章、第九章及部分实验内容；于果编写第十章、第十一章及部分实验内容；洪亮编写第十四章。本教材由金学平负责全书的统稿工作。全书由郑瑛主审。在本教材的编写过程中得到参编学院各级领导的大力支持，在此表示衷心的感谢。

由于编者水平有限，难免存在疏漏之处，恳请各位读者在使用时多提宝贵意见，以便我们不断地改进和修订。

编　者
2007 年 2 月

目 录

第一章　绪言 ··· 1
　　一、药物化学研究的对象、内容及任务 ··· 1
　　二、药物化学的起源与进展 ·· 1
　　三、药品质量与质量标准 ··· 2
　　四、药品的名称与命名原则 ·· 3
　思考题 ··· 4

第二章　抗生素 ··· 5
　第一节　概述 ·· 5
　　一、抗生素的定义及分类 ··· 5
　　二、抗生素类药物的发展过程 ··· 5
　　三、抗生素微生物合成的基本过程 ··· 6
　第二节　β-内酰胺类抗生素 ··· 7
　　一、青霉素类抗生素 ··· 7
　　二、头孢类抗生素 ·· 11
　　三、β-内酰胺酶抑制剂 ··· 11
　第三节　四环素类抗生素 ·· 12
　　一、四环类抗生素结构的基本特征 ··· 12
　　二、天然四环类抗生素 ·· 13
　　三、半合成四环类抗生素 ··· 13
　第四节　氨基糖苷类抗生素 ··· 13
　　一、氨基糖苷类抗生素结构特征 ·· 13
　　二、天然氨基糖苷类抗生素 ·· 13
　　三、半合成氨基糖苷类抗生素 ··· 15
　第五节　大环内酯类抗生素 ··· 15
　　一、大环内酯类抗生素的结构特征 ··· 15
　　二、天然大环内酯类抗生素 ·· 15
　　三、半合成大环内酯类抗生素 ··· 16
　思考题 ··· 17

第三章　维生素 ··· 18
　第一节　脂溶性维生素 ··· 18
　　一、维生素 A ·· 18
　　二、维生素 D ·· 20

三、维生素 E ·· 22
第二节　水溶性维生素 ·· 24
　　一、维生素 B_1 ··· 25
　　二、维生素 B_2 ··· 26
　　三、维生素 C ·· 27
思考题 ··· 30

第四章　心血管类药物 31
第一节　强心药 ··· 31
　　一、强心苷类 ·· 31
　　二、磷酸二酯酶抑制剂类 ··· 32
　　三、钙敏化剂 ·· 32
　　四、β受体激动剂 ·· 32
第二节　抗心绞痛药 ·· 33
　　一、硝酸酯类及亚硝酸酯类 ·· 33
　　二、钙通道阻滞剂 ··· 34
　　三、β受体阻断药 ·· 34
第三节　抗心律失常药 ··· 35
　　一、抗心律失常药物的分类 ·· 35
　　二、钠通道阻滞剂 ··· 36
　　三、β受体阻滞剂 ·· 36
　　四、钾通道阻滞剂 ··· 37
　　五、钙拮抗剂 ·· 37
第四节　抗高血压药 ·· 37
　　一、中枢性降压药 ··· 38
　　二、作用于交感神经系统的降压药 ·· 38
　　三、神经节阻断药 ··· 39
　　四、血管扩张药 ·· 39
　　五、肾上腺素 $α_1$ 受体阻断剂 ··· 39
　　六、影响肾素-血管紧张素-醛固酮系统的药物 ·· 40
　　七、利尿药 ··· 41
第五节　降血脂药物 ·· 42
　　一、羟甲基戊二酰辅酶 A 还原酶抑制剂 ·· 42
　　二、烟酸类 ··· 43
　　三、苯氧乙酸类 ·· 43
　　四、其他类 ··· 44
思考题 ··· 45

第五章　抗肿瘤药物 49
第一节　生物烷化剂 ·· 49
　　一、氮芥类药物 ·· 50
　　二、亚乙基亚胺类 ··· 53

三、磺酸酯及多元醇类 ·· 54
　　四、亚硝基脲类 ·· 55
　第二节　抗代谢药物 ·· 56
　　一、嘧啶类抗代谢物 ··· 56
　　二、嘌呤类抗代谢物 ··· 58
　　三、叶酸类抗代谢物 ··· 59
　第三节　抗肿瘤金属铂配位化合物 ·· 60
　第四节　抗肿瘤植物有效成分及衍生物 ·· 62
　　一、喜树碱类药物 ·· 62
　　二、长春碱类药物 ·· 63
　　三、鬼臼毒素类药物 ··· 63
　　四、紫杉烷类药物 ·· 64
　第五节　抗生素类抗肿瘤药物 ·· 64
　　一、多肽类抗生素 ·· 64
　　二、醌类抗生素 ·· 65
　思考题 ··· 65

第六章　麻醉药 · 66

　第一节　全身麻醉药 ·· 66
　　一、吸入全麻药 ·· 66
　　二、非吸入全麻药 ·· 68
　第二节　局部麻醉药 ·· 69
　　一、芳酸酯类局麻药 ··· 69
　　二、酰胺类局麻药 ·· 71
　　三、局麻药的构效关系 ·· 72
　思考题 ··· 73

第七章　镇静催眠药和抗精神失常药 · 75

　第一节　镇静催眠药 ·· 75
　　一、巴比妥类药物 ·· 75
　　二、苯二氮䓬类药 ·· 80
　　三、咪唑并嘧啶类 ·· 83
　第二节　抗精神失常药 ··· 83
　　一、抗精神病药 ·· 84
　　二、抗焦虑药 ··· 89
　　三、抗抑郁药 ··· 89
　　四、抗躁狂药 ··· 90
　思考题 ··· 91

第八章　解热镇痛药及非甾体抗炎药 · 93

　第一节　解热镇痛药 ·· 93
　　一、水杨酸类药物 ·· 93

二、苯胺类药物 ·· 96
　　三、吡唑酮类药物 ·· 98
　第二节　非甾体抗炎药 ·· 100
　　一、芳基乙酸类药物 ··· 101
　　二、芳基丙酸类药物 ··· 102
　　三、1,2-苯并噻唑类药物 ··· 104
　第三节　抗痛风药物 ·· 106
　　一、秋水仙碱 ·· 106
　　二、丙磺舒 ··· 106
　　三、别嘌醇 ··· 106
　思考题 ·· 107

第九章　抗过敏和抗溃疡药 ··· 108
　第一节　抗过敏药物 ·· 108
　　一、H_1 受体拮抗剂 ·· 108
　　二、过敏介质释放抑制剂 ··· 115
　　三、白三烯拮抗剂以及激肽拮抗剂 ··· 116
　第二节　抗溃疡药物 ·· 117
　　一、H_2 受体拮抗剂 ·· 117
　　二、质子泵抑制剂 ··· 121
　思考题 ·· 122

第十章　抗菌药及抗病毒药物 ·· 124
　第一节　抗菌药物 ··· 124
　　一、喹诺酮类抗菌药物 ··· 124
　　二、抗真菌药物 ·· 125
　　三、抗结核药物 ·· 127
　第二节　抗病毒药物 ·· 129
　　一、核苷类抗病毒药物 ··· 129
　　二、非核苷类抗病毒药物 ·· 131
　思考题 ·· 132

第十一章　性激素和肾上腺皮质激素 ·· 133
　第一节　概述 ··· 133
　　一、甾类激素的基本结构 ··· 133
　　二、甾类激素的分类和命名 ··· 134
　　三、甾类激素的半合成 ··· 134
　第二节　雄性激素和蛋白同化激素 ··· 136
　　一、雄性激素 ·· 136
　　二、蛋白同化激素 ··· 137
　第三节　雌激素 ·· 139
　　一、天然雌激素 ·· 139

二、半合成及全合成雌激素 ·· 139
　　三、非甾雌激素及选择性雌激素受体调节剂 ······················· 140
　第四节　孕激素 ··· 141
　　一、天然孕激素 ·· 141
　　二、半合成孕激素 ··· 142
　　三、孕激素拮抗剂和抗着床避孕药 ···································· 143
　第五节　肾上腺皮质激素 ·· 144
　　一、天然肾上腺皮质激素 ··· 144
　　二、半合成肾上腺皮质激素 ·· 145
　思考题 ··· 147

第十二章　药物化学结构与药理活性 ······································· **148**
　　一、结构特异性药物和结构非特异性药物 ·························· 148
　　二、影响药物产生药效的主要因素 ···································· 148
　　三、药物理化性质对药效的影响 ······································· 149
　　四、电子密度分布对药效的影响 ······································· 150
　　五、键合特性对药效的影响 ·· 151
　　六、药物的立体结构对药效的影响 ···································· 152
　思考题 ··· 153

第十三章　药物结构与药物代谢 ·· **156**
　　一、氧化反应 ··· 156
　　二、还原反应 ··· 159
　　三、水解反应 ··· 160
　　四、结合反应 ··· 160
　思考题 ··· 162

第十四章　药物结构与药物合成方法 ······································ **164**
　第一节　药物结构与药物合成方法的关系 ······························ 164
　第二节　药物合成路线的剖析方法 ·· 165
　　一、药物结构中碳杂键是易切断点 ···································· 165
　　二、对称分子中对称结合键是容易切断键 ·························· 166
　　三、从季碳原子与叔碳原子结合键处切断 ·························· 167
　第三节　药物合成路线剖析举例 ··· 167
　　一、维生素 B_6 的合成路线 ··· 167
　　二、非甾体消炎药布洛芬的合成路线 ································· 169
　思考题 ··· 170

第十五章　新药研究概论 ·· **171**
　第一节　先导化合物的产生途径和方法 ·································· 171
　　一、从天然生物活性物质中发现先导物 ····························· 171
　　二、以生命科学为基础发现先导物 ···································· 172

三、基于临床用药的深入研究来发现先导化合物 173
第二节　先导化合物的优化 174
　　一、生物电子等排 174
　　二、前体药物 175
　　三、定量构效关系研究 177
第三节　国内新药申报基本内容和程序 178
　　一、新药研究方面的有关法律和规章 178
　　二、新药申报基本内容 178
　　三、药品注册申报的基本程序 181
　　四、药品注册审评费用 182
第四节　药品技术评审机构及技术评审流程 184
　　一、国家药审中心机构设置及职能 185
　　二、国家药审中心主要审评岗位设置及岗位职责 185
　　三、国家药审中心药品审评工作程序 186
　　四、审评时限的管理及审评时限分配 188
思考题 191

第十六章　药物化学实验部分　192

第一节　药物化学实验的基础知识 192
　　一、实验室规则 192
　　二、实验室的安全及事故的预防 192
　　三、玻璃仪器的洗涤 194
　　四、药品的取用及称量 195
　　五、玻璃仪器的装配与使用 195
　　六、实验记录及实验报告 195
　　七、实验产率的计算 197
　　八、常用的实验仪器 197
　　九、常用的实验装置 197
　　十、重结晶及过滤 199
第二节　药物制备实验 199
　　一、苯佐卡因的制备 199
　　二、苯妥英钠的制备 201
　　三、阿司匹林的制备 203
　　四、磺胺乙酰钠的制备 204
　　五、贝诺酯的制备 205
第三节　药物性质实验 206
　　一、抗生素类药物的性质实验 206
　　二、维生素类药物的性质实验 208
　　三、药物的氧化变质反应 209
思考题 210

参考文献 211

第一章 绪 言

学习目标

1. 掌握药物化学研究的内容和任务。
2. 熟悉药品质量及质量标准。
3. 了解药品名称的相关内容。

一、药物化学研究的对象、内容及任务

药物化学研究对象是药物。药物是指具有治疗、缓解、预防和诊断疾病以及具有调节机体功能作用的化合物。药物可以根据来源、临床用途和化学结构来进行分类。药物根据来源可以分为无机药物、有机药物、天然药物等。根据药物临床用途可以分为麻醉药、镇静催眠药、降压药等。根据药物化学结构可以分为有机酸类、有机酯类、甾体类、杂环类等。由于药物品种繁多，临床用途各不相同，药物化学结构差异性较大，各种分类方式均存在一定的局限性，也很难满足药物化学学科的需求，故在药物化学课程中采用的是根据临床用途与化学结构两种分类方式交叉进行。

药物化学主要是研究化学药物的化学结构、理化性质、合成路线、构效关系、体内代谢过程以及寻找新药的方法和途径，它是建立在多种化学和生物学科基础上，应用化学和生物学原理研究药物和发展新药的一门学科。本课程的主要内容是研究药物的化学结构，药物结构与药物理化性质之间的关系，药物制备方法，药物结构与药物疗效之间的关系，在此基础上对新药的发现与寻找规律进行总结研究，为创制新药提供指导。

药物化学是药学专业课程设置中的一门必修课，本课程是在学习无机化学、有机化学、生物化学等课程的基础上开设，本课程的教学内容将为学生学习后续课程（例如，药剂学、药物分析、制药工艺学）提供必要的知识和理论基础，并与药理学课程相互联系，为从事药学方面的工作提供必要的理论知识和技能。

本课程主要任务是通过药物化学结构与理化性质关系的研究，阐明药物的理化性质及化学稳定性，为药物的剂型设计、鉴别方法、杂质检查、含量测定及贮存养护提供理论基础。通过对药物合成路线的设计和改进，为药物生产提供先进、合理的制备方法及工艺路线。通过研究药物化学结构与生物活性间的关系，在分子水平上讨论药物的构效关系，能更深入地阐明药物的作用机理、药物在体内代谢过程中产生毒副作用的本质，为指导临床合理用药提供理论基础。通过药物分子设计或对具有一定生物活性的化合物分离、鉴定或结构改造，总结药物构效关系方面的规律，研究新药寻找的途径和方法，发现新药，创新出更多能满足临床需求的新品种、新剂型、新用途。

二、药物化学的起源与进展

19 世纪由于有机化学的发展和现代分离技术的兴起，药物化学研究工作主要是从民间

药用植物中分离、鉴定其中的有效成分。例如，从罂粟中提取镇痛药吗啡（1803 年）；从金鸡纳树皮中提取抗疟药奎宁（1823 年）；从颠茄及洋金花中分离得到解痉药阿托品（1933 年）；从草麻黄和木贼麻黄中分离麻黄碱（1887 年），这些工作极大地促进了药物化学学科的发展。在分离提纯天然活性物质的基础上，药学工作者进一步开始合成其结构类似物，随着实验医学的兴起，通过药理筛选寻找活性更高的化合物，从而导致发现新的先导化合物，通过结构修饰、改造，对先导物进行优化，可能得到比天然产物活性更强、毒性更小的可用于临床的药物。例如磺胺类药物（1935 年）、青霉素 G（1940 年）、链霉素（1943 年）等的发现。按照这一方式研究发展新药的药物化学主要建立在化学学科的基础上。

随着对化学结构与生物活性关系的研究逐渐深入，在 20 世纪后，提出了药物作用机理假说，特别是近 30 年以来，随着有关生命科学、分子生物学的发展，提出了许多新的理论，例如受体学说从分子水平上阐明药物作用机理，应用受体理论指导药物分子设计，可寻找特异性高而毒副作用小的受体激动剂或受体拮抗剂来发展新药。例如 H_2 受体阻断剂西咪替丁的发现，发展了一类新的抗消化道溃疡药；质子泵抑制剂奥美拉唑是根据质子泵理论而发现的；抗肿瘤药物羟基喜树碱、拓扑替康、伊立替康是根据拓扑异构酶抑制学说而发展的。以上说明当代药物化学是建立在多种化学和生物学科基础上的一门学科。

药物化学的研究已从药物大面积的普筛方式发展到可根据相关化学、医学、生物学原理进行药物设计，从而减少药物普筛的盲目性，提高筛选率。生命科学揭示了一些对生命起重要作用的生物大分子（例如受体、酶）作为药物的作用靶点，根据其三维结构或结构特征，探索药物分子结构与其互补性，设计新药的化学结构。另外，随着计算机技术的日渐成熟，计算机辅助药物设计使得药物设计工作效率大大提高，加快了研究进程。

三、药品质量与质量标准

1. 药品质量

药品是用于防病治病的特殊商品，药品质量的优劣直接关系到人民群众的身体健康和生命安全，故要加强药品质量监督，牢固树立质量第一的观点，使药品质量管理走上法制化道路。药品质量涉及到新药的研究开发、药品的生产过程、药品的销售管理、药品的临床使用等。其中每一个环节的疏漏都有可能造成质量事故，药品质量管理必须从源头开始抓起，覆盖药品研究、生产、经营、使用全过程。为此，我国依据《药品管理法》先后制定了《药品非临床研究质量管理规范》（GLP）、《药品临床研究质量管理规范》（GCP）、《药品生产质量管理规范》（GMP）、《药品经营质量管理规范》（GSP）等管理法规，严格监督执行确保人民群众用药安全有效。

评价药品质量的好坏通常是从药物疗效及毒副作用和药物纯度两个方面来进行。药物疗效的好坏及药物毒副作用的大小称为内在质量。药品的安全性与有效性均能达到临床要求，我们就称之为质量好的药品；反之，就认为其质量较差。它是由药物的化学结构所决定，药物的结构一旦确定下来，它就不能通过外界的方法来调控，其控制阶段主要在新药的研制过程。药物纯度主要是指药物所含杂质的种类及其多少。所谓的杂质是指药物中存在的无疗效或影响药物疗效和稳定性，甚至对人的身体健康有危害的物质。药物的杂质有两个主要的来源：一是药品生产过程中引入的，包括未反应的原料、中间体、副产物等；二是药品贮存过程受外界影响，引起药物理化性质的变化而产生的。药品纯度称为药品的外在质量，药品的纯度是可以通过一定方法来控制的。

药品质量特征主要表现在五个方面：药品的安全性、有效性、稳定性、均一性和经济性。药品的有效性是指药物的疗效，就是在规定用法用量和适应证的条件下，能满足治疗、预防、诊断疾病或调节人体机能的要求。药品的安全性是指在规定用法用量和适应证条件下，药物的毒副作用的程度。药品的稳定性是指药物在规定条件下保持其有效性和安全性的能力。药品的均一性是指每一个单元产品所含的有效成分和杂质均保持一致。药品的经济性是指药物在生产、经营过程所形成的价格水平。

2. 药品质量标准

为了保证药品质量，必须要有统一的药品质量标准，这样有利于各个涉药单位严格执行，也有利于药品质量监督部门进行管理。药品质量标准必须具有科学性、权威性和可行性，国家药品质量标准还具有法律上的强制性。

药品质量标准简称药品标准，药品标准是国家对药品质量规格及检验方法所作的技术规定，是药品生产、经营、使用、检验和监督部门共同遵循的法定依据。所有临床研究的药物和正式上市的药物都必须有药品标准。

药品标准可以分为国家药品标准、企业药品标准、临床研究用药品标准、试行药品标准。国家药品标准又分为《中华人民共和国药典》（以下简称《中国药典》）和《中华人民共和国食品药品监督管理局颁布的药品标准》（以下简称《药品标准》）。国家药品标准全国范围内适用，具有法律效力，是强制性的技术类法律文件。《中国药典》是由国家药典委员会编纂，经国务院批准，由国家食品药品监督管理局颁布实施。《药品标准》也是由国家药典委员会编纂，由国家食品药品监督管理局颁布实施。《中国药典》每五年修订一次，建国后共出版了八版《中国药典》。

目前使用的是2005年版《中国药典》，共分三部。第一部收载中药材及饮片、植物油脂和提取物、成方制剂和单方制剂等；第二部收载化学药品、抗生素、生化药品、放射性药品以及药用辅料等；第三部收载生物制品，首次将《中国生物制品规程》并入药典。2005版《中国药典》收载的品种有较大幅度的增加，共收载3214种，其中新增加品种525种，药典一部收载品种1146种，其中新增加品种154种、修订品种453种；药典二部收载1967个品种，其中新增加品种327种、修订品种522种；药典三部收载101种，其中新增加品种44种、修订品种57种。与2000版药典比较，2005版药典未收载的品种共9种。与2000版《中国生物制品规程》及2000年增补本比较，2005版药典未收载的品种共123种。2005版药典收载的附录也有较大幅度的增加，药典一部为98个，其中新增加12个、修订48个、删除1个；药典二部收载137个，其中新增加13个、修订65个、删除1个；药典三部收载140个，其中新增62个、修订78个、删除1个。一、二、三部共同采用的附录分别在各部中予以收载，并进行了协调统一。

《中国药典》的基本组成包括凡例、正文、附录和索引四部分。凡例是解释和使用《中国药典》，正确进行质量检验的基本原则，它把与正文品种、附录及质量检验相关的共性问题加以规定。正文部分是所收载的具体药物及其制剂的质量标准，主要含药物的品名、结构式、分子式与分子量、含量或效价规定、性状、鉴别、检查、含量测定方法、规格、剂型等。附录部分收载制剂通则及检查方法、通用分析方法、试剂与试液的配制等。索引部分包括汉语拼音索引和英文名称索引。

四、药品的名称与命名原则

每种药品都有它特定的名称，与药物化学结构或有效成分一一对应，不能互相混淆或互换。目前药品名称通常包括药物的通用名称、药物的化学名称、药物的商品名称。

1. 药物的通用名称

国内药物通用名称的命名依据是《中国药品通用名称命名原则》，它是以世界卫生组织推荐使用的国际非专利名称为依据，结合中国的具体情况而制定的。药品通用名称应科学、明确、简短；词干已确定的译名应尽量采用，使同类药品能体现系统性。药品通用名称的命名应避免采用可能给患者以暗示的有关药理学、解剖学、生理学、病理学或治疗学的药品名称，并不得用代号命名。药物的通用名称不受专利或行政保护，药物的通用名称便于学术交流，也给患者使用药物带来方便。

2. 药物的化学名称

药物的化学名称在某种意义上来说也是通用的。药物的化学名称通常情况下非常冗长，不便记忆和掌握，但化学命名法命名药物才是最准确的，不可能发生任何误解和混淆。

英文化学名称通常是以《美国化学文摘》上的化学名为依据，先确定药物结构中的基本母核，再进行位置编号，将其他部分均当成取代基，取代基团的排列次序是按字母顺序进行的。中文化学名称命名可参考《英汉化学化工辞典》。

3. 药物的商品名称

药物商品名称的命名应依据《药品商品名命名原则》。药物的商品名必须由汉字组成，不得使用图形、字母、数字、符号等标志。不得使用《中华人民共和国商标法》规定不得使用的文字。不得使用以下文字：①扩大或者暗示药品疗效的；②表示治疗部位的；③直接表示药品的剂型、质量、原料、功能、用途及其他特点的；④直接表示使用对象特点的；⑤涉及药理学、解剖学、生理学、病理学或者治疗学的；⑥使用国际非专利药名（INN）的中文译名及其主要字词的；⑦引用与药品通用名称音似或者形似的；⑧引用药品习用名称或者曾用名称的；⑨与他人使用的商品名称相同或者相似的；⑩人名、地名、药品生产企业名称或者其他有特定含义的词汇。

药品是一种特殊的商品，故其也有商品名称。各生产企业为了便于市场运作和销售，保护本企业合法权益，通常情况下都会通过注册药物的商品名称来保护自己的利益，树立自身企业的品牌，提高产品的声誉。药物商品名必须经国家食品药品监督管理局批准，为某企业所独有的名称，受到国家法律的保护。

但是药物的商品名称使患者不容易识别药物，比较容易发生混淆和误会，为此我国对于药物的商品名称也做出一些相应的规定，如药物的商品名称要简单顺口，文字规范，不得有夸大宣传、暗示疗效的作用；同一药品生产企业生产的同一药品，成分相同但剂型或规格不同的，应当使用同一商品名称；药品广告宣传中不得单独使用商品名称，在文字广告以及电视广告的画面中，药品商品名称的字体以单字面积计，不得大于药品通用名称所用字体的1/2，药品通用名称的字体和颜色必须清晰可辨，产品文字型注册商标的字体以单字面积计不得大于通用名称所用字体的1/4，以进一步规范药品市场行为。

思 考 题

1. 药物化学的研究内容和任务是什么？
2. 药品质量标准分几类？《中国药典》基本组成是什么？
3. 药物的商品名称和通用名称有哪些特点？
4. 比较2005版《中国药典》与前版药典的变化。
5. 通过互联网查找国内有关药品名称管理方面的政策和相关规定，并写出小结。

第二章 抗生素

学习目标

1. 掌握 β-内酰胺类抗生素的结构特点和化学结构基本母核。
2. 掌握青霉素的化学性质，掌握半合成青霉素、头孢菌素类化学结构特点。
3. 熟悉半合成 β-内酰胺药物及其 β-内酰胺酶抑制剂，熟悉青霉类抗生素的作用机理。
4. 了解链霉素、阿米卡星、红霉素、罗红霉素、阿奇霉素、螺旋霉素的结构与性质。

第一节 概 述

一、抗生素的定义及分类

诺贝尔奖获得者瓦克斯曼（Waksman）1942 年就提出了抗生素的定义。瓦克斯曼认为抗生素是指微生物在代谢中产生的，具有抑制它种微生物生长和活动甚至具有杀灭它种微生物性能的化学物质。

几十年后，抗生素的定义基本没有大的变化，目前普遍认可的抗生素定义是：抗生素是指来源于某些微生物的代谢产物，并在低浓度下对其他各种病原微生物有强力的抑制或杀灭作用的物质。

但随着科技的进步，人们发现有些抗生素并不在此范围内，抗生素的定义存在着局限性。抗生素的主要来源是生物发酵，也可以通过全合成或半合成的方法来制备。抗生素在临床上不仅用于抗感染疾病的治疗，某些抗生素具有抗肿瘤活性，用于肿瘤的化学治疗，有些抗生素还具有免疫抑制和刺激植物生长的作用。抗生素不仅在医疗上有广泛的应用，而且在农业、畜牧业和食品工业方面也有很多应用。

抗生素的分类目前还不是很统一，分类方法各不相同。根据抗生素产生菌来分类，即与菌种的种类和得到方式有关，这种分类有利于工业生产；根据抗生素的抗菌谱来分类，利于人类掌握其抗菌的范围；根据抗生素临床用途来分类，便于药物的临床使用；根据抗生素的化学结构来分类，便于了解药物的理化性质，按这分类方法将抗生素分为 β-内酰胺类、四环素类、氨基糖苷类、大环内酯类等。本章就按此种分类形式进行讲解。

二、抗生素类药物的发展过程

人类在很早的时候就注意到微生物之间有拮抗作用。1874 年罗伯茨（Roberts）就观察到真菌的生长常常抑制细菌的生长；1876 年廷德尔（Tyndall）发现青霉菌溶解细菌的现象,并指出在霉菌与细菌为生存而进行的竞争中,霉菌通常是胜利者;1880~1890 年涌现大量微生物抗菌活性研究;到 20 世纪初已经证实微生物间存在着拮抗现象。这些科学的研究为后来弗莱明(Fleming)偶然发现青霉素提供了不可缺少的科技背景。

1929 年弗莱明在研究葡萄球菌的菌落形态时,偶然发现青霉菌落周围的葡萄球菌菌落被明显溶解,并命名其中存在的物质为青霉素(Penicillins)。由于各种原因,弗莱明的发现并没引起大家的重视,10 年之后弗洛里(Florey)和钱恩(Chain)对青霉菌培养液中的物质青霉素进行提取和纯化,并对其抗菌效果进行试验,取得令人惊奇的效果,才使人们对青霉素有了全新的认识。1945 年弗莱明、弗洛里和钱恩共获诺贝尔医学与生理学奖。

土壤微生物的专家瓦克斯曼,通过筛选成千上万的微生物来有目的、有意识地寻找抗生素。1944 年瓦克斯曼通过筛选发现了一种新的抗生素链霉素(Streptomycin),由于他出色的贡献,1952 年获诺贝尔生理与医学奖。随后在寻找新抗生素研究中相继发现了金霉素(Chlortetracycline,1947 年),氯霉素(Chloramphenicol,1948 年),土霉素(Oxytetracycline,1950 年),红霉素(Erythromycin,1952 年),卡拉霉素(Kanamycin,1958 年),头孢菌素 C(Cephalosporin C,1961 年)等。

三、抗生素微生物合成的基本过程

抗生素的来源有两种:一种是微生物的发酵;另一种是化学合成或半合成。对于抗生素的微生物发酵合成,可以将其过程分为发酵和分离纯化两大步骤。

(一) 发酵

微生物的发酵是生物合成抗生素的关键,发酵是指微生物在人工环境下进行新陈代谢产生抗生素的过程。发酵的关键是选育出优良的种子,菌种的优劣是发酵的基础。有了产量与稳定性均较高的菌种,还需要适宜的培养基和发酵条件。

各种抗生素的发酵均需要不同成分的培养基以供微生物生长发育,因此应根据抗生素的化学性质和菌种的生理特性,选择适宜的培养基成分。各种抗生素的培养基成分虽然存在着差异,但是都包括碳源(淀粉、葡萄糖、乳糖)、氮源(黄豆饼粉、玉米浆、蛋白胨)、无机盐类(硫、磷、镁、锰、锌等)和前体物质。发酵条件如温度、pH、通气、搅拌、消沫等工艺条件均可以影响发酵的成败。

(二) 分离纯化

为了得到符合药用标准的抗生素,发酵完成后必须对发酵液进行分离纯化。分离纯化的方法主要有溶剂法、离子交换法、沉淀法和吸附法。

1. 溶剂法

利用抗生素在不同 pH 条件下,在水或有机溶剂中的溶解度差异,反复提取,浓缩得到产品。

2. 离子交换法

利用某些抗生素的盐类可解离为离子,用离子交换树脂吸附,再用洗脱剂洗脱。

3. 沉淀法

利用抗生素与无机酸、碱或金属盐形成复盐,使其从发酵液中沉淀析出。

4. 吸附法

利用吸附剂(如活性炭、氧化铝、硅胶等)将抗生素吸附,再在适宜的 pH 下用洗脱剂洗脱。

第二节 β-内酰胺类抗生素

β-内酰胺类抗生素是指一类分子中含有 4 个原子组成的 β-内酰胺环抗生素。它是抗生素中最大的一类，是临床应用最多、新药发展速度最快的一类。有资料报道，在 1990～1995 年间世界各国投放市场新抗生素共 19 种，其中 β-内酰胺类抗生素有 14 种。

β-内酰胺类抗生素分为三类：青霉素类，头孢菌素类，非典型的 β-内酰胺类抗生素。青霉素类、头孢霉素类基本母体见图 2-1、图 2-2。

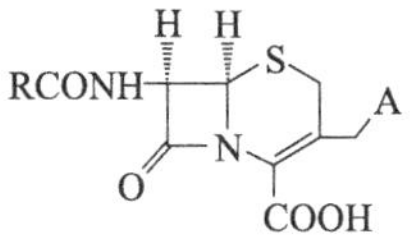

图 2-1 青霉素类基本母体 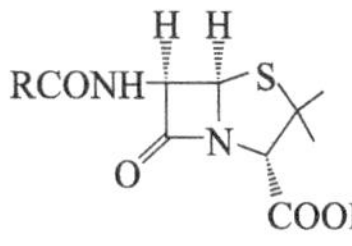　　　　　　图 2-2 头孢霉素类基本母体

非典型的 β-内酰胺类抗生素的基本母体结构见图 2-3。

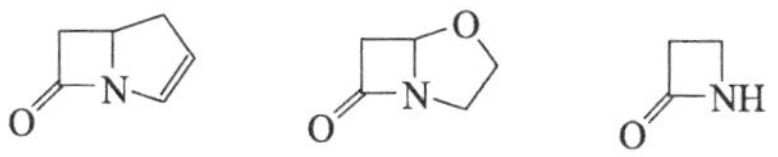

碳青霉烯　　氧青霉烷　　单环 β-内酰胺

图 2-3 非典型的 β-内酰胺类抗生素基本母体

一、青霉素类抗生素

青霉素是一类从青霉菌培养液中提取出来的抗生素的总称。青霉素类抗生素分为天然青霉素和半合成青霉素两大类。天然的青霉素共有 7 种，其中青霉素 G 的活性最强，青霉素 V 具有可口服的特点，它们的化学结构见图 2-4。

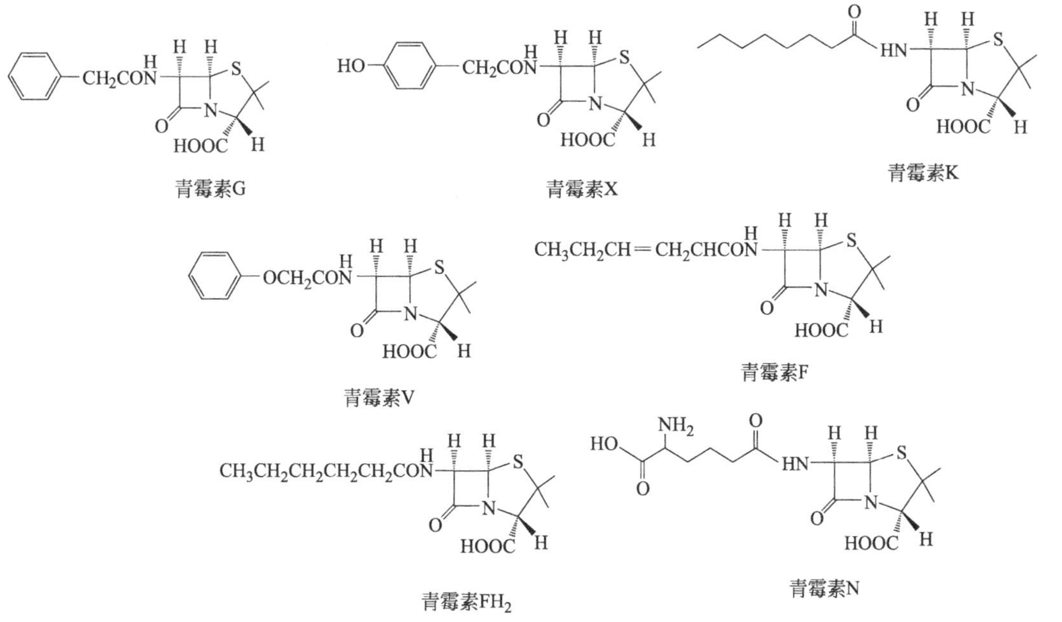

青霉素G　　青霉素X　　青霉素K

青霉素V　　青霉素F

青霉素FH$_2$　　青霉素N

图 2-4 青霉素类抗生素的化学结构

半合成青霉素类抗生素是由 6-氨基青霉烷酸（7-Aminopenicillin acid，6-APA）与酰氯

或酸酐侧链反应生成的一类抗生素。6-APA 是由青霉素 G 经青霉素酰化酶在偏碱条件下水解而得。青霉素半合成的反应方程式见图 2-5。

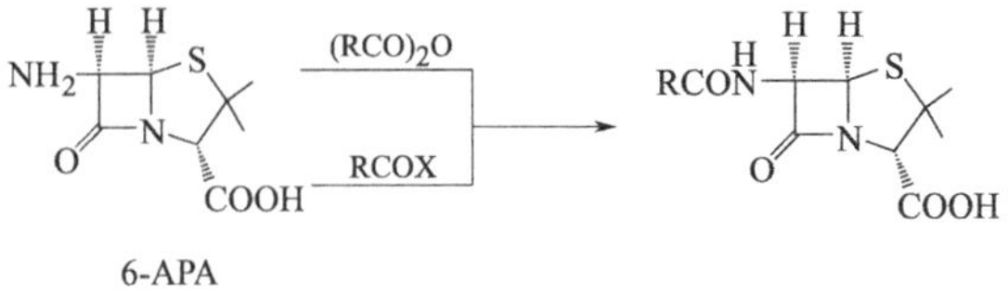
(RCO)2O
RCOX
6-APA

图 2-5 青霉素半合成反应方程式

半合成的青霉素通常具有耐酸、耐酶和抗菌谱广的特点，克服了天然青霉素不能口服、容易产生耐药性和抗菌谱窄的缺点，目前其品种较多，临床应用更广。现将常用的半合成青霉素的结构式列于图 2-6。

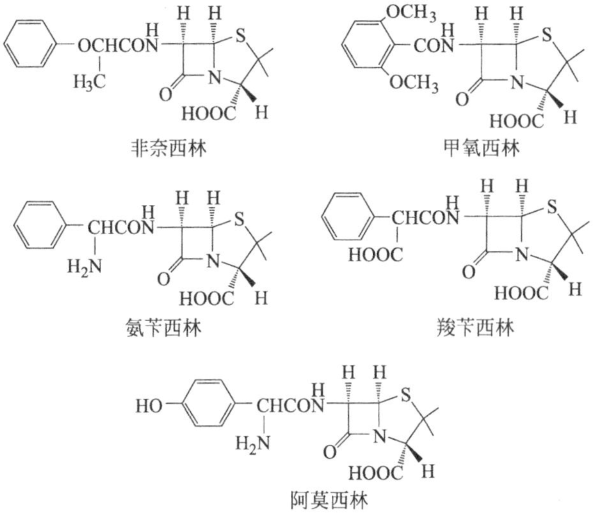
非奈西林
甲氧西林
氨苄西林
羧苄西林
阿莫西林

图 2-6 半合成青霉素结构式

(一) 青霉素的化学性质

β-内酰胺环是青霉素类抗生素发挥生物活性的必需基团，也是该类抗生素不稳定的主要因素。这是因为 *β*-内酰胺环是由 4 个原子组成，分子张力比较大，使其化学性质不稳定，易发生开环导致失活。

(1) 青霉素在碱或 *β*-内酰胺酶催化下水解，*β*-内酰胺环开裂生成青霉酸；与醇或胺也发生类似开环反应（图 2-7）。

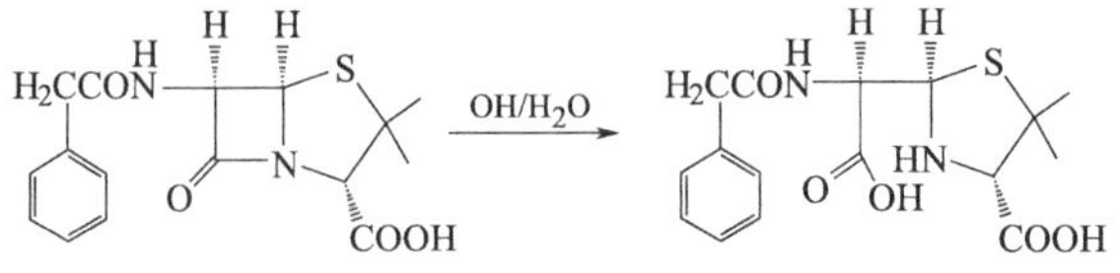
OH/H2O

图 2-7 青霉素的开环反应

(2) 青霉素在酸性条件下水解，发生分子内重排，pH=2 生成青霉二酸（图 2-8）。

(3) *β*-内酰胺环易引起开环反应，分子间发生聚合反应（图 2-9），形成高分子聚合物，既失去抗菌活性，又成为引起过敏反应的过敏原。

(4) 在偏碱条件下，经青霉素酰化酶水解生成 6-氨基青霉烷酸（6-APA）（图 2-10）。

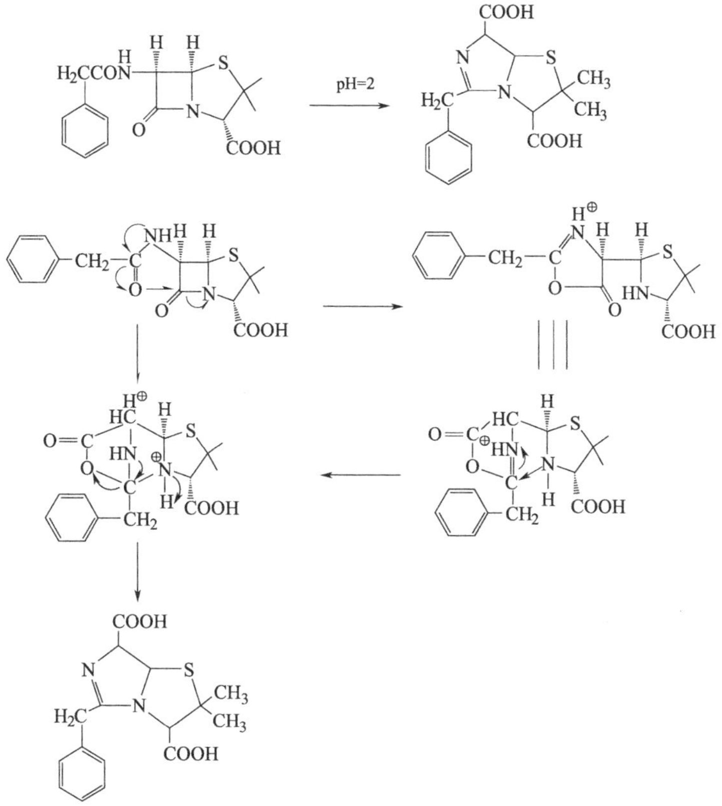

图 2-8 青霉素的分子内重排

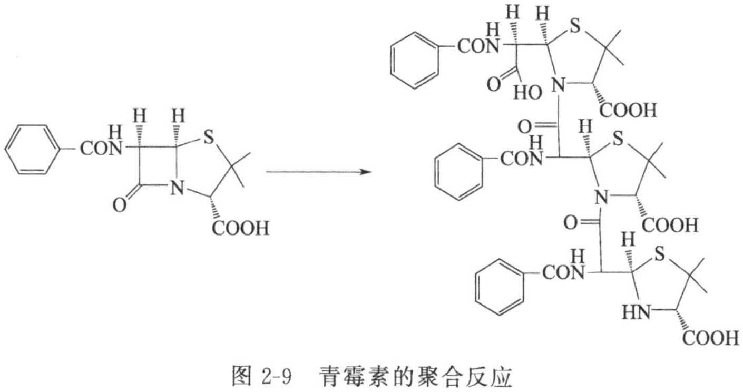

图 2-9 青霉素的聚合反应

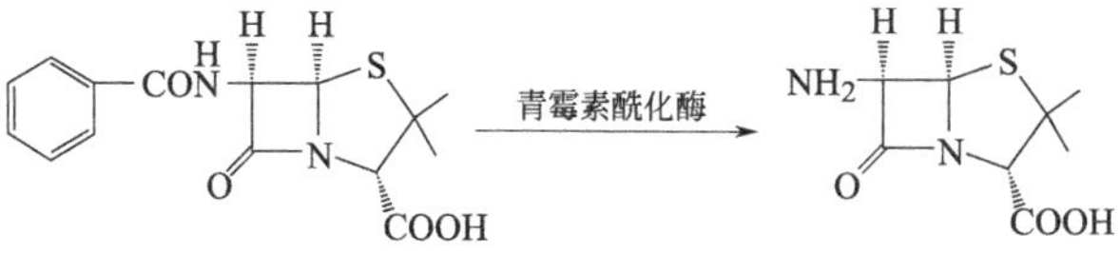

图 2-10 6-APA 的生成

（二）青霉素的作用机制

β-内酰胺类抗生素作用机制为抑制细菌细胞壁的合成。细菌细胞壁的主要成分是粘肽，是具有网状结构的含糖多肽，由 N-乙酰胞壁酸、N-乙酰葡萄糖胺和多肽线型高聚物经交联而成。在细胞壁的合成中，线型高聚物在粘肽转肽酶的催化下，经转肽交联反应形成网状的细胞壁（图 2-11）。

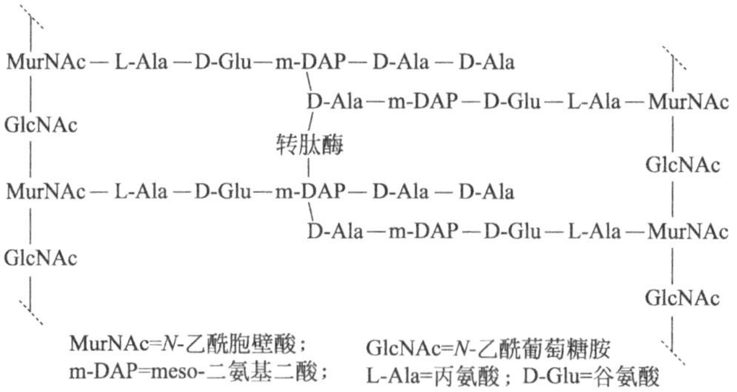

MurNAc — L-Ala — D-Glu — m-DAP — D-Ala — D-Ala
D-Ala — m-DAP — D-Glu — L-Ala — MurNAc
GlcNAc
转肽酶
GlcNAc
MurNAc — L-Ala — D-Glu — m-DAP — D-Ala — D-Ala
D-Ala — m-DAP — D-Glu — L-Ala — MurNAc
GlcNAc
GlcNAc
MurNAc=N-乙酰胞壁酸；
m-DAP=meso-二氨基二酸；
GlcNAc=N-乙酰葡萄糖胺
L-Ala=丙氨酸；D-Glu=谷氨酸

图 2-11　细菌细胞壁的结构

β-内酰胺类抗生素作用主要是抑制粘肽转肽酶，使其催化的转肽反应不能进行，从而阻碍细胞壁的形成，导致细菌死亡。β-内酰胺类抗生素抑制转肽酶反应，是由于其结构和粘肽的丙酰胺丙氨酸的末端结构类似（图 2-12），具有相似的构象，因而能取代粘肽的末端结构，竞争性地和酶活性中心以共价键结合，构成不可逆作用。

（三）青霉素的构效关系

人们通过对青霉素类抗生素的构效关系研究发现：β-内酰胺环是抗菌活性所必需的结构，6 位上酰胺侧链不同，可以得到耐酸青霉素、耐酶青霉素和广谱青霉素，现将构效关系有关规律总结如图 2-13。

6-氨基青霉烷酸　　D-丙酰胺-D-丙氨酸

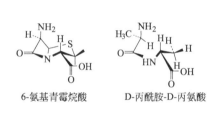

图 2-12　青霉素与粘肽 D-丙酰胺-D-丙氨酸末端结构的比较

6位侧链是结构修饰
的主要部位,能产生
各式各样的作用
四元环及五元环的
骈合是活性必需的
甲基或甲氧基
取代活性降低
三个手性中心
是活性必需的
这两个甲基不是
活性必需的
变为硫代酸或酰胺可不
失活,还原成醇失活
羧基是保持活性必需基团
简单酯化可失活,但有时
也可做成前药

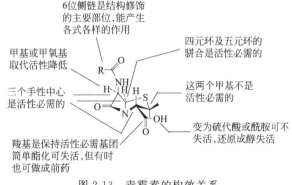

图 2-13　青霉素的构效关系

（四）细菌对抗生素的耐药机制

1. 使抗生素分解或失去活性

细菌产生一种或多种水解酶或钝化酶来水解或修饰进入细菌内的抗生素，使之失去生物活性。如细菌产生的 β-内酰胺酶使含有 β-内酰胺环的抗生素分解。

2. 使抗生素作用的靶点发生改变

由于细菌自身发生突变或细菌产生某种酶的修饰使抗生素作用靶点（如核糖体或核蛋白）的结构发生变化，导致抗生素无法发挥作用。如金色葡萄球菌是通过对青霉素的蛋白结合部位进行修饰，而使细菌对药物不敏感。

（五）青霉素的过敏反应

β-内酰胺类抗生素过敏原存在外源性和内源性两种。外源性过敏源是蛋白多肽类和青霉噻唑蛋白，因为青霉素抗生素均是经过发酵制取或经酶解生成 6-APA 再经半合成制得，其最终产品中可能残留微量的蛋白多肽类杂质，导致过敏。内源性过敏源是高聚物，β-内酰胺类抗生素在生产、贮存过程中 β-内酰胺环开环而自身聚合，生成具有致敏作用的高分子聚合物。

β-内酰胺类抗生素在临床上常发生交叉过敏反应，人们通常认为青霉素 G 中的主要抗原决定簇是青霉噻唑基，由于来自不同侧链的青霉素都能形成相同结构的抗原决定簇青霉素噻唑基，因此青霉素类抗生素之间可能发生交叉过敏反应。

二、头孢类抗生素

头孢菌素 C 是由与青霉菌近缘的头孢菌属真菌产生的抗生素之一。其抗菌活性比较低，但对酸比较稳定，可以口服，毒性较小，与青霉素很少或无交叉过敏反应，抗菌谱广，对革兰阴性菌有抗菌活性。对头孢菌素 C（图 2-14）进行结构改造，得到的半合成头孢菌素，其抗菌活性增强，抗菌谱扩大。

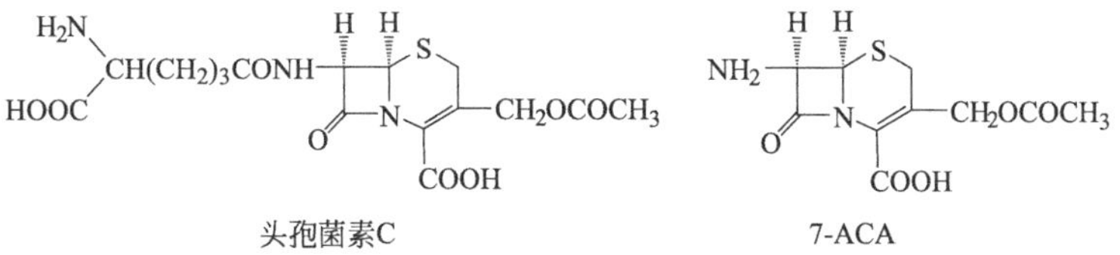

图 2-14 头孢菌素 C 和 7-ACA 化学结构

头孢菌素类抗生素从 20 世纪 60 年代初首次应用于临床以来，发展迅速，相继生产上市，经历了第一、二、三、四代头孢菌素。这四代头孢菌素在结构上有交叉，没有独立性，在抗菌活性、抗菌谱及药代动力学等方面有较大进展。第一代头孢菌素与广谱青霉素一样，只能抑制革兰阳性菌和葡萄球菌，口服吸收较差，易被头孢菌素酶降解而失效。第二代主要是扩大了抗菌谱，对革兰阴性菌也有效，对头孢菌素酶的稳定性有所增强。第三代抗菌谱更广了，但对革兰阳性菌的活性比第一代差，对 β-内酰胺酶高度稳定。第四代的特点是与青霉素结合蛋白亲和力强，穿透力好，对 β-内酰胺酶稳定，对绿脓杆菌的作用比第三代更强。

1. 半合成头孢霉素的一般合成方法

与半合成青霉素类似，半合成头孢霉素的合成是以 7-氨基头孢烷酸（7-aminocephalosporanic acid，7-ACA）（图 2-14）为原料，7-氨基头孢烷酸是抗菌活性的基本母核，它是以头孢菌素 C 为原料经过裂解而得，其方法有亚硝酰氯法、硅酯法和青霉素扩环法。然后通过在 7-氨基头孢烷酸的 3 位和 7 位接上相应的取代基，可以得到疗效较好的半合成头孢霉素（图 2-15）。

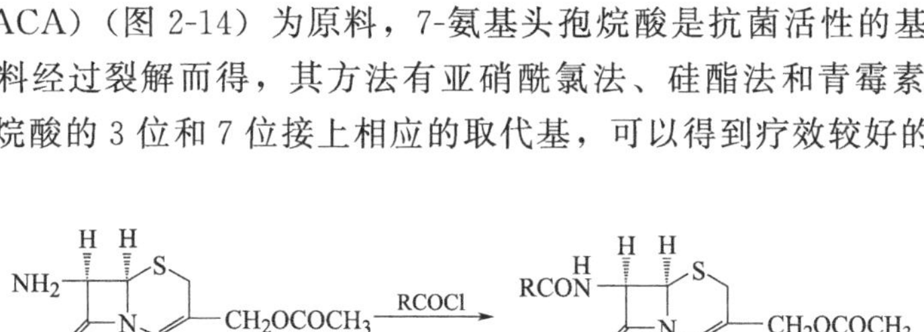

图 2-15 半合成头孢霉素的生成

2. 几种常见的头孢类抗生素

几种常见头孢霉素类化合物的化学结构图 2-16。

三、β-内酰胺酶抑制剂

克拉维酸（Clavulanic acid）（图 2-17），又称棒酸，属氧青霉素类，是 β-内酰胺酶抑制剂，它仅有微弱的抗菌活性，但能与多数的 β-内酰胺酶生成不可逆的结合物，具有广谱抑酶作用。常与青霉素类药物配伍使用，提高疗效，例如阿莫西林-克拉维酸钾片。

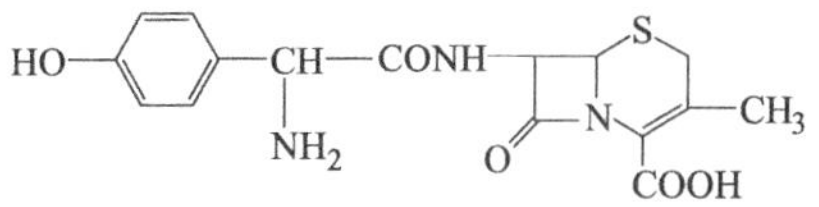

图 2-16 常见的头孢霉素类化合物的化学结构

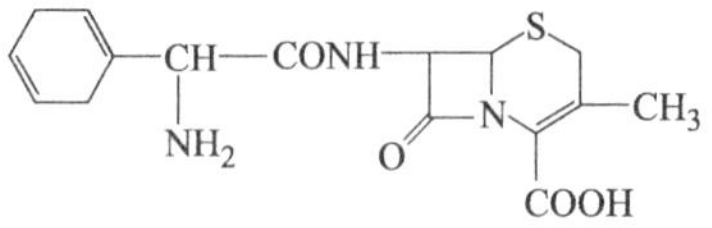

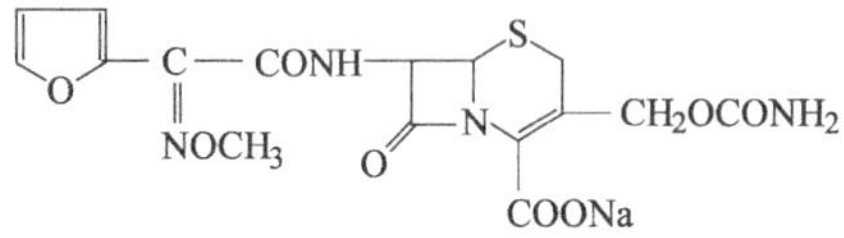

舒巴坦（Sulbactam）（图 2-18）为不可逆竞争性 β-内酰胺酶抑制剂，舒他西林（Sultamicillin）（图 2-19）是氨苄西林与舒巴坦以亚甲基相连形成的双酯结构，是一个前药，在体内经代谢分解出氨苄西林和舒巴坦，具有抗菌和抑制内酰胺酶双重作用。

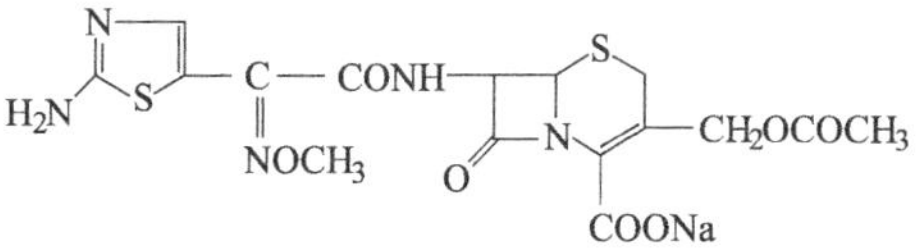

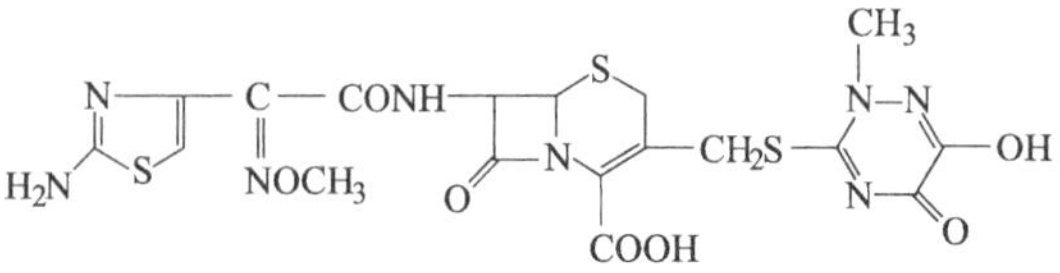

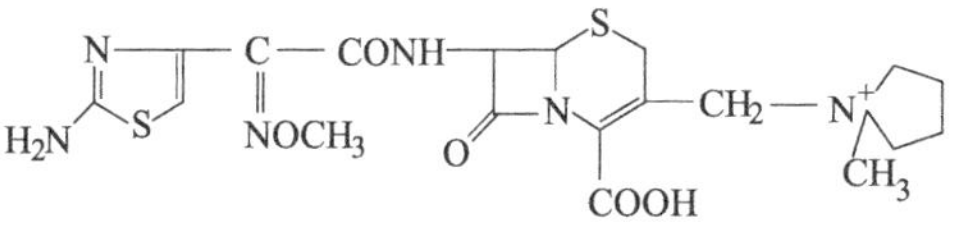

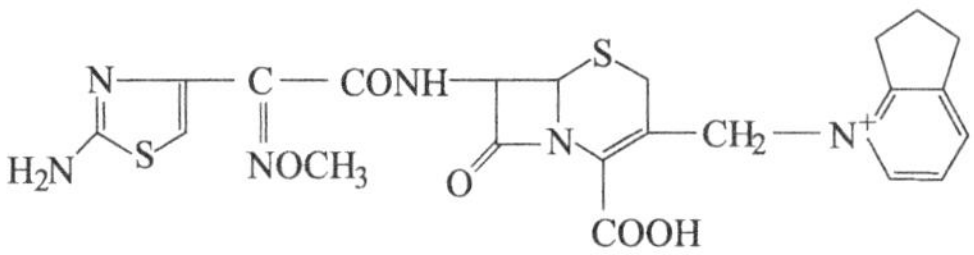

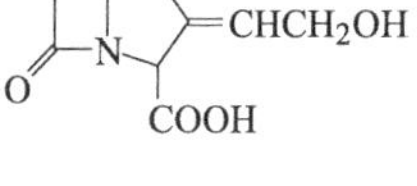

图 2-17 克拉维酸化学结构 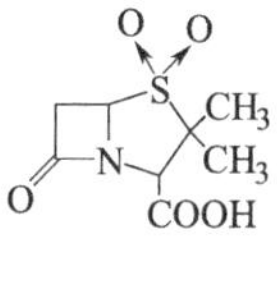　　图 2-18 舒巴坦化学结构 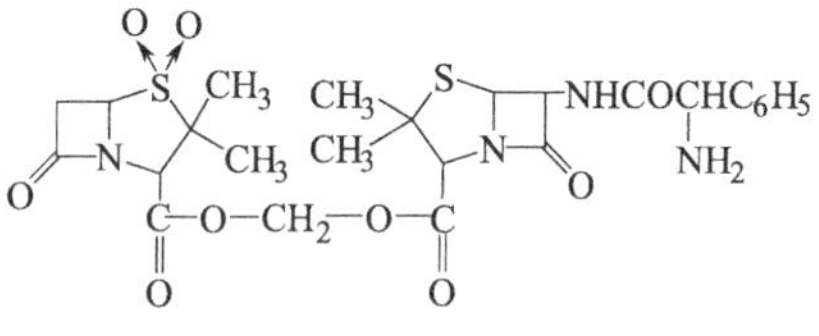　　图 2-19 舒他西林化学结构

第三节　四环素类抗生素

一、四环类抗生素结构的基本特征

四环素抗生素是放线菌产生的一类广谱抗生素。四环类抗生素都具有十二氢化并四苯基本结构。该类药物有共同的 A、B、C、D 四个环的母核，仅在 5、6、7 位上有不同的取代基。D 环是苯环，其他三个均是环己烯环（图 2-20）。该类抗生素结构具有多个手性碳原子。

二、天然四环类抗生素

天然的四环类抗生素包括金霉素（Chlortetracycline）、土霉素（Oxytetracycline）、四环素（Tetracycline）等（图 2-21）。天然的四环类抗生素中金霉素因毒性大，只作外用。土霉素和四环素现在临床上也已少用，主要用作兽药和饲料添加剂。

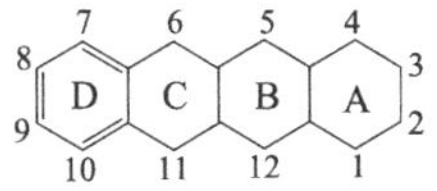

图 2-20　四环素类抗生素母核

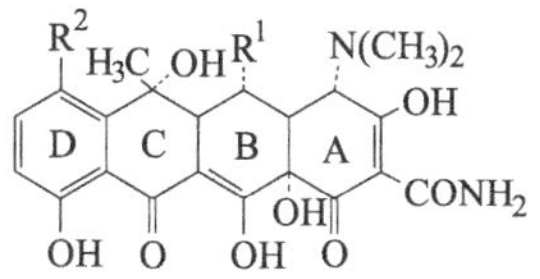

R^1	R^2	
H	Cl	金霉素
OH	H	土霉素
H	H	四环素

图 2-21　四环类抗生素的化学结构

金霉素、土霉素、四环素具有相似的理化性质。化学结构中 4 位的二甲氨基显碱性，C-3、C-5、C-6、C-10、C-12、C-12*a* 含有酚羟基或烯醇基，显酸性，故为酸碱两性化合物，能在酸性或碱性溶液中溶解。在干燥条件下比较稳定，但遇光易变色。在酸性、碱性条件下均不稳定，易失去活性。

三、半合成四环类抗生素

四环素曾广泛用于临床，由于毒副作用比较多，细菌对这类抗生素的耐药现象比较严重，临床应用受到限制。对四环类抗生素进行结构改造，发展了半合成四环类抗生素。例如多西环素（Doxycycline）（图 2-22）、米诺环素（Minocycline）（图 2-23）等。多西环素又名强力霉素，化学结构与土霉素的差别仅在于 6 位去除了羟基，使化学稳定性增加。抗菌谱与四环素相同，抗菌作用强于四环素，主要用于上呼吸道感染、扁桃体炎等。米诺环素又名二甲胺四环素，抗菌谱与四环素相近，在四环类抗生素中抗菌作用最强，具有高效、长效作用。

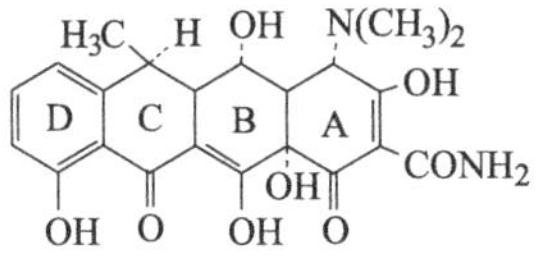

图 2-22　多西环素

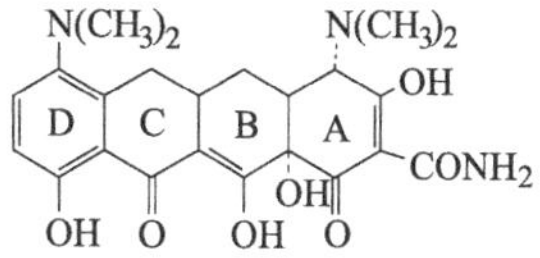

图 2-23　米诺环素

第四节　氨基糖苷类抗生素

一、氨基糖苷类抗生素结构特征

氨基糖苷类抗生素是由氨基糖（单糖或双糖）与氨基环己醇形成的苷。由于分子中均含有氨基等碱性基团，故显碱性，可与硫酸或盐酸形成结晶性硫酸盐或盐酸盐，水溶性较大。用于临床的氨基糖苷抗生素主要有：由链霉菌产生的抗生素，例如链霉素（Streptomycin）、卡那霉素（Kanamycin）及半合成的阿米卡星（Amikacin）等；由小单孢菌产生的抗生素，例如庆大霉素（Gentamicin）、小诺米星（Micronomicin，沙加霉素）等。

二、天然氨基糖苷类抗生素

天然氨基糖苷类抗生素主要有链霉素 * 、卡那霉素、庆大霉素等。其化学结构见图 2-24。

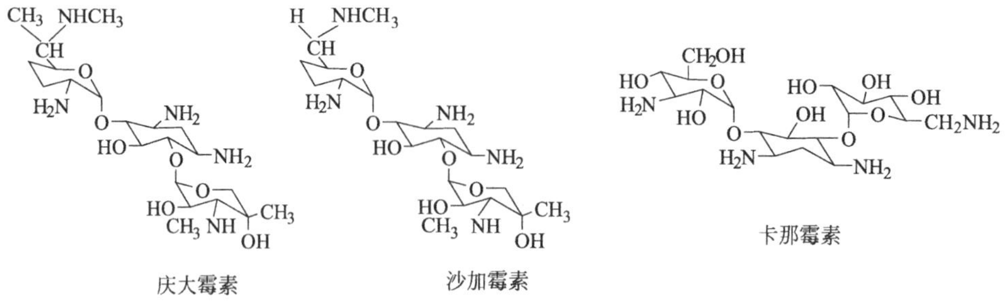

图 2-24 氨基糖苷类抗生素化学结构

*链霉素

【化学结构】

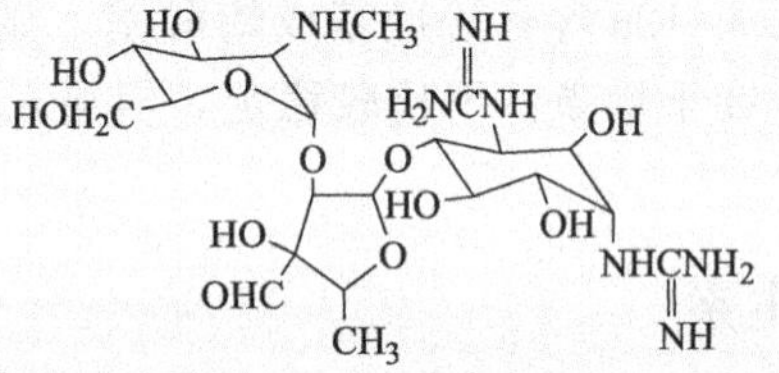

图 2-25 链霉素化学结构

链霉素（图 2-25）为一分子链霉胍和一分子链霉双糖胺结合的碱性苷，链霉双糖胺是由链霉糖与 N-甲基葡萄糖胺所组成。

【通用名称】 链霉素。

【化学名称】 O-2-脱氧-2-甲氨基-α-L-吡喃葡萄糖基-O-5-脱氧-3-C-甲酰基-α-L-来苏呋喃糖基-N,N'-双（氨基亚氨基）-甲基-D-链霉胺。

【合成路线】 链霉素是以链丝菌为菌种经发酵分离纯化而得到的。

【物理性质】 本品为白色粉末，无臭，味微苦。在水中易溶，在乙醇、氯仿或乙醚中微溶。具有引湿性。

【化学性质】

(1) 分子中含有碱性基团胍基和甲氨基，可与酸成盐，硫酸链霉素（Streptomycin sulfate）用于临床。分子式为 $(C_{21}H_{39}N_7O_{12} \cdot 1.5H_2SO_4)$

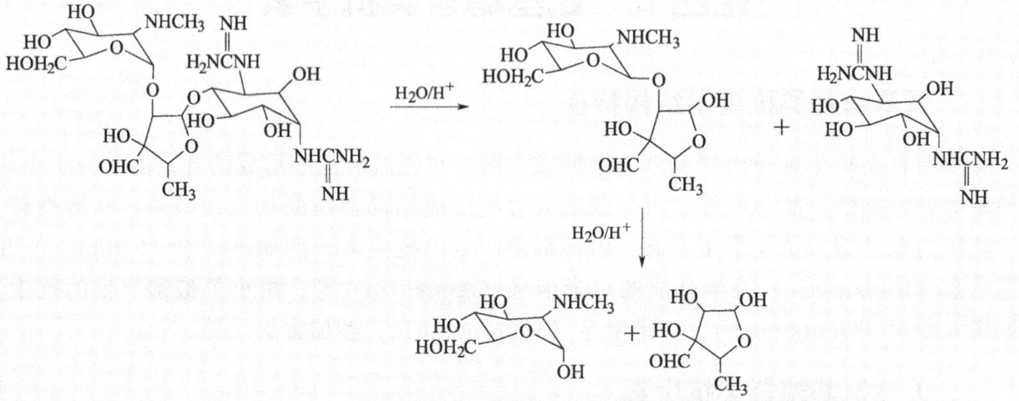

图 2-26 链霉素的水解

(2) 本品在酸性条件下分步水解，第一步可水解成链霉胍和链霉双糖胺，进一步水解可得到 N-甲基-L-葡萄糖胺（图2-26）。在弱碱性时第一步水解也可得到链霉胍和链霉双糖胺，但进一步水解成 N-甲基-L-葡萄糖胺和链霉糖，链霉糖部分可重排为麦芽酚。

(3) 链霉素加氢氧化钠试液，加热水解生成的麦芽酚，与 Fe^{3+}（硫酸铁铵试液）反应生成紫红色络合物，这是链霉素的特有反应，可用于鉴别（图2-27）。

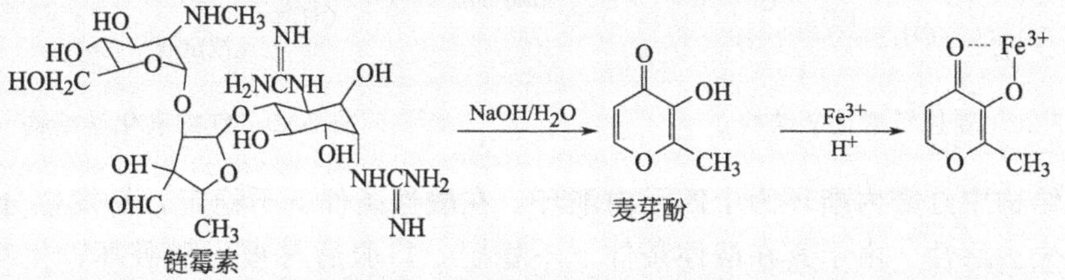

图 2-27 链霉素的鉴别反应

(4) 链霉素加氢氧化钠试液水解生成的链霉胍，可与8-羟基喹啉及次溴酸钠反应显橙红色。

【主要用途】 用作抗结核药。常与异烟肼等药物联用。对第八对颅神经有损害作用，可引起前庭功能障碍和听觉丧失，应予注意。

三、半合成氨基糖苷类抗生素

阿米卡星（图2-28）为半合成氨基糖苷类抗生素，其作用比卡那霉素强许多倍，尤其是抗绿脓杆菌方面，是氨基糖苷类抗生素中抗菌谱最广的。主要用于对卡那霉素或庆大霉素耐药的革兰阴性杆菌所致的感染，如耐药菌引起的败血病。

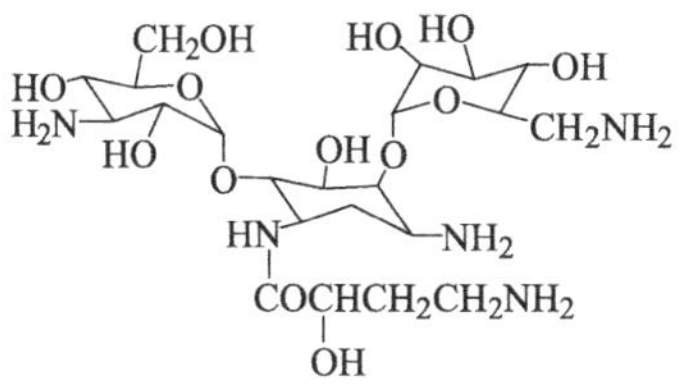

图 2-28 阿米卡星化学结构

第五节 大环内酯类抗生素

一、大环内酯类抗生素的结构特征

大环内酯类抗生素的结构特征为分子中含有一个十四元或十六元大环内酯结构，内酯环上的羟基与去氧氨基糖或 6-去氧糖缩合而形成碱性苷。此类药物主要有红霉素（Erythromycin）及其结构改造衍生物，如麦迪霉素（Midecamycin）（图2-29）、螺旋霉素（Spiramycin）等。

二、天然大环内酯类抗生素

红霉素（图2-30）是由红色链丝菌产生的抗生素，包括红霉素 A、B、C 三种成分。A 为抗菌活性主要成分，B 和 C 抗菌活性弱且毒性大，被视为杂质，《中国药典》要求作限量检查。

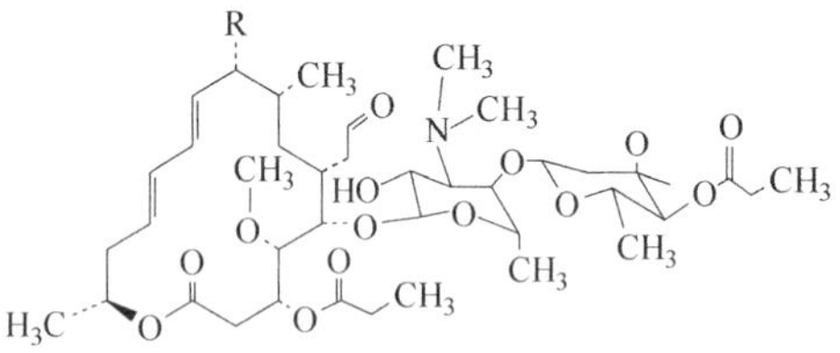

图 2-29　麦迪霉素化学结构

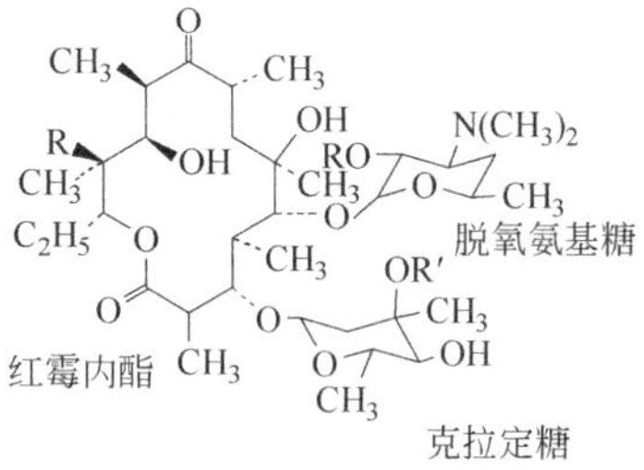

R	R′	
OH	CH_3	红霉素A
H	CH_3	红霉素B
OH	H	红霉素C

图 2-30　红霉素化学结构

红霉素结构中红霉内酯环为十四元内酯环，在酸性条件下不稳定，易发生分子内的脱水环合反应而失去活性。由于其在酸性条件下不稳定，口服后易被胃酸破坏，生物利用度差，需制成肠溶片剂。制成红霉素琥珀酸乙酯，称为琥乙红霉素。为红霉素的前体药物，无苦味，在胃酸中稳定，可制成口服剂型应用。红霉素在水中极微溶解，制成红霉素乳糖酸盐可供注射用。

螺旋霉素是由螺旋杆菌产生的抗生素，含有螺旋霉素Ⅰ、Ⅱ、Ⅲ三种成分。进口的螺旋霉素以螺旋霉素Ⅰ为主要成分；国产的螺旋霉素以螺旋霉素Ⅱ、Ⅲ为主要成分。而乙酰螺旋霉素是在螺旋霉素的基础上经结构改造而来的半合成抗生素，其化学结构如图 2-31。

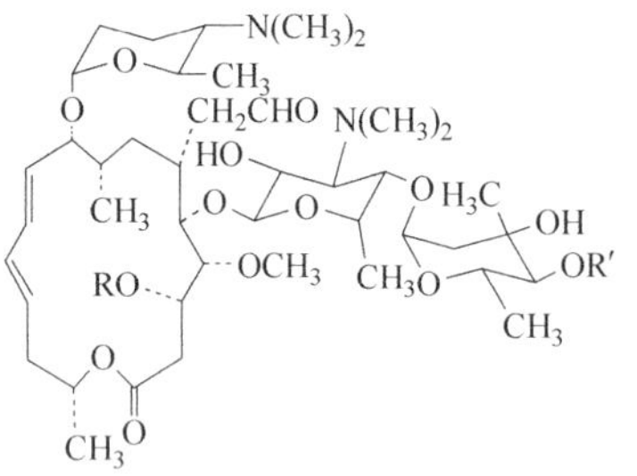

R	R′	
H	H	螺旋霉素Ⅰ
CH_3CO	H	螺旋霉素Ⅱ
C_2H_5CO	H	螺旋霉素Ⅲ
H	CH_3CO	乙酰螺旋霉素Ⅰ
CH_3CO	CH_3CO	乙酰螺旋霉素Ⅱ
C_2H_5CO	CH_3CO	乙酰螺旋霉素Ⅲ

图 2-31　螺旋霉素化学结构

三、半合成大环内酯类抗生素

螺旋霉素对酸不稳定，口服吸收不好。乙酰螺旋霉素（Acetylspiramycin）为螺旋霉素的前药，对酸稳定，口服吸收比螺旋霉素好，抗菌谱与红霉素类似。

对红霉素进行结构改造，一些红霉素的半合成衍生物用于临床，例如罗红霉素（Rexithromycin）（图 2-32）、阿奇霉素（Azithromycin）（图 2-33）等。

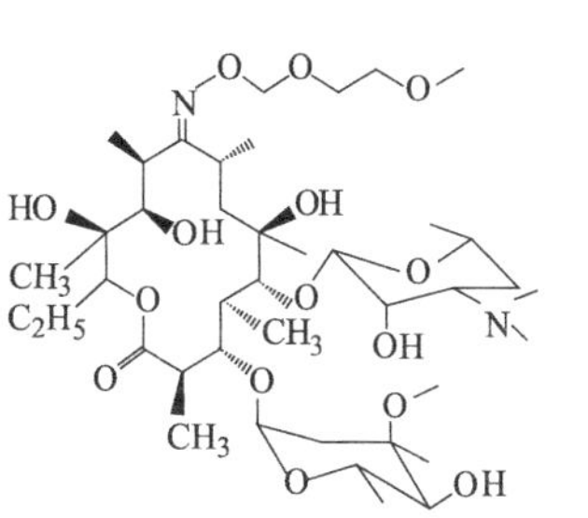

图 2-32　罗红霉素化学结构

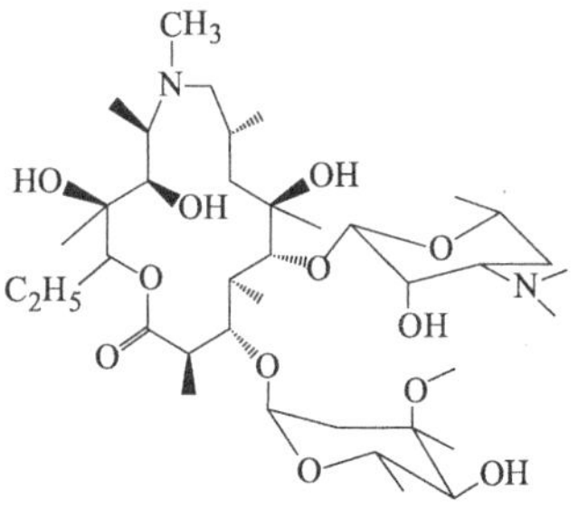

图 2-33　阿奇霉素化学结构

思 考 题

1. β-内酰胺类抗生素分类及结构特点是什么?
2. 简述青霉素类抗生素的作用机制。
3. 根据青霉素G的结构来描述青霉素G的主要化学性质。
4. 氨基糖苷类抗生素的结构特点是什么?根据链霉素的结构特点简述其主要的化学性质。
5. 请描述大环内酯类抗生素的结构特点。

第三章 维 生 素

学习目标

1. 掌握维生素的分类以及维生素A乙酸酯、维生素B_1、维生素B_2、维生素C的化学结构、理化性质和主要用途。

2. 熟悉维生素D_2、维生素D_3、维生素E的结构、理化性质以及主要用途。

维生素是维持人类机体正常代谢和生理功能所必需的微量营养物质。它们在体内含量很少,虽然不是构成机体组织的基础物质,也不能为机体提供能量,但可以参与机体的能量转移和代谢调节;其中多数维生素主要通过转变为酶的辅基而间接地对代谢起调节作用,有些维生素还能直接对某些代谢起调节作用。

大多数维生素不能在人体内合成,主要从食物中摄取,广泛存在于动植物中。一般在食物中所摄取的维生素量足以维持人体所需,但在某些生理过程或发生病理变化时,如怀孕、婴幼儿生长期、营养不良、吸收功能发生障碍及中毒时,人体对维生素的需要量将增加。如不给予补充,就会因缺乏维生素而引起病变。如缺乏维生素A易患夜盲症,缺乏维生素D易患佝偻病。需要注意的是,维生素不是营养品,机体每天的需求量有一定的范围,服用过量会导致不良反应。如16~17岁男青年每日所需维生素D仅$2.5\mu g$。若服用过多($>10^5\mu g$),可引起急性或慢性中毒。

目前已经发现的维生素有60多种,通常人们根据发现的先后顺序,命名为维生素A、维生素B、维生素C、维生素D、维生素E、维生素K等,后来随着分离测试技术的进步,发现有些维生素实际上是几种成分的混合物。如维生素B可以分出维生素B_1、维生素B_2等。维生素结构上基本没有相似性,来源也各异,其分类方式与其他药物不同,主要是根据各种维生素溶解性质的不同,将维生素分为脂溶性维生素和水溶性维生素。

第一节 脂溶性维生素

脂溶性维生素易溶于大多数有机溶剂而不溶于水,它们在食物中是与脂类共存,并随脂类物质一同被吸收,可贮存于脂肪组织和肝脏中。当脂类吸收不良时(如肠道梗阻或长期腹泻),脂溶性维生素的吸收也随之减少,甚至会引起维生素缺乏。由于脂溶性维生素排泄比较慢,易在体内积蓄,故摄取过多会引起中毒。脂溶性维生素包括维生素A、维生素D、维生素E、维生素K等。

一、维生素A

1913年人们发现在脂溶性食物如鱼肝油、蛋黄和黄油中,存在一种能显著改善动物生长的油溶性物质，称为维生素 A（Vitamin A），并发现其能预防和治疗干眼病，因此又称为抗干眼病维生素。1931 年人们从鱼肝油中分离得到纯品维生素 A_1，并确定了其结构，它的侧链末端为羟基，链上的四个共轭双键均为反式，又名视黄醇；后来又从淡水鱼肝中分离得到另一种维生素 A，即 3-脱氢视黄醇，称为维生素 A_2，因此维生素 A 有维生素 A_1（图 3-1）和维生素 A_2（图 3-2）两种。

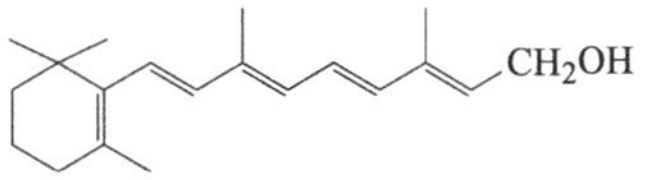

图 3-1　维生素 A_1 化学结构 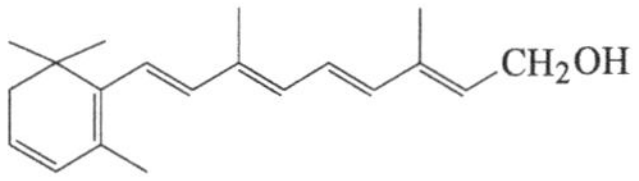　　　　　图 3-2　维生素 A_2 化学结构

比较维生素 A_1 和维生素 A_2 的结构发现，维生素 A_2 在结构上就只是在维生素 A_1 的环上多了一个双键，但在生理活性上维生素 A_2 仅为维生素 A_1 的 30%～40%。因此一般我们所说的维生素 A 主要是指维生素 A_1。由于维生素 A_1 性质不稳定，易被氧化。故市面上销售的维生素 A 多是制成稳定性较高的维生素 A_1 乙酸酯*，即将维生素 A_1 与乙酸发生酯化反应所得。

天然维生素 A 主要存在于动物的肝、奶、肉类及蛋黄中，尤其在鱼肝油中含量最为丰富。而植物中尚未发现有维生素 A 存在，但植物中的一些色素具有类似维生素 A 的结构，它们进入动物体后，在肠黏膜中一种酶的作用下可转变成维生素 A，因而将这些色素称为维生素 A 原，包括 α-胡萝卜素、β-胡萝卜素、γ-胡萝卜素和玉米黄色素等。其中转化效率最高的是 β-胡萝卜素。人类营养中约 2/3 的维生素 A 来自 β-胡萝卜素，理论上在体内 1 分子 β-胡萝卜素（图 3-3）可转变为 2 分子维生素 A_1。

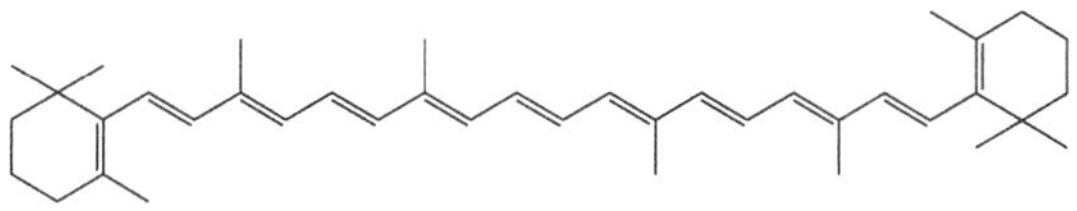

图 3-3　β-胡萝卜素化学结构

对维生素 A 类药物的构效关系研究发现：维生素 A 的结构具有高度的特异性。维生素 A 的 1-环己烯基是必需的基团，环内增加双键数目，活性下降；维生素 A 的环己烯双键与侧链的四个双键必须共轭，否则活性消失；侧链增长、缩短或双键氢化，活性降低或消失；顺反异构体对活性也有影响，全反式构型活性最强，其他的构型活性均下降；将羟基酯化为酯基或氧化为醛基，活性不变，但若变成羧基，活性仅为维生素 A 活性的 1/10。

*维生素 A 乙酸酯

【化学结构】

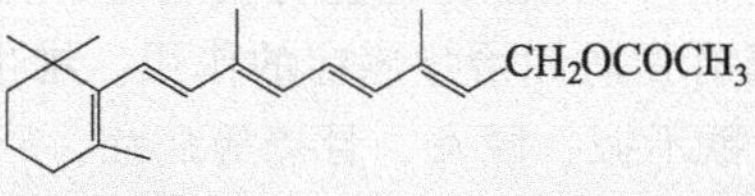

【通用名称】　维生素 A_1 乙酸酯。

【化学名称】　全反式-3,7-二甲基-9-(2,6,6-三甲基-1-环己烯-1-基)-2,4,6,8-壬四烯-1-醇乙酸酯。

【物理性质】　本品为淡黄色黏性油状物或黄色棱状结晶。极易溶于氯仿、乙醚、环己烷或石油醚，微溶于乙醇，不溶于水。熔点为 57～58℃。

【化学性质】
1. 脱水反应
本品为酯类化合物,在酸或碱的催化作用下,易发生水解反应,生成维生素 A_1 和乙酸。由于维生素 A_1 分子中含有烯丙醇结构,故对酸不稳定,遇无水氯化氢乙醇液或路易斯酸可发生脱水反应,生成脱水维生素 A(图 3-4)。通过实验发现:脱水维生素 A 的活性仅为维生素 A_1 的 0.4%。

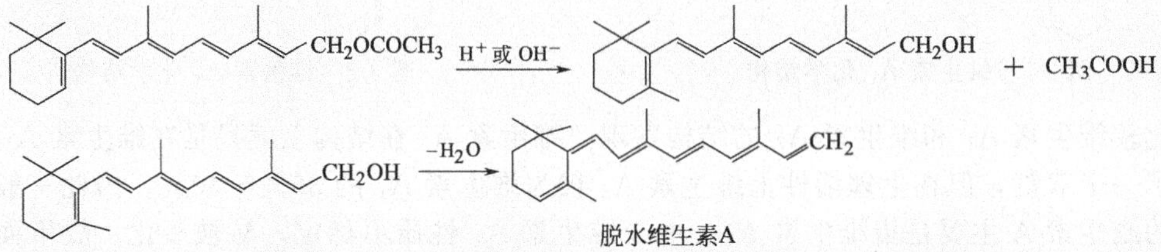

图 3-4 维生素 A 的脱水反应

2. 氧化反应
(1) 本品分子中含有 β-紫罗兰酮环和共轭多烯醇的侧链,故性质不稳定,易被空气氧化生成环氧化物(图 3-5)和侧链环氧化物(图 3-6)。加热、紫外线或有金属离子存在时都可以促进其氧化。因此维生素 A 应贮存在充氮气密封的铝制容器中,并置于阴凉干燥处保存,也可加入抗氧剂(如维生素 E)。

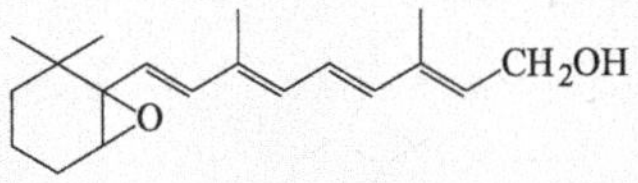

图 3-5 维生素 A 环氧化物化学结构 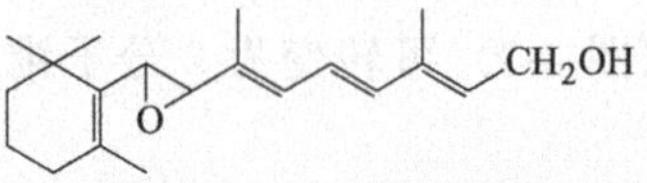　　图 3-6 维生素 A 侧链环氧化物化学结构

由于生成的环氧化物对酸不稳定,因此在酸性条件下可发生重排生成呋喃型氧化物(图 3-7),生物活性消失。
(2) 由于维生素 A_1 结构中含有伯羟基,易被氧化成维生素 A_1 醛,进一步再氧化为维生素 A 酸(图 3-8),生物活性降低。

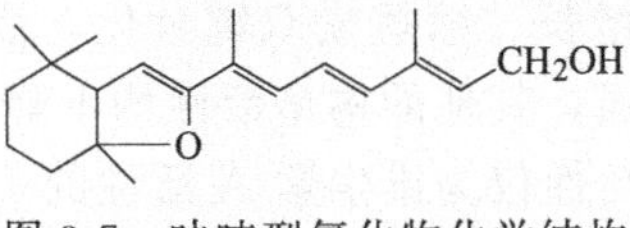

图 3-7 呋喃型氧化物化学结构 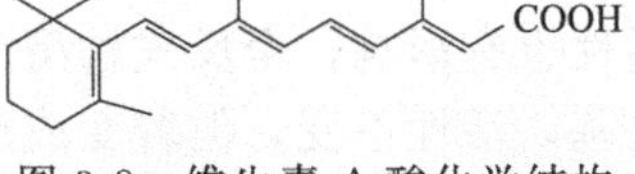　　图 3-8 维生素 A 酸化学结构

3. 鉴别反应
本品的氯仿溶液可与三氯化锑反应,呈现深蓝色,逐渐变成紫红色。

【主要用途】 治疗因维生素 A 缺乏所引起的夜盲症、角膜软化、皮肤干裂、皮肤粗糙、干眼病等。维生素 A 还具有预防和治疗癌症的作用。维生素 A 一般无毒性,长期大剂量服用,可引起皮肤发痒、食欲不振、脱发、骨痛等病症。

二、维生素 D

维生素 D(Vitamin D)又称抗软骨病维生素,是类固醇的衍生物。目前已知有十余种,它们有共同的甾体基本结构,只是 17 位上侧链结构不同。在各种维生素 D 中,维生素 D_2^* 和维生素 D_3^* 对机体最为重要。

维生素 D 主要存在于鱼肝油、肝脏、蛋黄和乳汁中，含量最丰富的是鱼类的肝脏。维生素 D 原广泛存在于植物界和动物界，当被紫外线照射后，生成有生物活性的维生素 D 时才能发挥药理作用，因此常晒太阳或户外运动可预防维生素 D 的缺乏。目前维生素 D 类药物已可以人工合成。

*维生素 D_2

【化学结构】

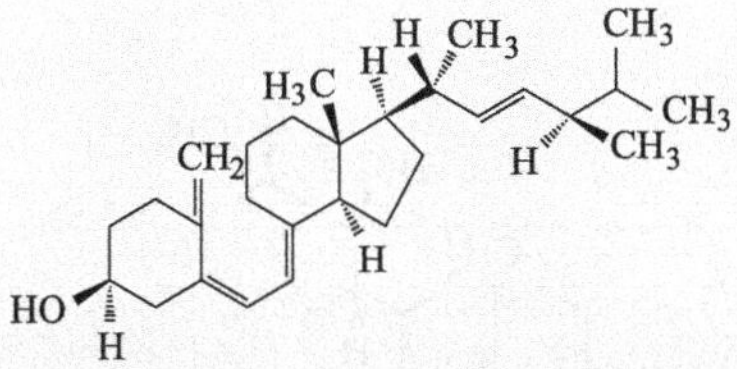

【通用名称】 骨化醇、麦角骨化醇。

【化学名称】 ($5Z,7E,22E$)-9,10-开环麦角甾-5,7,10(19),22-四烯-3β-醇。

【物理性质】 本品为无色针状结晶或白色结晶性粉末；无臭，无味。熔点为 115～118℃，熔融时同时分解。极易溶于乙醇、乙醚或丙酮，略溶于植物油中，不溶于水。

【化学性质】

1. 易氧化

本品分子中因含有较多的双键，遇氧或光照，易氧化变质，使生物活性降低，毒性增加。因此本品应遮光、充氮、密封于阴冷处保存。

2. 遇酸不稳定

本品遇酸不稳定，生成异变速甾醇（图 3-9），在光照下，异变速甾醇遇碘吡啶生成 5,6-反式麦角骨化醇（图 3-10）。

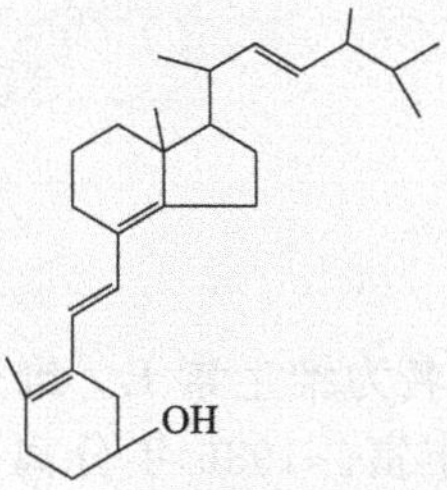

图 3-9 异变速甾醇化学结构 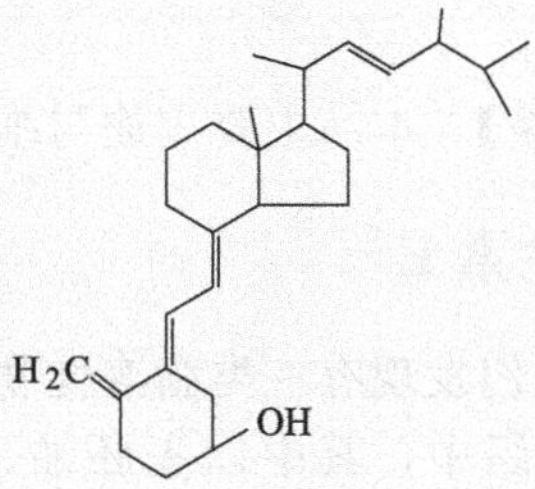　　　　图 3-10 5,6-反式麦角骨化醇化学结构

3. 与滑石粉和磷酸氢钙反应

本品与滑石粉和磷酸氢钙作用，可发生异构化，生成异骨化醇（图 3-12）和 5,6-顺异骨化醇（图 3-11）。

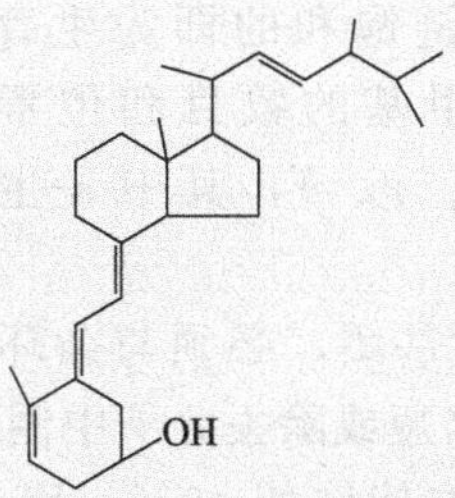

图 3-11 异骨化醇化学结构 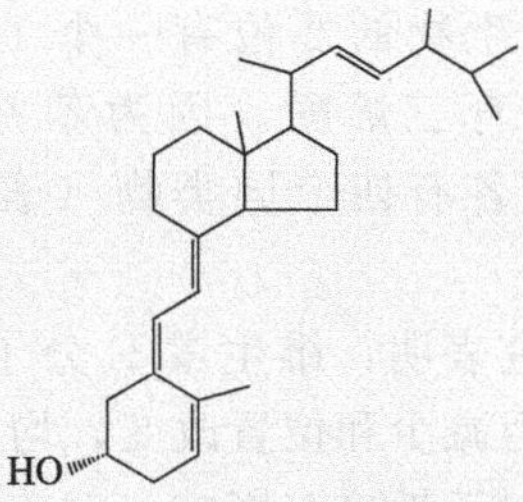　　　　图 3-12 5,6-顺异骨化醇化学结构

4. 鉴别反应

本品氯仿溶液遇乙酐硫酸试液,初显黄色,最终显绿色(为甾类化合物的共有性质),可用于鉴别。

【主要用途】 本品用于预防和治疗佝偻病、骨质软化症及老年性骨质疏松症。长期大剂量服用本品,可引起高血钙、软组织异位骨化等病症。

*维生素 D_3

【化学结构】

【通用名称】 胆骨化醇。

【化学名称】 (5Z,7E)-9,10-开环胆甾-5,7,10(19)-三烯-3β-醇。

【物理性质】 本品为无色针状结晶或白色结晶性粉末;无臭,无味。熔点为84~88℃,熔融时同时分解。极易溶于氯仿、乙醇、乙醚或丙酮,略溶于植物油,不溶于水。

【化学性质】

1. 氧化反应

虽然维生素 D_3 相对维生素 D_2 稳定,但由于本品在化学结构上含有较多的双键,因此遇空气和光等均易变质,故应该遮光、充氮、密封保存。

2. 鉴别反应

本品的氯仿溶液加乙酐和硫酸振摇,溶液初显黄色,渐变红色,迅速变为紫色,最后成绿色。

【主要用途】 本品主要用途与维生素 D_2 相同。

三、维生素 E

1922年人们发现有一类脂溶性物质具有抗不孕作用,命名为维生素 E。维生素 E 大多存在于植物组织中,其中以麦胚油、豆类及蔬菜中含量最丰富。1936年分离出维生素 E (Vitamin E)的纯品,1938年人工合成获得成功。从化学结构上看,它们都为苯并二氢吡喃衍生物,只是苯环上甲基的数目和位置不同。因其苯环上含有一个酚羟基,又与生育功能有关,故维生素 E 又称生育酚。

维生素 E 在自然界有八种同系物,按结构可分为生育酚和生育三烯酚两类。即在苯并二氢吡喃衍生物的2位有一个16碳的侧链,侧链饱和的即为生育酚,侧链上有三个双键的为生育三烯酚。因为苯并二氢吡喃环上甲基的数目和位置不同,生育酚和生育三烯酚又各有四个同类物(表3-1),即 α、β、γ、δ,其中 α-生育酚的生理活性最高。

构效关系研究表明:维生素 E 分子中的羟基为活性基团,必须与杂环氧原子成对位;苯环上的甲基数目减少和位置改变,均导致活性降低;缩短或除去分子中侧链,活性降低或消失;立体结构对活性也有影响,左旋体的活性为天然右旋体的42%。因此,天然维生素 E 的活性最强。

表 3-1 维生素 E 类的药物

化 学 结 构	R^1	R^2	化学名称
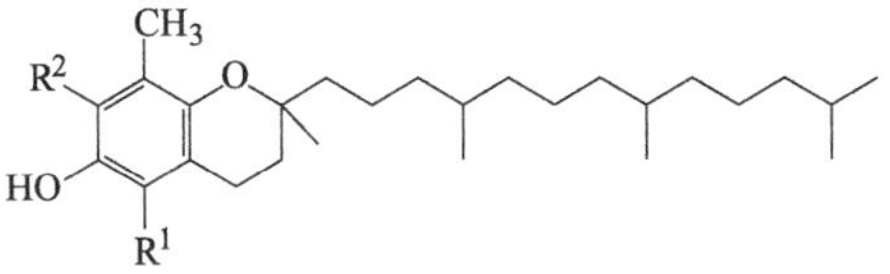 (生育酚结构)	—CH_3	—CH_3	α-生育酚
	—CH_3	—H	β-生育酚
	—H	—CH_3	γ-生育酚
	—H	—H	δ-生育酚
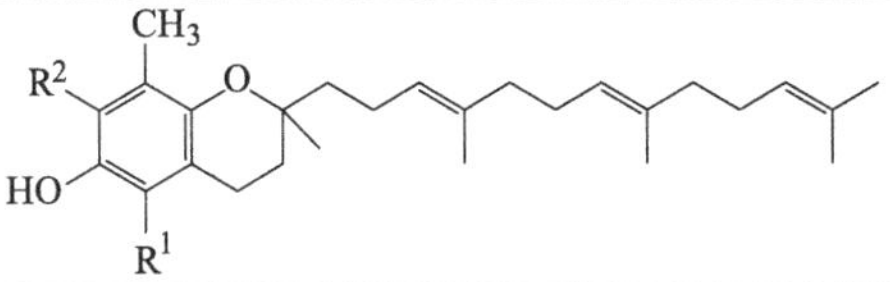 (生育三烯酚结构)	—CH_3	—CH_3	α-生育三烯酚
	—CH_3	—H	β-生育三烯酚
	—H	—CH_3	γ-生育三烯酚
	—H	—H	δ-生育三烯酚

维生素 E 主要存在于植物油（如棉籽油、麦胚油、花生油）中，豆类和莴苣等蔬菜中也含有，而动物组织中的维生素 E 都来自于食物。天然维生素 E 都为右旋体，而人工合成品为消旋体，其生物活性仅为右旋体的 40%。由于维生素 E 易被空气氧化，故多制成维生素 E 乙酸酯*及烟酸酯等。

*维生素 E 乙酸酯

【化学结构】

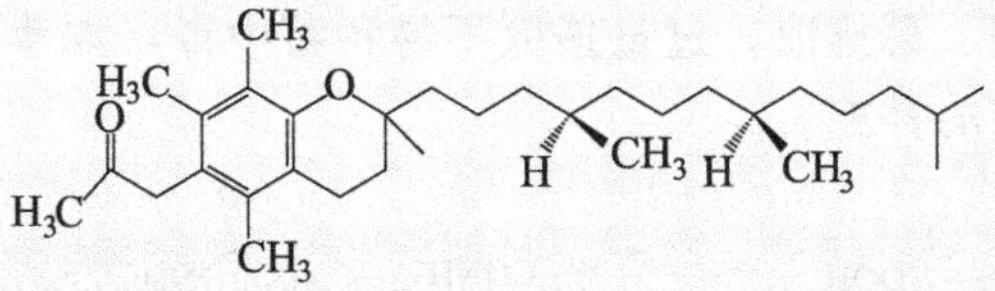

【通用名称】 α-生育酚乙酸酯。

【化学名称】 (±)-2,5,7,8-四甲基-2-(4,8,12-三甲基-十三烷基)-6-苯并二氢吡喃醇乙酸酯。

【物理性质】 本品为微黄色或黄色透明的黏稠液体，几乎无臭。易溶于无水乙醇、丙酮、乙醚或石油醚，不溶于水。

【化学性质】

1. 水解反应

本品为酯类化合物，与氢氧化钾溶液共热发生水解反应，生成 α-生育酚。

2. 显色反应

α-生育酚与氯化铁作用，生成对生育醌和二价铁离子，后者与 2,2'-联吡啶作用生成血红色络离子，可用于鉴别本品（图 3-13）。

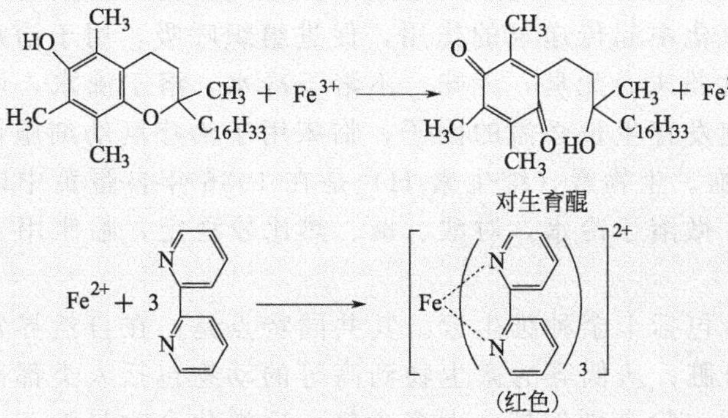

图 3-13 α-生育酚的显色反应

3. 与硝酸反应

本品的乙醇溶液与硝酸共热，则生成生育红，溶液显橙红色（图 3-14）。

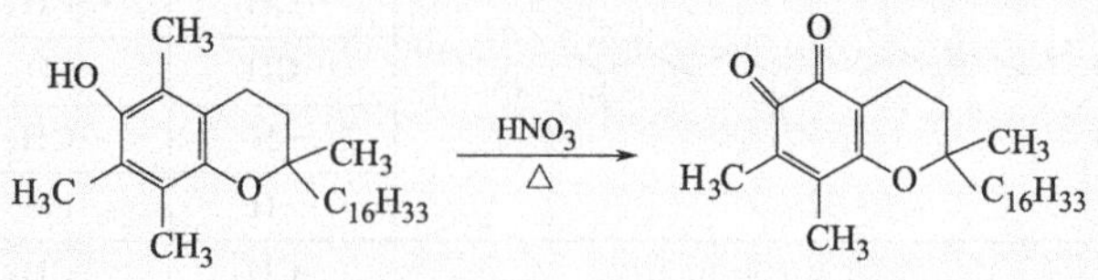

图 3-14 与硝酸反应

4. 易氧化

本品具有还原性，容易被氧化，故维生素 E 可以作为脂溶性的抗氧剂。

【主要用途】 临床上常用维生素 E 治疗先兆流产和习惯性流产。也用作抗氧化剂。

第二节 水溶性维生素

水溶性维生素包括维生素 B 类及维生素 C 等。其中维生素 B 类包括维生素 B_1、维生素 B_2、维生素 B_6、维生素 B_{12}、烟酸、烟酰胺、叶酸、生物素（维生素 H）等（图 3-15）。水溶性维生素在体内代谢快、易排泄，过量摄取不易积蓄中毒，如营养不良则极易缺乏，产生多种疾病，故应给予相应的补充。

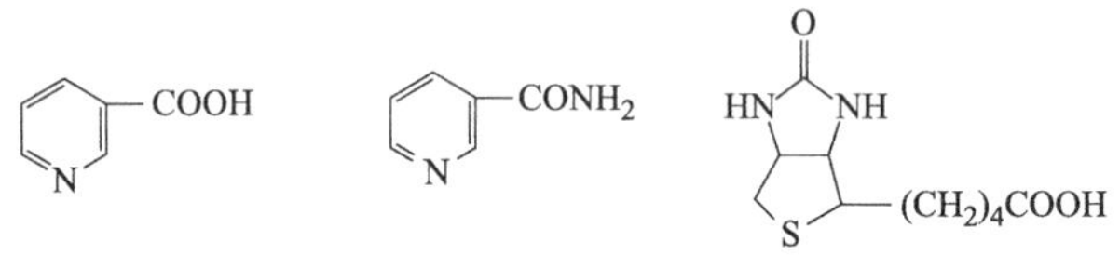

图 3-15 维生素 B 类化学结构

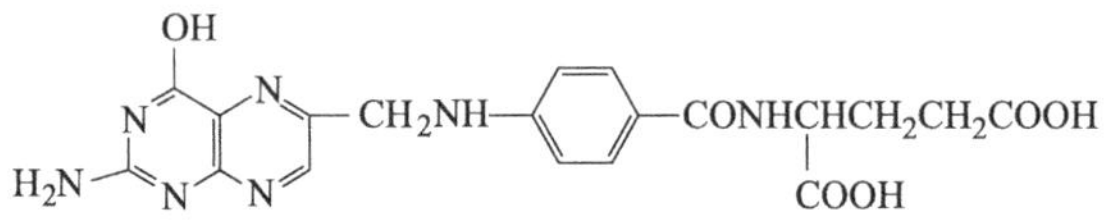

早在 1867 年人们用硝酸氧化尼古丁得到烟酸，也可由体内的色氨酸转化而成，有扩血管、降血脂和防血栓的作用。1935 年从马的血红细胞中分离得到烟酰胺。烟酰胺为辅酶的组成部分，在生物氧化中起传递氢的作用，促进组织呼吸，用于治疗糙皮病。叶酸为黄色或橙黄色结晶性粉末，无臭，无味，不溶于冷水，溶于沸水，可溶于氢氧化钠和硫酸钾中，为红细胞发育生长必需的因子，临床用于治疗巨幼细胞性贫血，与维生素 B_{12} 合用治疗恶性贫血。生物素（维生素 H）是在 1936 年自蛋黄中以甲酯形式分离得到，无色针状结晶，微溶于冷水，对酸、碱、热比较稳定，临床用于治疗婴儿皮脂性皮炎。

维生素 B 类至少包括十余种维生素。其共同特点是：在自然界常共同存在，最丰富的来源是酵母和肝脏；从低等的微生物到高等的动物包括人类都需要它们作为营养要素；从化学结构看，除个别例外，大多含氮；这类化合物易溶于水，对酸稳定，易被碱破坏。

一、维生素 B_1

维生素 B_1^*（Vitamin B_1）广泛存在于动植物中，尤以酵母、米糠、麦麸和瘦肉中含量多，本品主要由化学合成制得。

维生素 B_1 口服吸收慢，且在体内易被硫胺酶破坏而失效。为了克服这些缺点，合成了一些硫胺类衍生物。临床应用的有优硫胺（图 3-16）、呋喃硫胺（图 3-17）。

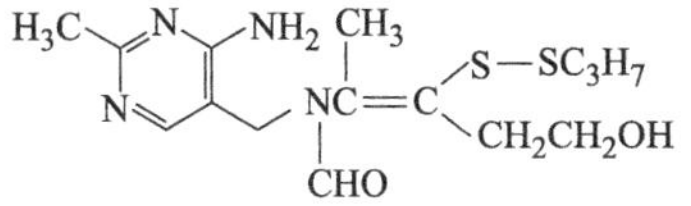

图 3-16 优硫胺化学结构 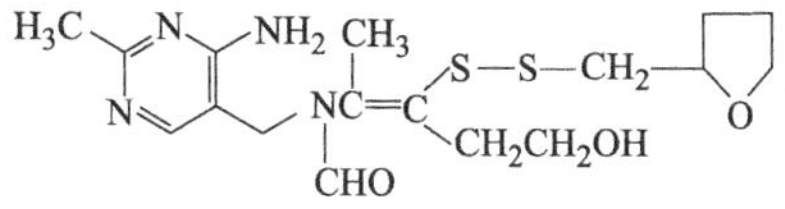　　　　　　　图 3-17 呋喃硫胺化学结构

*维生素 B_1

【化学结构】

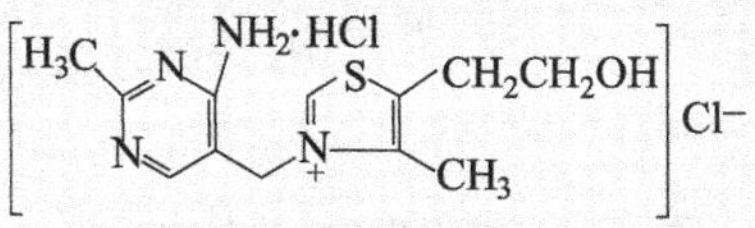

【通用名称】 盐酸硫胺。

【化学名称】 氯化 4-甲基-3-[（2-甲基-4-氨基-5-嘧啶基）甲基]-5-（2-羟基乙基）噻唑嗡盐酸盐。

【物理性质】 本品为白色结晶或结晶性粉末；有微弱的特臭，味苦；干燥固体在空气中迅速吸收约 4% 的水分。熔点为 248～250℃，熔融时同时分解。易溶于水，微溶于乙醇中，不溶于乙醚。

【化学性质】

1. 稳定性

本品的干燥固体性质稳定，其水溶液遇酸较稳定，但当 pH 升高时稳定性降低；在 pH 为 7 时，100℃加热 1h 就有 68% 分解，当 pH 进一步升高，分解加速。遇碱则噻唑环被破坏，生成硫醇类化合物而失效（图 3-18）。

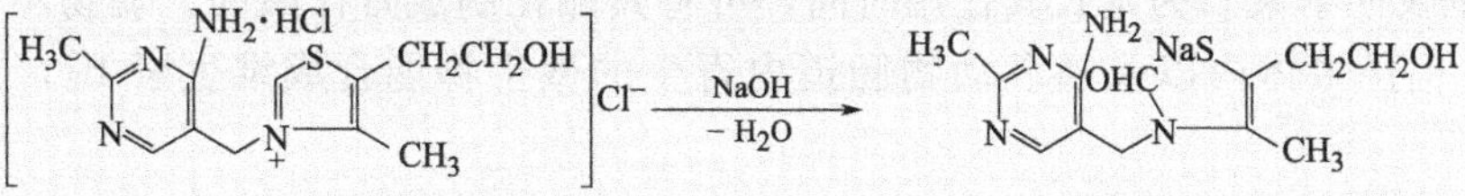

图 3-18 维生素 B_1 在碱作用下生成硫醇类化合物

因此，本品遇碱性药物（如苯巴比妥钠、碳酸钠、氨茶碱等）引起变质，所以不宜与碱性药物配伍使用。

2. 氧化反应

本品的碱性溶液，与空气接触或在铁氰化钾碱性溶液中，氧化生成硫色素，活性消失。光或重金属离子加速氧化反应（图 3-19）。

硫色素溶于正丁醇中，呈蓝色荧光，加酸呈酸性，荧光立即消失，再加碱，又呈荧光。其显色机理可能为酸性时硫色素的噻唑环开裂，碱性时又再闭合，恢复显色所需的共轭体系，最大吸收波长向长波进行移动，从而产生荧光。

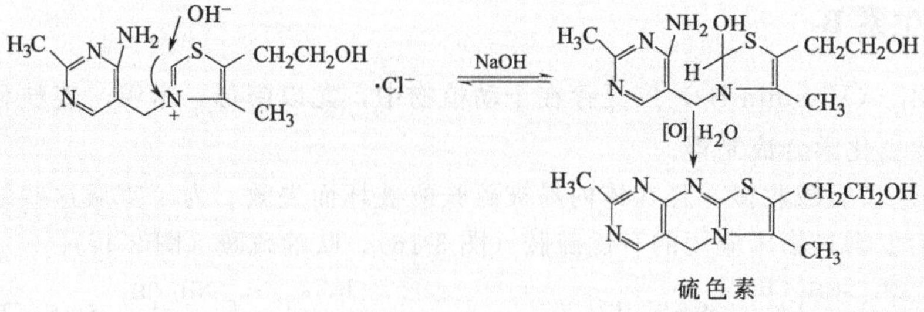

图 3-19 维生素 B_1 的氧化反应

3. 分解反应

本品的水溶液在 pH 为 5.0～6.0 时，与碳酸氢钠或亚硫酸氢钠可发生分解反应（图3-20）。因嘧啶亚甲基与噻唑氮之间的 C—N 键缺电子，易受碳酸氢根或亚硫酸氢根阴离子进攻断裂，本品制剂不能用碳酸氢钠或亚硫酸氢钠作稳定剂。

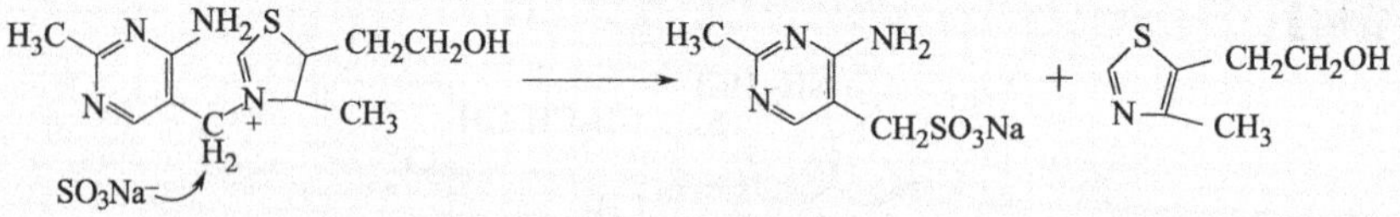

图 3-20 维生素 B_1 的分解反应

4. 鉴别反应

本品的分子中含有嘧啶环和噻唑环，可与某些生物碱沉淀剂作用生成沉淀。如与碘化汞钾反应生成淡黄色沉淀；与碘生成红色沉淀；与三硝基苯酚作用生成扇形结晶。

【**主要用途**】 本品具有维持糖代谢、神经传导和消化系统功能的作用。主要用于防治因缺乏维生素 B_1 所致的脚气病、多发性神经炎、消化不良等疾病。

二、维生素 B_2

维生素 B_2^*（Vitamin B_2）广泛存在于动植物中，其中以酵母、绿色植物、谷物、动物肝脏、蛋黄、乳类中含量最为丰富。不过药用维生素 B_2 多为人工合成品，常用的制剂有维生素 B_2 片剂及注射液。为延长其作用时间，可将其酯化制成月桂酸酯。动物不能自身合成维生素 B_2，但昆虫体内以及哺乳动物肠道内寄生的微生物能合成维生素 B_2，并被动物所吸收。

* 维生素 B_2

【**化学结构**】

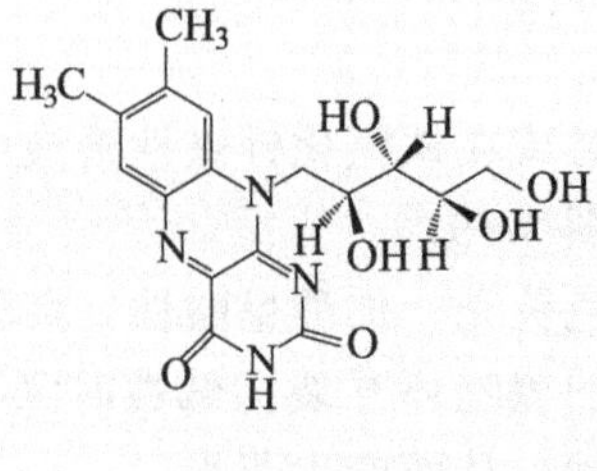

【**通用名称**】 核黄素。

【化学名称】 7,8-二甲基-10[(2S,3S,4R)-2,3,4,5-四羟基戊基]-3,10-二氢苯并蝶啶-2,4-二酮。

【物理性质】 本品为橙黄色结晶粉末；微臭，味微苦。熔点为280℃，熔融时同时分解。极易溶于稀氢氧化钠溶液，不溶于水、乙醇、氯仿或乙醚。本品的水溶液呈黄绿色荧光，pH 6~7时荧光最强，但加入酸或碱，荧光立即消失。

【化学性质】

(1) 本品结构中含有酰亚胺和叔胺的结构，因此维生素 B_2 为两性化合物，可溶于酸或碱，饱和溶液 pH 为6。

(2) 本品的干燥固体性质稳定，但对光极不稳定，其分解速度随温度升高和 pH 改变而加速。在碱性溶液中分解为感光黄素（图3-21）；在酸性和中性溶液中分解为光化色素（图3-22）。因此维生素 B_2 宜避光保存。

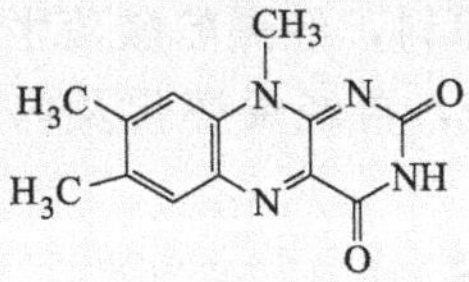

图3-21 感光黄素化学结构

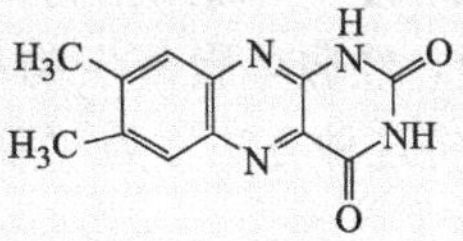

图3-22 光化色素化学结构

(3) 本品对一般氧化剂稳定，遇强氧化剂如铬酸和高锰酸钾则被氧化；遇还原剂连二亚硫酸钠、维生素C等被还原成无荧光的二氢核黄素而从水中析出（图3-23）。但在空气中二氢核黄素又可氧化成核黄素，又呈现荧光。

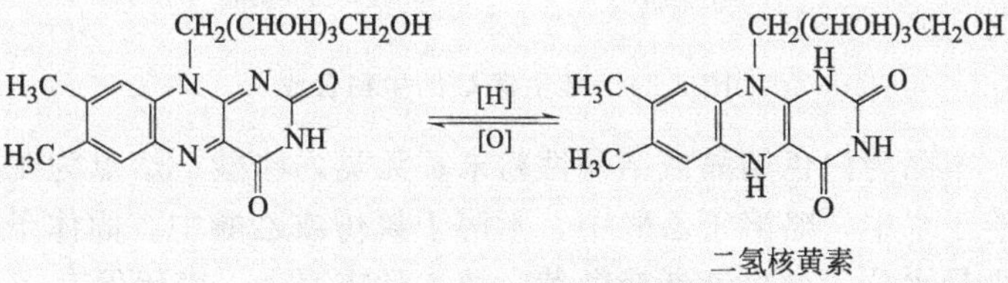

图3-23 维生素 B_2 被还原

【主要用途】 本品用于治疗维生素 B_2 缺乏所引起的各种黏膜及皮肤炎症。如口角炎、唇炎、舌炎、眼结膜炎和阴囊炎等。

三、维生素C

15~16世纪，因缺乏维生素C*（Vitamin C）所引起的坏血病波及整个欧洲。1593年一年里英国海军坏血病患者竟达1万多名。这些患者全身软弱无力，肌肉和关节疼痛难忍，牙龈肿胀出血。后来无意中发现每天服用一个柠檬可以预防坏血病。1924年，英国科学家从柠檬汁中提取得到一种白色晶体，它比浓缩的柠檬汁抗坏血病的效力高出300倍，这种白色的晶体就是维生素C。

本品广泛存在于蔬菜和新鲜水果及许多植物中，尤其以柑、橘、鲜枣、番茄中含量丰富。动物的肝、肾、脑垂体中也含有大量的维生素C。成人每日应摄入维生素C 45mg左右，儿童为40mg。不过，作为一种水溶性维生素，维生素C在食品加工中易损失。维生素C在体内代谢快，仅有少量贮存，易排出体外，且人体不能合成维生素。

*维生素 C

【化学结构】 维生素 C 分子中含有两个手性碳原子，因此有 4 个光学异构体。其中 L(＋)-抗坏血酸的活性最高，D(－)-异抗坏血酸的活性仅为其 1/20，工业上用其作食品抗氧剂。D(－)-抗坏血酸和 L(＋)-异抗坏血酸几乎无活性。

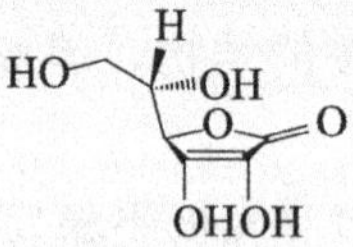

【化学名称】 L(＋)-苏阿糖型-2,3,4,5,6-五羟基-2-己烯酸-4-内酯。

【习惯名称】 抗坏血酸。

【生物合成】 本品用生物发酵法制得。以 D-山梨醇为原料，经黑醋酸菌生物氧化，生成 L-山梨糖，经假单胞菌生物氧化，生成 2-酮-L-古罗糖酸，再经烯醇化及内酯化，即得维生素 C。将这种方法称为"莱氏法"（图 3-24）。

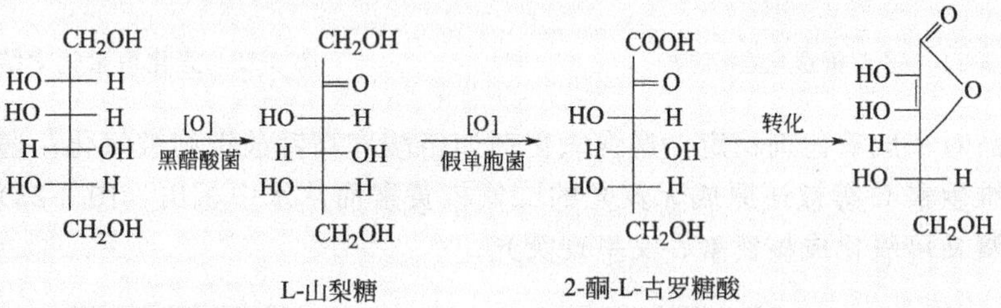

图 3-24 维生素 C 的生物合成

【物理性质】 本品为白色结晶或结晶性粉末；无臭，味酸；熔点为 190～192℃，熔融时同时分解。易溶于水中，略溶于乙醇中，不溶于氯仿或乙醚中。固体干燥维生素 C 比较稳定，但遇光及少量水分，颜色渐渐变微黄。故本品应避光，密闭保存。

【化学性质】 维生素 C 水溶液可发生酮式-烯醇式的互变异构（图 3-25）。主要以烯醇式存在，2-酮式和 3-酮式量甚少。但 2-酮式比 3-酮式稳定，可以分离出来。

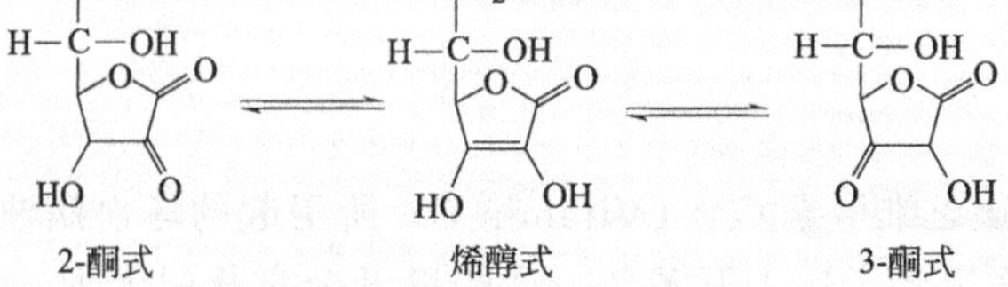

图 3-25 维生素 C 的互变异构体

1. 维生素 C 与碱的反应

维生素 C 分子中存在连二烯醇的结构，呈酸性。因为 C-2 上的羟基可与 C-1 上的羰基形成分子内氢键，故 C-2 羟基的酸性较 C-3 上的羟基弱。因此，当维生素 C 与碳酸氢钠或稀氢氧化钠溶液反应时，可生成 C-3 烯醇钠盐；与强碱反应时，则内酯环水解，生成酮酸钠盐（图 3-26）。

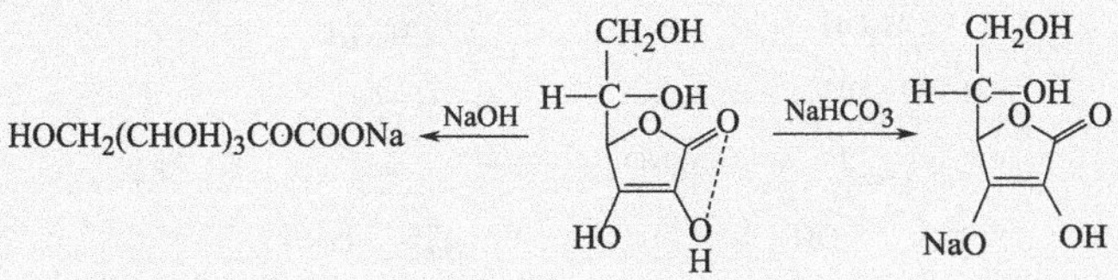

图 3-26 维生素 C 与碱反应

2. 维生素 C 的氧化脱氢

维生素 C 分子中存在连二烯醇的结构，具有很强的还原性。在水溶液中易被在空气中的氧、硝酸银、氯化铁、碘等弱氧化剂所氧化，生成脱氢抗坏血酸（或称为去氢维生素 C）。脱氢抗坏血酸在氢碘酸、硫化氢等还原剂的作用下，可以被还原生成维生素 C。

脱氢抗坏血酸的稳定性较维生素 C 小，因此容易水解。且脱氢抗坏血酸分子的共轭系统被破坏，加之 C-2 和 C-3 上氧的吸电子作用，使得 C-1 的正电性增高，水解加速。脱氢抗坏血酸水解生成 2,3-二酮古罗糖酸，并可进一步氧化生成苏阿糖酸和草酸（图 3-27）。

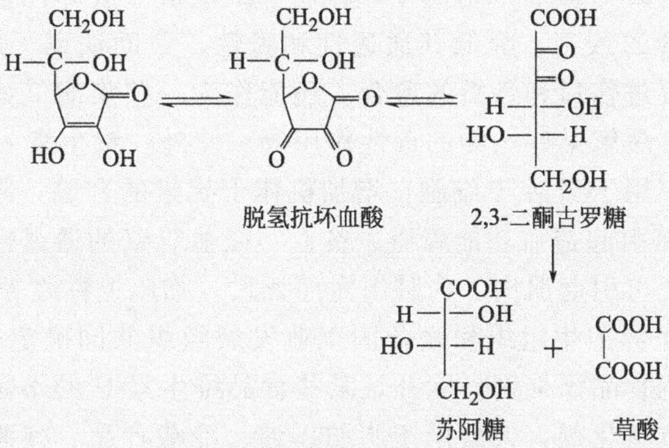

图 3-27 维生素 C 的脱氢

3. 水解反应

本品的水溶液在 pH 5.0~6.0 时稳定。在空气、光和热的影响下，维生素 C 分子中的内酯环可水解，并可进一步发生脱羧而生成糠醛（图 3-28），以致氧化聚合而呈色，这也正是维生素 C 在贮存过程中变色的主要原因。

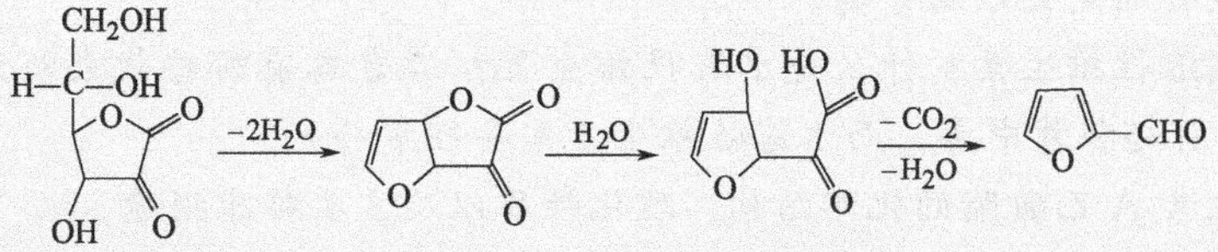

图 3-28 维生素 C 的水解反应

因此，除密闭避光贮存外，溶液应使用饱和二氧化碳水，并将 pH 控制在 5.0~6.0，还可加入 EDTA、焦亚硫酸钠或半胱氨酸等作为稳定剂。

4. 沉淀反应

本品的水溶液加入硝酸银试液产生银的黑色沉淀（图 3-29）。

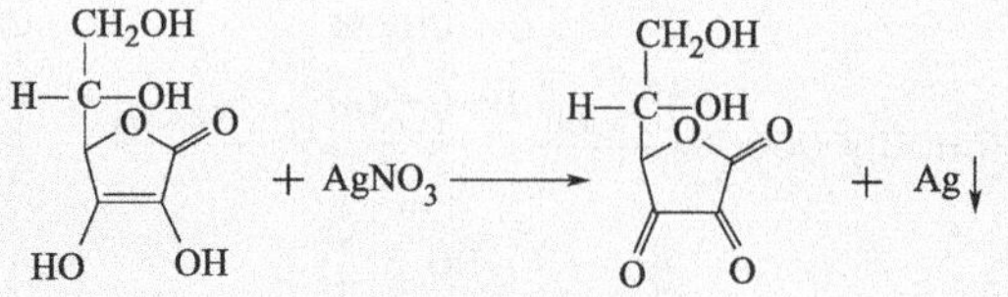

图 3-29 沉淀反应

5. 颜色反应

本品的水溶液与 2,6-二氯靛酚试液作用，溶液的颜色由红色变成无色（图 3-30）。

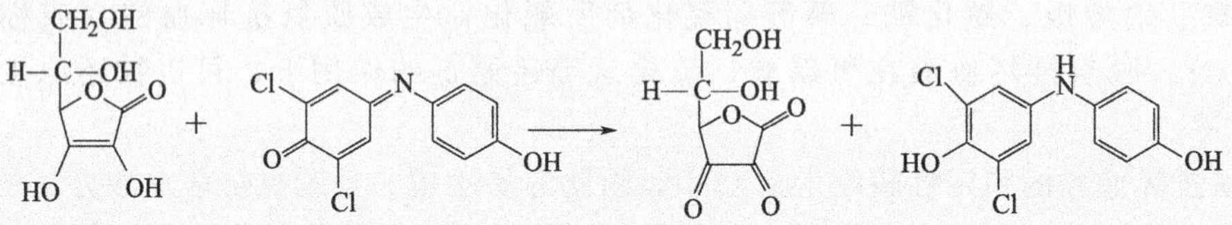

图 3-30 颜色反应

【**主要用途**】 维生素 C 具有广泛的生理作用。维生素 C 在体内能促进胶原蛋白和黏多糖的合成，增加微血管的致密，降低其通透性和脆性，帮助铁离子从血浆到贮存的运输，增强机体的抵抗力，促进伤口和骨折的愈合。还能作为一些疾病（如心血管疾病、性疾病等）的辅助治疗药物，缓解某些药物的毒性作用等。此外，维生素 C 还可作为一种副作用极小的营养保健药物，用于激活 T 细胞，增加机体干扰素的合成，限制肿瘤的发展。当机体缺乏维生素 C 时，将引起造血功能障碍、贫血、微血管壁的通透性和脆性增加，血管易破裂而出血，严重时还可引起肌肉、内脏出血而死亡，临床上称之为坏血病。

维生素 C 不仅是世界卫生组织和联合国工业发展组织共同确定的人类 26 种基本药物之一，也是一种重要的食品添加剂。除补足某些食品维生素 C 的不足外，人们还利用它的强还原性用作食品的抗氧化剂，大量用于脂肪、油、冷藏食品、啤酒、葡萄酒、饮料等的保藏，以及在腌制食品中减少亚硝酸的形成。此外，维生素 C 还可作为冷冻食品的保鲜剂、烘焙食品的烘焙剂以及饲料添加剂和催熟剂等。维生素 C 的商品形式有 L-抗坏血酸、L-抗坏血酸钠和 L-抗坏血酸钙。

思 考 题

1. 简述维生素的定义以及分类。
2. 什么是脂溶性维生素？什么是水溶性维生素？二者各有哪些代表？为什么脂溶性维生素摄入过多易引起积蓄中毒，而水溶性维生素需要经常补充？
3. 简述维生素 A 乙酸酯的化学结构、理化性质以及主要临床用途。
4. 简述维生素 C 的化学结构、理化性质以及主要临床用途。

第四章 心血管类药物

学习目标

1. 掌握地高辛、硝酸异山梨酯、盐酸普萘洛尔的化学结构与性质。
2. 掌握盐酸可乐定、利舍平、硫酸奎尼丁、盐酸哌唑嗪、卡托普利的化学结构与性质。
3. 熟悉呋塞米、氯贝丁酯、洛伐他汀的化学结构与性质。
4. 熟悉钙拮抗剂的类型、化学结构与用途。
5. 了解心血管类药物的类型。

心脏及心脑血管疾病是当今世界上的一类多发性、常见性疾病，也是世界人口死亡的重要因素之一。心血管类药物主要作用于心脏和血管系统，它不仅对冠心病、脑卒中或脑栓塞等疾病进行药物治疗，同时对与这些疾病有关的症状（如高血压、心绞痛、心衰、心律不齐等）以及形成这类疾病的原因（如高血脂、动脉粥样硬化等因素）也有防治作用。

本类药物根据治疗疾病的类型分为强心药、抗心绞痛药、抗心律失常药、抗高血压药及降血脂药。钙拮抗剂用于心血管系统多种疾病的治疗，利尿药常用于高血压的治疗，故也放在本章介绍。

第一节 强 心 药

强心药是指能选择性增加心肌收缩力的药物，主要用于治疗充血性心力衰竭。目前治疗充血性心力衰竭药物主要有强心苷类、磷酸二酯酶抑制药、钙敏化剂、β受体激动剂。利尿药和钙拮抗剂能够减轻心脏负荷，在后面的章节中介绍。

一、强心苷类

强心苷类是从某些植物中提取的一类对心脏有显著生物活性的甾体苷类。这类药物的种类较多，如使用历史悠久的经典药物地高辛*（Digoxin）、洋地黄毒苷（Digitoxin）。该类药物的安全范围小，有效剂量与中毒剂量接近，排泄慢，易于积蓄中毒，临床应用时应加强血药浓度的监测。

*地 高 辛

【化学结构】

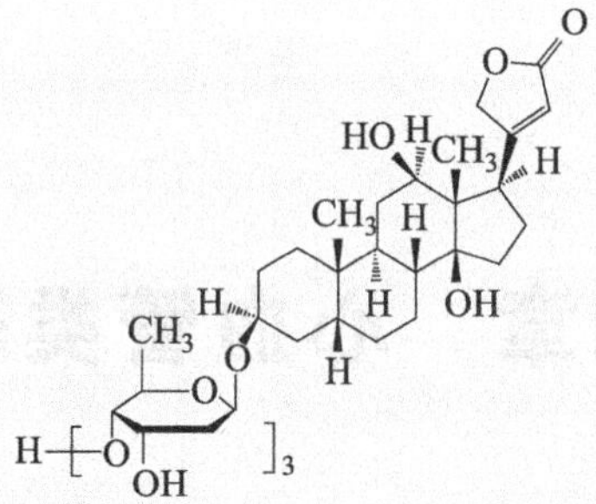

【化学名称】 3β-{[O-2,6-二脱氧-β-D-核-己吡喃糖基-(1→4)-O-2,6-二脱氧-β-D-核-己吡喃糖基-(1→4)-2,6-二脱氧-β-D-核-己吡喃糖基]-氧化}-12β,14β-二羟基-5β-心甾-20(22)烯内酯。

【习惯名称】 狄戈辛，异羟基洋地黄毒苷。

【物理性质】 本品为白色结晶或结晶性粉末；无臭，味苦。不溶于水、乙醚，微溶于氯仿及稀乙醇。$[\alpha]_D$ +13.3°（吡啶）。熔点 235～245℃（熔融时同时分解）。

【主要用途】 本品为作用时间中等的强心苷。用于治疗急性或慢性心力衰竭，尤其对心房颤动及阵发性心动过速者有效。不宜与酸、碱类药物配伍。

二、磷酸二酯酶抑制剂类

磷酸二酯酶（PDE）抑制剂通过抑制 PDEⅢ 而明显提高心肌细胞内 cAMP 含量，增加心肌收缩性，同时能舒张动、静脉血管，是一类非苷类正性肌力和舒张血管药物。本类药物的主要有米力农（Milrinone）（图 4-1）和氨力农（Amrinone）（图 4-2）。

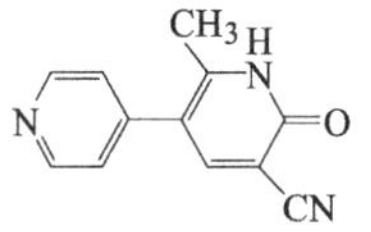

图 4-1 米力农化学结构

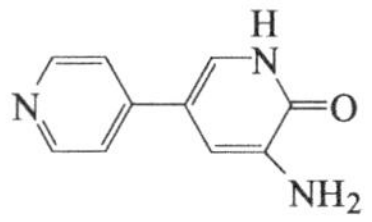

图 4-2 氨力农化学结构

三、钙敏化剂

钙敏化剂是一类能增加钙离子活性的药物，但这类药物的选择性差，可用于增加心肌对钙离子敏感性，如匹莫苯（Pimobendan）（图 4-3）。

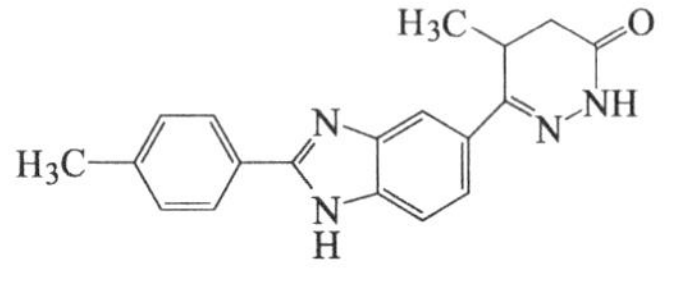

图 4-3 匹莫苯化学结构

四、β受体激动剂

本类药物以具有儿茶酚胺结构的拟肾上腺素药物为主，常用的有肾上腺素（Adrenaline）、异丙肾上腺素（Isoprenaline）、多巴胺（Dopamine），而对心脏上 $β_1$ 受体具有选择性激动作用的药物为盐酸多巴酚丁胺（Dobutamine）（图 4-4）。

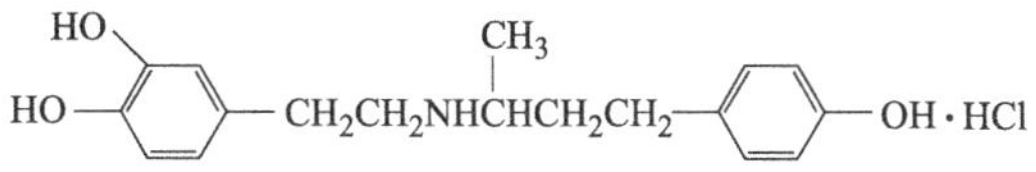

图 4-4 盐酸多巴酚丁胺化学结构

强心药除了使用上述四类药物以外，常与减轻心脏负荷的药物联合用药，如利尿药氢氯噻嗪（Hydrochlorothiazide）、环戊噻嗪（Cyclopenthiazide）等（详见抗高血压药物）；血管舒张药，如硝酸酯类、钙通道阻滞药、钾通道开放药、α_1 受体阻断药、血管紧张素转化酶抑制药和直接舒张血管药等。

第二节 抗心绞痛药

心绞痛是冠状动脉粥样硬化性心脏病（冠心病）的典型症状之一。发病主要原因是冠状动脉痉挛造成心肌供氧量不足而引起心肌缺血，心肌的需氧量超过了实际的供氧量。抗心绞痛药物通过减少心肌耗氧量和增加心肌供氧量达到缓解和治疗心肌缺血的目的。

临床上使用的抗心绞痛药物常用硝酸酯类及亚硝酸酯类、钙通道阻滞剂、β 受体阻断药等。

一、硝酸酯类及亚硝酸酯类

本类药物是最早使用的抗心绞痛药物。其作用机制为释放 NO 血管舒张因子，从而扩张冠状动脉，增加心肌的供血、供氧量。药物作用以扩张静脉为主，降低心肌耗氧量，从而缓解心绞痛症状，适用于各型心绞痛。常用药物有硝酸甘油（Nitroglycerin）和硝酸异山梨酯＊（Isosorbide Dinitrate）。

＊硝酸异山梨酯

【化学结构】

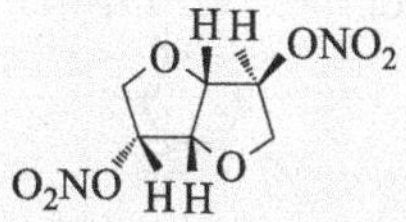

【化学名称】 1,4∶3,6-二脱水-D-山梨醇-2,5-二硝酸酯。

【习惯名称】 消心痛，硝异梨醇。

【物理性质】 本品为白色结晶性粉末。在丙酮或氯仿中易溶，乙醇中略溶，水中微溶。熔点 68～72℃。比旋度为＋135°～＋140°（1%的无水乙醇溶液）。

【化学性质】

(1) 本品室温下呈干燥状态，较稳定，但遇强热会发生爆炸。

(2) 本品在酸、碱溶液中容易水解，生成脱水山梨醇和亚硝酸。

(3) 本品经水和硫酸破坏后生成硝酸，加入硫酸亚铁后，在两液层界面处呈现棕色环。

(4) 本品经硫酸水解后，生成亚硝酸，可与儿茶酚作用生成对亚硝基儿茶酚，在硫酸溶液中变成醌肟，又与过量的儿茶酚缩合生成暗绿色靛酚类化合物（图 4-5）。

【主要用途】 本品为血管扩张药，用于缓解和预防心绞痛，也用于充血性心力衰竭。

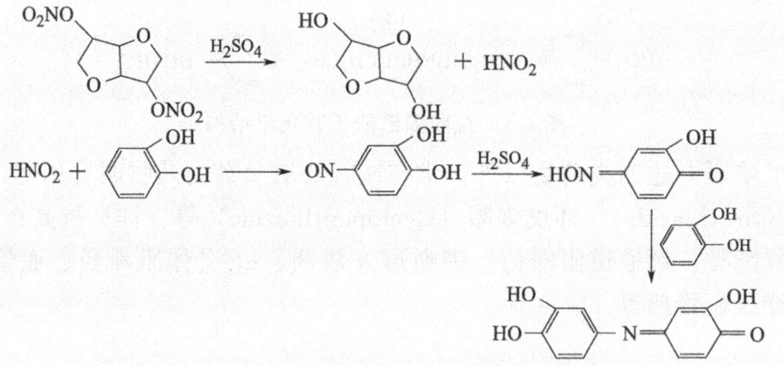

图 4-5 硝酸异山梨酯的水解及靛酚类化合物的生成

二、钙通道阻滞剂

钙通道阻滞剂又称钙拮抗剂，是心血管系统疾病的重要药物之一。通过阻滞生物膜上钙离子通道，产生扩张血管、解除痉挛等作用，同时抑制心肌收缩，减慢心率，降低耗氧量，适用于各型心绞痛，也常用于高血压、心律失常等疾病的治疗。钙通道阻滞剂按化学结构分为二氢吡啶类、苯烷胺类、苯噻氮䓬类、三苯哌嗪类。常用的药物有硝苯地平（Nifedipine）、维拉帕米（Verapamil）、地尔硫䓬（Diltiazem）和桂利嗪（Cinnarizine）等（图 4-6）。

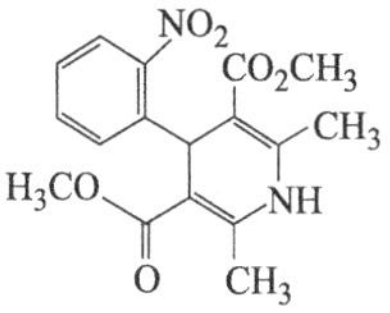

硝苯地平

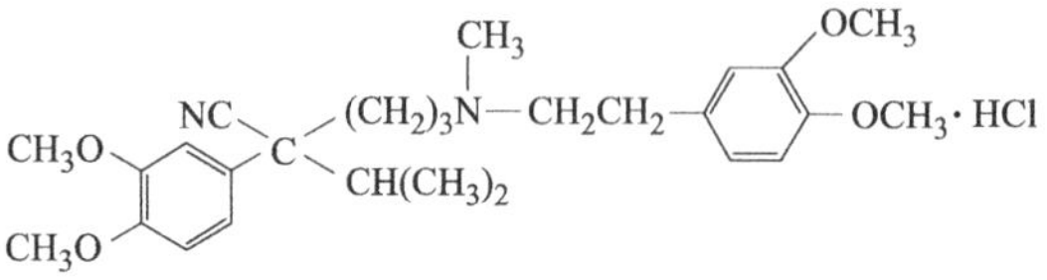

盐酸维拉帕米

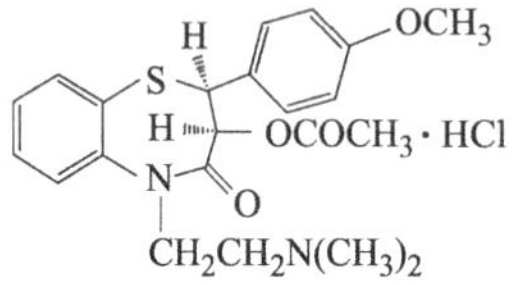

盐酸地尔硫䓬

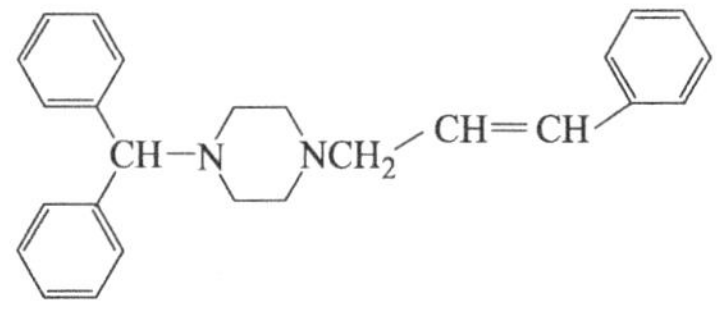

桂利嗪

图 4-6 常用的钙通道阻滞剂药物

三、β 受体阻断药

β 受体阻断药可竞争性与 β 受体结合，从而抑制心脏和舒张支气管及血管平滑肌，产生减少心输出量，降低心肌收缩力，减慢心率，心肌耗氧减少等作用。广泛用于心绞痛、心律失常、高血压、心肌梗死及青光眼、偏头痛等疾病的治疗。

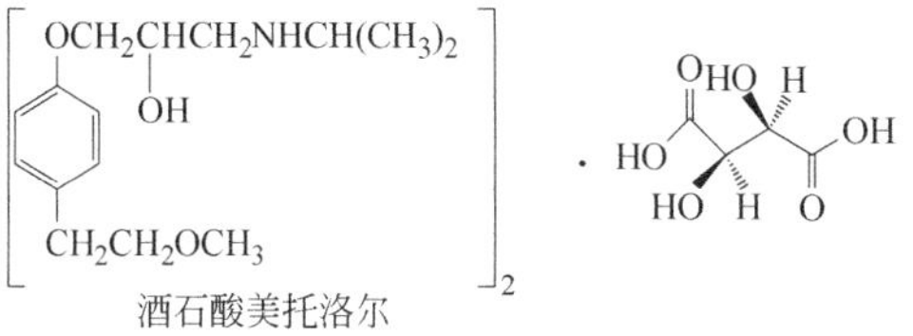

酒石酸美托洛尔

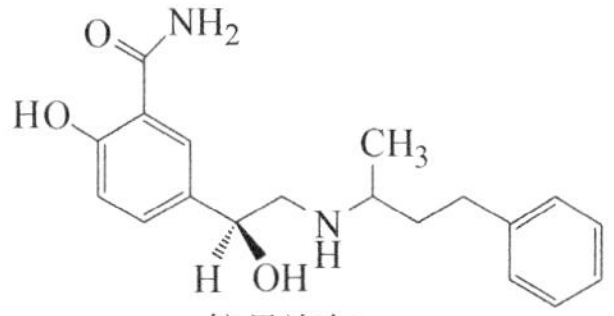

拉贝洛尔

图 4-7 β 受体阻断药物

β受体阻断药物（图 4-7）的类型较多，根据药物对 β_1、β_2 两种受体亲和力的差异分为：非选择性β受体阻断药，如普萘洛尔*（Propranolol）；选择性 β_1 受体阻断药，如美托洛尔（Metoprolol）；非典型的β受体阻断药，如拉贝洛尔（Labetalol）。

*盐酸普萘洛尔

【化学结构】

普萘洛尔分子中含有一个手性碳原子，其左旋体活性强，药用品为外消旋体。

【化学名称】 1-异丙氨基-3-(1-萘氧基)-2-丙醇盐酸盐。

【习惯名称】 心得安。

【物理性质】 本品为白色结晶性粉末，无臭，味微甜而后苦。遇光易变质。溶于水、乙醇，微溶于氯仿，水溶液为弱酸性。熔点 161～165℃。

【化学性质】

（1）本品对热稳定，光对其有催化氧化作用，酸性水溶液可发生异丙氨基侧链氧化，在碱性条件下稳定。

（2）盐酸普萘洛尔溶液与硅钨酸试液反应生成淡红色沉淀。

【主要用途】 本品用于心绞痛，窦性心动过速，心房扑动和颤动，也可用于早搏和高血压的治疗。

第三节 抗心律失常药

正常心脏在窦房结的控制下按一定频率进行有节律的跳动，当心脏的冲动起源异常或冲动传导障碍时均可引起心率失常。分为缓慢型与快速型两类。缓慢型心律失常一般应用阿托品或肾上腺素类药物治疗，本节讨论的药物用于快速型心律失常的治疗。

一、抗心律失常药物的分类

抗心律失常药物主要通过改变细胞膜离子通透速度，影响心肌电生理特性而产生作用。根据其作用机制分为四类药物：Ⅰ类，钠通道阻滞药；Ⅱ类，β受体阻断药；Ⅲ类，延长动作电位时程药；Ⅳ类，钙通道阻滞药。其中Ⅰ类中又分为 I_A、I_B 及 I_C 三类（表 4-1）。

表 4-1 抗心律失常药物的分类

类别	分 类		作 用 机 制	代 表 药 物
Ⅰ类	钠通道阻滞药	I_A	中度阻滞钠通道	奎尼丁* 普鲁卡因胺
		I_B	轻度阻滞钠通道	利多卡因 美西律
		I_C	重度阻滞钠通道	普罗帕酮 氟卡尼
Ⅱ类	β受体阻断药		阻断β受体，延缓传导，降低自律性	普萘洛尔 美托洛尔
Ⅲ类	延长动作电位时程药		阻滞钾通道，延长动作电位时程	胺碘酮 溴苄胺
Ⅳ类	钙通道阻滞药		阻滞钙通道，减少钙离子内流	维拉帕米 地尔硫䓬

二、钠通道阻滞剂

钠通道阻滞剂是一类能抑制钠离子内流,从而抑制心肌细胞动作电位振幅及超射幅度,减慢传导,延长有效不应期的药物,具有良好的抗心律失常作用。根据它们阻滞通道的选择性和特性不同,又分为 I_A、I_B、I_C 三种类型。

*硫酸奎尼丁

【化学结构】

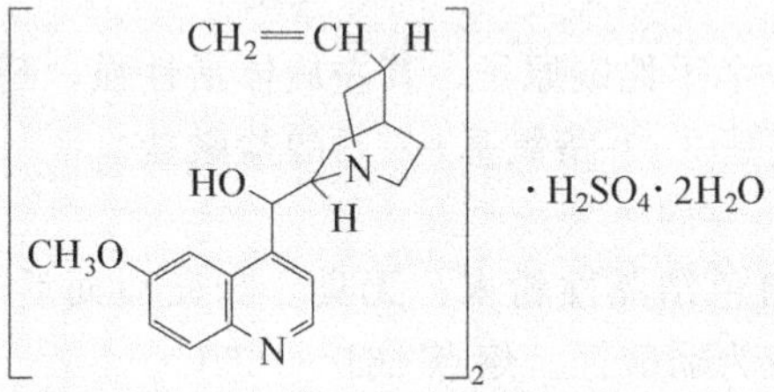

$$\left[\text{结构式}\right] \cdot H_2SO_4 \cdot 2H_2O$$

【化学名称】 (9S)-6′-甲氧基-脱氧辛可宁-9-醇硫酸盐二水合物。

【物理性质】 本品为白色细针状结晶,见光变暗。溶于水、乙醇、氯仿,不溶于乙醚。熔点 174～175℃。在不同的溶剂中,比旋度不同,$[\alpha]_D^{25} +212°$(95%乙醇),$[\alpha]_D^{25} +260°$(HCl)。

【化学性质】

(1) 本品呈酸性,其1%水溶液的 pH 6.0～6.8。

(2) 本品在稀水溶液中,产生蓝色荧光。

(3) 本品能产生典型的绿奎宁反应,即在1滴样品水溶液中加入1滴溴水混匀,当溴的橙色消失而溶液变黄时,再加入过量的氨溶液后生成二醌基吲哚铵盐,呈翠绿色。该反应为奎宁生物碱的特征鉴定反应。

【主要用途】 本品用于治疗心房纤颤、阵发性心动过速和心房扑动等。

盐酸美西律(Mexiletine)和盐酸普罗帕酮(Propafenone)也是该类临床使用较多的药物。盐酸美西律(图4-8)又名慢心律、脉律定,用于各种室性心律失常,如室性早搏、心动过速,尤其是洋地黄中毒、心肌梗死或心脏手术所引起者。

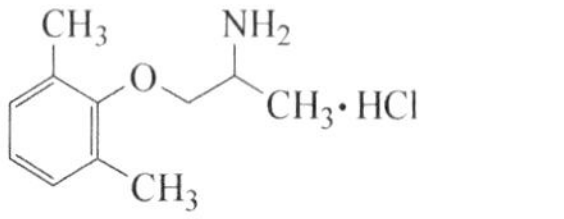

图 4-8 盐酸美西律化学结构

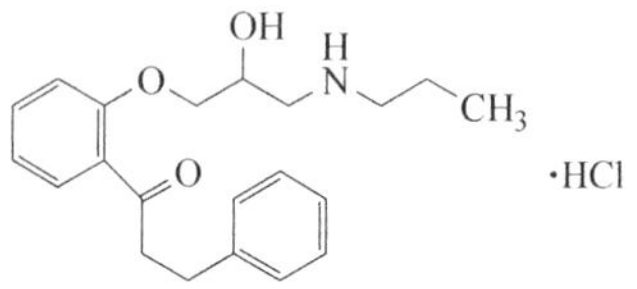

图 4-9 盐酸普罗帕酮化学结构

盐酸普罗帕酮(图4-9)又名丙胺苯丙酮、心律平。本品用于治疗室性、室上性异位搏动,室性及室上性心动过速等心律失常。

三、β受体阻滞剂

常用于治疗心律失常的β受体阻滞剂有普萘洛尔、阿替洛尔(Atenolol)、美托洛尔、吲哚洛尔(Pindolol)等。详见第二节抗心绞痛药物中的β受体阻滞剂。

四、钾通道阻滞剂

钾通道是最为复杂的一大类离子通道,广泛分布于各类组织细胞中。存在于心肌细胞的电压敏感性钾通道被阻滞时,钾离子外流速率减慢,使心律失常消失,恢复窦性心律。胺碘酮*（Amiodarone）、托西溴苄胺（Bretylium tosylate）阻滞钾通道而产生抗心律失常作用。这类药物又称为延长动作电位时程药。

* 盐酸胺碘酮

【化学结构】

【化学名称】 （2-丁基-3-苯并呋喃基）{4-[2-(二乙氨基)乙氧基]-3,5-二碘苯基} 甲酮盐酸盐。

【习惯名称】 胺碘达隆、乙胺碘呋酮。

【物理性质】 本品为白色或微带黄色结晶粉末；无臭，无味。易溶于氯仿、乙醇，微溶于丙酮，几乎不溶于水。熔点 158～162℃，熔融时同时分解。

【化学性质】
(1) 本品分子结构中含羰基，加乙醇溶解后，加 2,4-二硝基苯肼的高氯酸溶液，反应生成黄色的胺碘酮 2,4-二硝基苯腙沉淀。
(2) 本品为碘代化合物，加硫酸微热，分解、氧化产生紫色的碘蒸气。

【主要用途】 本品用于阵发性心房扑动和心房颤动，室上性心动过速及室性心律失常。

五、钙拮抗剂

常用于心律失常的钙拮抗剂有维拉帕米、地尔硫䓬等药物，已在第二节抗心绞痛药物中介绍。

第四节 抗高血压药

高血压为最常见的心血管疾病，它最终可引起冠状动脉粥样硬化和脑血管硬化而危及生命。血压高低主要决定于心输出量和全身血管阻力两个因素。两者又受交感神经系统、肾素-血管紧张素系统与血容量的调节。当精神紧张、激动时，脑部传出的神经冲动传至神经节，引起神经递质的释放，神经递质与相应的受体结合后，会引起心率加快，血管收缩，使血压升高，同时还使肾素分泌量增加。肾素是一种蛋白水解酶，可使血管中血管紧张素原水解为无生物活性的血管紧张素Ⅰ，血管紧张素Ⅰ再在转化酶（ACE）的作用下形成血管紧张素Ⅱ，这是一种很强的血管收缩剂，能使血压升高及刺激肾上腺皮质中醛甾酮的合成，醛甾酮有保钠离子和水的作用，从而增大血容量，也使血压升高。

抗高血压药通过作用于上述使血压升高的环节，阻断神经冲动的传导，减少心输出量，扩张血管，降低血容量，从而使血压下降。根据药物的作用部位和作用方式，常分为中枢性降压药、作用于交感神经系统的降压药、神经节阻断药、血管扩张药、肾上腺素 α_1 受体阻断剂和影响肾素-血管紧张素-醛固酮系统的药物等类型。利尿药通过减少血容量降低血压，也用于高血压的治疗。钙通道阻滞剂（见第二节抗心绞痛药）也用于高血压的治疗。

一、中枢性降压药

此类药物为中枢 α-肾上腺素受体和咪唑受体的激动剂，可抑制交感神经冲动的输出，导致血压下降。常用的药物有可乐定*（Clonidine）、甲基多巴（Methyldopa）（图 4-10）、莫索尼定（Moxonidine）等（图 4-11）。

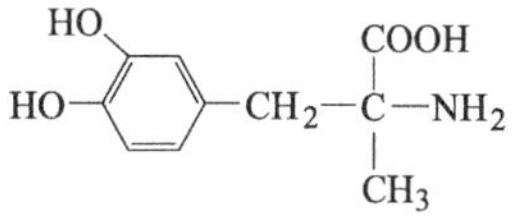

图 4-10　甲基多巴化学结构

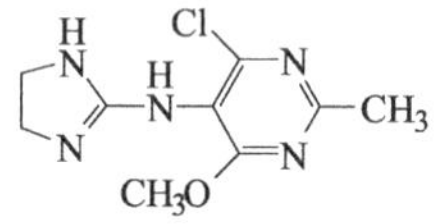

图 4-11　莫索尼定化学结构

*盐酸可乐定

【化学结构】

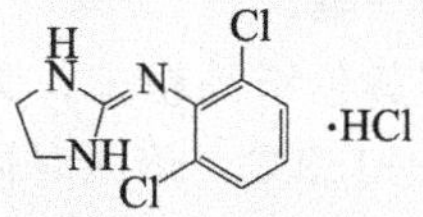

【化学名称】　2-[(2,6-二氯苯基)亚氨基]咪唑烷盐酸盐。

【物理性质】　本品为白色结晶性粉末，无臭。溶于水或乙醇，极微溶于氯仿，几乎不溶于乙醚。熔点为 305℃，其游离碱的熔点为 130℃。本品在 272nm 与 279nm 的波长有最大吸收，吸光度分别为 0.55 和 0.47。

【化学性质】

(1) 本品与溴化金溶液反应，可生成不规则叶片状或针状结晶。

(2) 本品在碱性条件下，与二硝基铁氰化钠溶液反应呈紫色，放置后颜色进一步加深。

(3) 本品有亚胺型与氨基型两种互变异构体，且以亚胺型为主要存在形式（图 4-12）。

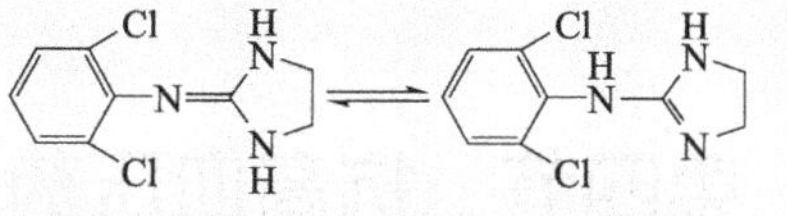

图 4-12　可乐定的互变异构

【主要用途】　本品对原发性高血压及继发性高血压均有效，也可用于预防偏头痛。

二、作用于交感神经系统的降压药

利舍平*（Reserpine）是从萝芙木植物根中提取的生物碱。能使交感神经末梢囊泡内的神经递质释放增加，同时又阻止交感神经递质进入囊泡，这些作用导致囊泡内的递质减少，阻断交感神经的传导，产生降压作用。其降压作用较为温和、持久。

*利舍平

【化学结构】

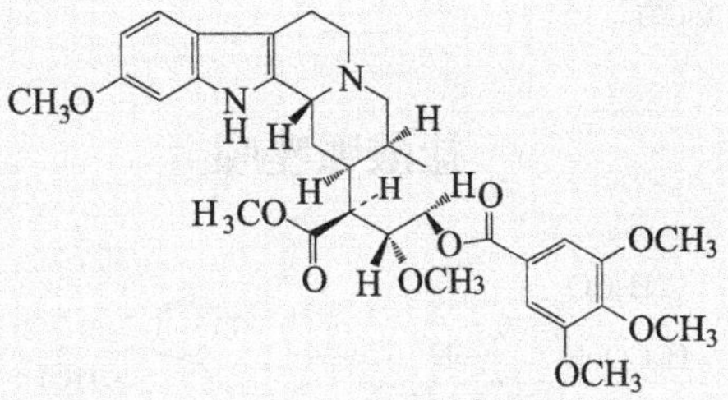

【化学名称】 11,17-二甲氧基-18-[(3,4,5-三甲氧基苯甲酰)氧]育亨烷-16-甲酸甲酯。
【习惯名称】 蛇根碱,利血平。
【物理性质】 本品为白色或淡黄褐色的结晶或结晶性粉末,无臭,几乎无味。易溶于氯仿,微溶于丙酮或苯,几乎不溶于水、甲醇或乙醚。比旋度为 $-115°\sim-131°$(1%氯仿溶液),遇光色变深。
【化学性质】
(1) 本品在光照条件下,可发生差向异构化反应,将 3β-H 转变为 3α-H,生成无效的 3-异利舍平。
(2) 本品在光照及有氧条件下极易氧化,生成无效的黄绿色荧光产物。
(3) 本品结构中有两个酯键,在酸性及碱性条件下不稳定,易发生水解反应。
(4) 本品为仲胺类生物碱,氮上氢原子可与亚硝酸发生加成反应,生成黄色的 N-硝基仲胺类化合物。
【主要用途】 本品用于轻度和中度高血压,常与其他抗高血压药合用。

三、神经节阻断药

本类药物阻断胆碱受体,抑制神经冲动的传导,扩张血管,降低血压,显效快,作用强。但对肾上腺素能神经和胆碱能神经均产生阻断作用,无选择性,不良反应多而严重,现已少用。

四、血管扩张药

根据对血管的作用机制不同分为直接作用于小动脉的药物、钾通道开放剂、钙通道阻滞剂等。肼屈嗪(Hydralazine)(图 4-13)、双肼屈嗪(Dihydralazine)(图 4-14)等药物直接作用于小动脉平滑肌,使血管扩张、血压下降,对舒张压的降低明显。米诺地尔(Minoxidil)(图 4-15)、吡那地尔(Pinacidil)等药物作用于敏感的钾通道,使钾通道开放,细胞膜发生超极化,导致细胞内离子浓度下降、血管扩张、血压下降。

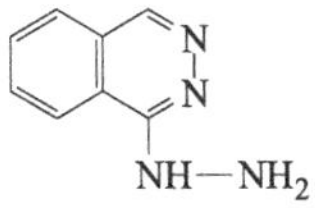

图 4-13 肼屈嗪化学结构 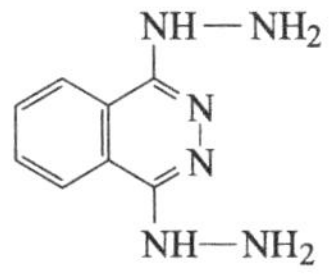   图 4-14 双肼屈嗪化学结构 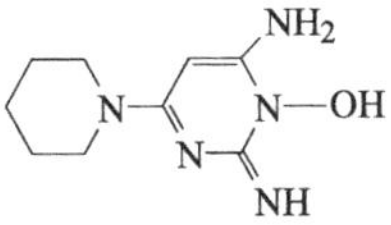   图 4-15 米诺地尔化学结构

五、肾上腺素 α_1 受体阻断剂

本类药物选择性阻断 α_1 受体,使血管扩张而降低血压,代表药物有哌唑嗪*(Prazosin)、特拉唑嗪(Terazosin)等。这些药物选择性高,副作用少,无反射性心动过速

等反应，可作为抗高血压首选药。

*盐酸哌唑嗪

【化学结构】

【化学名称】 1-(4-氨基-6,7-二甲氧基-2-喹唑啉基)-4-(2-呋喃甲酰)哌嗪盐酸盐。

【物理性质】 本品为白色或类白色结晶性粉末，无臭，无味。微溶于乙醇，几乎不溶于水。本品在251nm波长处有最大吸收。

【化学性质】 本品结构中具有氨基，能与1,2-萘醌-4-磺酸钠反应，生成紫堇色的对醌型缩合物。

【主要用途】 本品适用于治疗轻、中度高血压，还可用于中、重度慢性充血性心力衰竭及心肌梗死的治疗。

六、影响肾素-血管紧张素-醛固酮系统的药物

血管紧张素转化酶（ACE）抑制剂能抑制血管紧张素转化酶活性，阻止血管紧张素Ⅱ形成，同时又能减少缓激肽的水解，使血管扩张而降低血压。主要药物有卡托普利*（Captopril）、依那普利（Enalapril）、赖洛普利（Lisinopril）等。这些药物已成为一线抗高血压的药物。

*卡 托 普 利

【化学结构】

【化学名称】 1-[(2S)-2-甲基-3-巯基-1-氧代丙基]-L-脯氨酸。

【习惯名称】 巯甲丙脯酸。

【物理性质】 本品为白色或类白色结晶性粉末，略带有大蒜气味。易溶于氯仿和乙醇，溶于水或稀碱液。本品有两种晶型：一种为不稳定的，熔点87～88℃；另一种为稳定型，熔点105.2～105.9℃。卡托普利有两个手性中心，均为S构型，比旋度 $[\alpha]_D^{25}$ 为 $-126°$～$-132°$。

【化学性质】

(1) 本品具有酸性，其羧酸的 pK_{a1} 3.7，其巯基也显示一定的弱酸性，pK_{a2} 9.8。

(2) 本品结晶固体稳定性好，但在水溶液中易氧化。2分子药物氧化通过巯基形成二硫化物。在剧烈条件下，酰胺也可水解。本品氧化反应受pH、金属离子、浓度的影响。可以通过增大浓度，加入络合剂和抗氧化剂等办法防止氧化反应的发生。

(3) 本品含巯基，其水溶液可使碘试液褪色，此法可供鉴别。

(4) 本品可与亚硝酸作用生成亚硝酰硫醇酯，显红色。

【主要用途】 本品适用于各种类型高血压的治疗。

此外，氯沙坦（Losartan）通过直接抑制血管紧张素Ⅱ受体使血管扩张而降低血压。具有良好的抗高血压、抗心衰和利尿作用。无 ACE 抑制剂的导致干咳的副作用。

七、利尿药

利尿药直接作用于肾脏肾小管的不同部位，影响对原尿中钠离子、氯离子等电解质、水的重吸收，促进电解质和水的排泄，使尿量增加，降低血容量，用于容量型高血压疾病的治疗。按利尿药的效能大致可将其分为三大类：高效利尿药，该类药物能抑制髓袢升支粗段的皮质部和髓质部对钠离子、氯离子的再吸收，干扰肾脏的稀释功能和浓缩功能，如呋塞米*（Furosemide）；中效利尿药，该类药物能抑制髓袢升支粗段皮质部和远曲小管前段对钠离子、氯离子的再吸收，只影响肾脏的稀释功能，对浓缩功能无影响，如氢氯噻嗪（Hydro-chlorothiazide）；低效利尿药，该类药物包括作用近曲小管的碳酸酐酶抑制剂和作用于远曲小管后段和皮质集合管，干扰钠离子再吸收和钾离子分泌的保钾利尿药，如乙酰唑胺（Acetazolamide）、螺内酯（Spironolactone）。

*呋 塞 米

【化学结构】

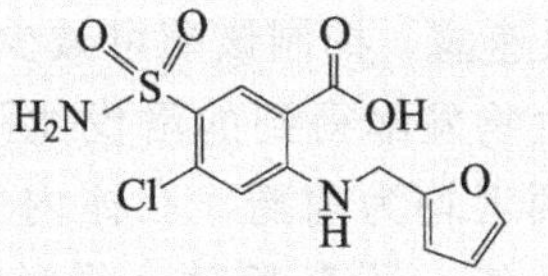

【化学名称】 2-[(2-呋喃甲基)氨基]-5-(氨磺酰基)-4-氯苯甲酸。

【习惯名称】 速尿，利尿磺胺。

【物理性质】 本品为白色或类白色结晶性粉末，无臭无味。不溶于水，可溶于乙醇、甲醇、丙酮及碱性溶液中，略溶于乙醚、氯仿。熔点 206℃。

【化学性质】

(1) 本品具有酸性，其 $pK_a = 3.9$。

(2) 本品钠盐水溶液，加硫酸铜试液生成绿色沉淀。其醇溶液加对二甲氨基苯甲醛后显红色。

(3) 本品加氢氧化钠和氯化钠可制得供注射用的水溶液，pH 为 8.0～9.3。可加热除菌，但不能用葡萄糖注射液稀释或与其他强酸性的药物（如维生素 C、肾上腺素等酸性溶液）混合，否则析出沉淀。

【主要用途】 本品用于高血压、急性左心衰、肺水肿、脑水肿及慢性肾功能不全等。

氢氯噻嗪（图 4-16）又名双氢克尿塞，用于治疗多种高血压症和水肿。大剂量或长期服用时应补钾。螺内酯（图 4-17）又名安体舒通，用于伴有醛固酮升高的顽固性水肿，如肝硬化腹水、心力衰竭、肾病水肿等。

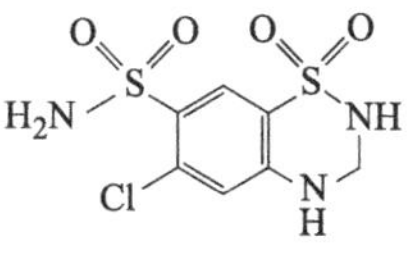

图 4-16 氢氯噻嗪化学结构 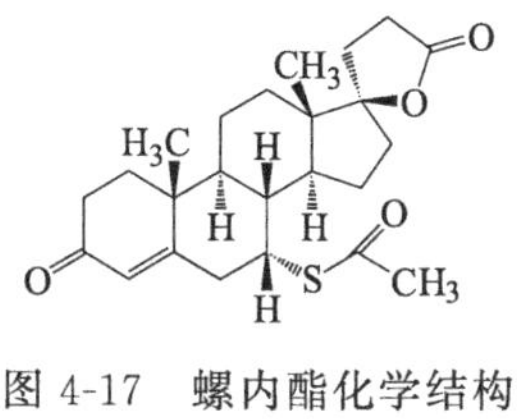　　　　　　图 4-17 螺内酯化学结构

此外，β受体阻滞剂、钙拮抗剂等都有抗高血压的作用。

第五节　降血脂药物

血脂是指血浆或血清中的脂质，包括胆固醇、胆固醇酯、甘油三酯、磷脂以及它们与载脂蛋白形成的各种可溶性脂蛋白。血浆中的脂蛋白有乳糜微粒（CM）、极低密度脂蛋白（VLDL）、低密度脂蛋白（LDL）和高密度脂蛋白（HDL）。血浆中各种脂质和脂蛋白应有基本恒定的浓度以维持相互之间的平衡。如果比例失调，表示脂质代谢紊乱。高血脂症与动脉粥样硬化及冠心病的关系密切。本类药物从减少体内胆固醇的吸收，防止和减少脂类的合成，促进脂质的代谢等方面来产生降血脂作用。

根据降血脂药物的化学结构及作用效果不同，可分为羟甲基戊二酰辅酶A还原酶抑制剂、烟酸类、苯氧乙酸类及其他类。

一、羟甲基戊二酰辅酶A还原酶抑制剂

血浆中胆固醇的来源有外源性和内源性两种途径：外源性的主要来源于食物，故可通过调节食物来控制胆固醇的摄入量；内源性的则在肝脏合成，羟甲基戊二酰辅酶A（HMG-CoA）是体内生物合成胆固醇的限速酶，抑制该酶可减少内源性胆固醇的合成。

这类药物的代表是最初从微生物发酵得到的洛伐他汀*（Lovastatin）和半合成的辛伐他汀（Simvastatin）（图4-18），两者均为前药，在体内水解转化为β-羟基酸才显效。辛伐他汀的结构较洛伐他汀多一个甲基，具有长效、强效的特点。普伐他汀（Pravastatin）（图4-19）为内酯开环后的形式。

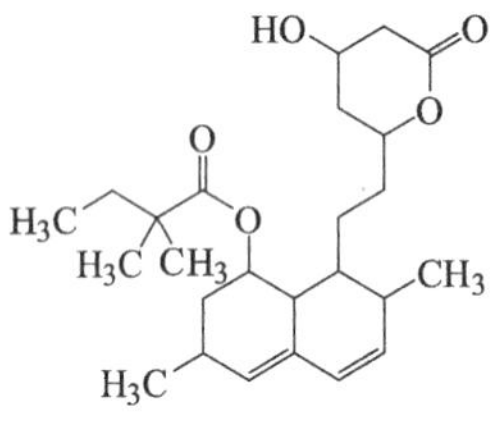

图4-18　辛伐他汀化学结构 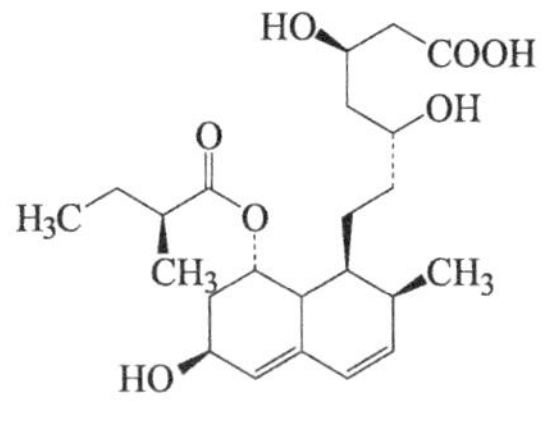　　　　图4-19　普伐他汀化学结构

*洛 伐 他 汀

【化学结构】

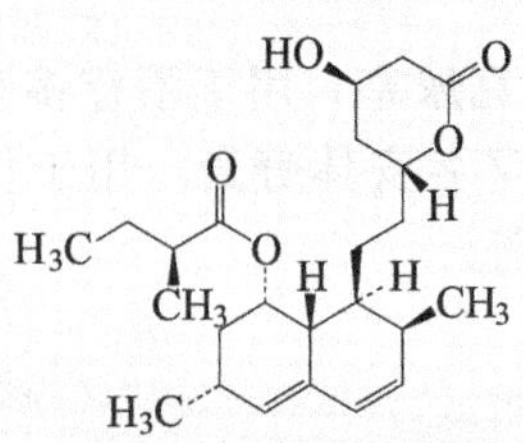

【化学名称】　{1S-[1α(R^*),3α,7β,8β(2S^*,4S^*)8αβ]}-2-甲基丁酸1,2,3,7,8,8α-六氢-3,7-二甲基-8-[2(四氢-4-羟基-6-氧-2H-吡喃-α-2)乙基]-1-萘酯。

【物理性质】　本品为白色结晶粉末。不溶于水，易溶于氯仿、二甲基甲酰胺、丙酮、

乙腈，略溶于甲醇、乙醇、异丙醇、丁醇等。$[\alpha]_D^{25}+32.3°$（乙腈）。熔点 174.5℃。

【化学性质】

(1) 本品在贮存过程中，其六元内酯环上羟基发生氧化反应生成二酮吡喃衍生物。

(2) 本品在酸、碱条件下其内酯环能迅速水解，为较稳定的羟基酸。

【主要用途】 本品竞争性抑制 HMG-CoA 还原酶，显著降低血中胆固醇含量，且可提高血浆中高密度脂蛋白的水平，副作用较少。

二、烟酸类

烟酸类药物能降低血浆中的甘油三酯，但刺激性强，常以烟酸酯作为前药应用。常用的有烟酸肌醇酯（Inositol nicotinate）（图 4-20）和烟酸戊四醇酯（Niceritrol）（图 4-21）。

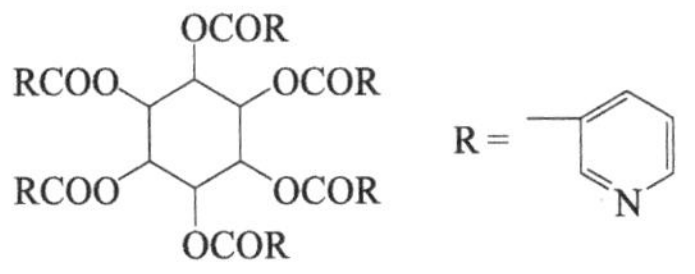

图 4-20 烟酸肌醇酯化学结构

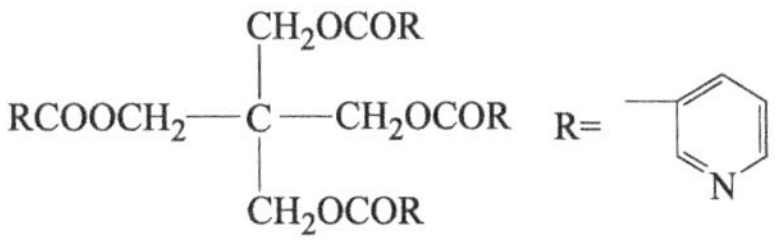

图 4-21 烟酸戊四醇酯化学结构

三、苯氧乙酸类

胆固醇在体内以乙酸为起始原料生物合成，选用乙酸衍生物能竞争乙酸而阻断胆固醇的体内合成。苯氧乙酸类药物具有较强干扰胆固醇生物合成的作用，以氯贝丁酯*（Clofibrate）为代表药。

*氯贝丁酯

【化学结构】

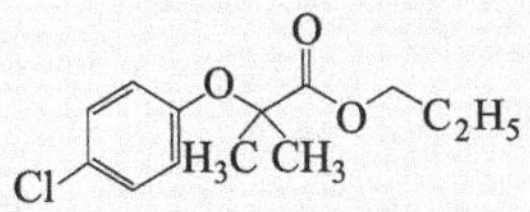

【化学名称】 2-甲基-2-(4-氯苯氧基)丙酸乙酯。

【习惯名称】 安妥明，降脂乙酸。

【物理性质】 本品为无色或黄色澄清油状液体，有特臭，味初辛辣后变甜。易溶于乙醇、丙酮、氯仿、乙醚、石油醚，几乎不溶于水。相对密度为 1.138～1.144。

【化学性质】

(1) 本品水解后生成对氯苯氧异丁酸和乙醇，乙醇与次碘酸钠反应生成黄色碘仿沉淀（图 4-22）。

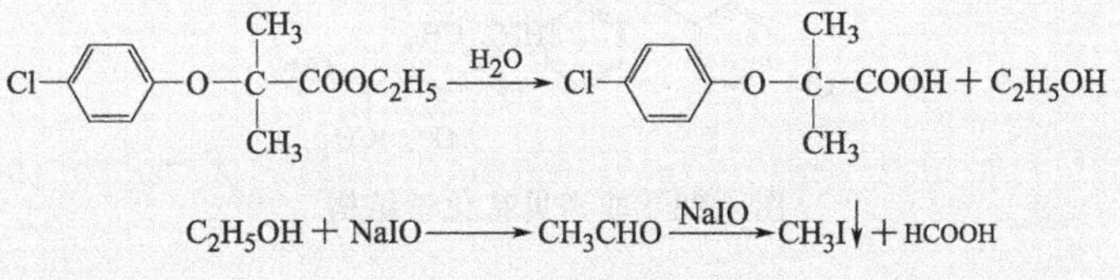

图 4-22 氯贝丁酯的水解

(2) 本品具有酯的性质，在碱性条件下与盐酸羟胺生成异羟肟酸钾，再经酸化后，加氯化铁水溶液，生成异羟肟酸铁，呈紫色（图4-23）。

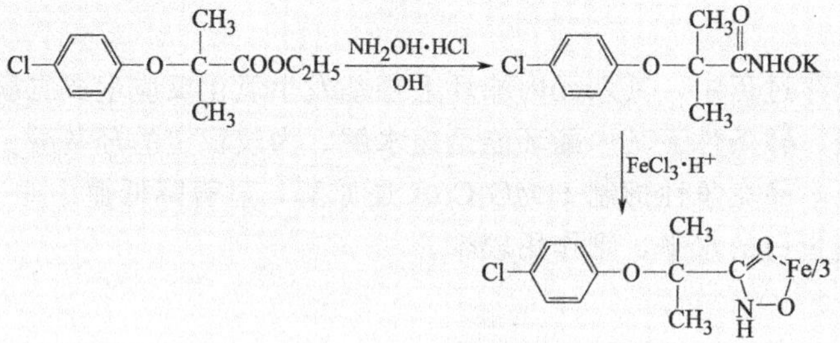

图 4-23 异羟肟酸铁的生成

【主要用途】 本品具有降血脂作用，用于高甘油三酯血症、高脂蛋白血症及混合型高血脂症。

苯氧乙酸类药物的构效关系为：①结构由芳基和脂肪酸两部分组成；②结构中的羧酸或在体内可水解成羧酸的部分是该类药物具有活性的必要条件；③脂肪链上季碳原子不是必要结构；④结构上的芳环保证了药物的亲脂性，可能与作用部位的某些部分互补，增加芳环有活性增强的趋势，如苄氯贝特（Beclobrate）（图4-24）、非诺贝特（Fenofibrate）；⑤苯的对位取代和氯取代都不是必需的。

在 α-碳上再引入其他芳基或芳氧基取代的卤芬酯（图4-25）、利贝特（Lifibrate）（图4-26）的降脂作用更强。

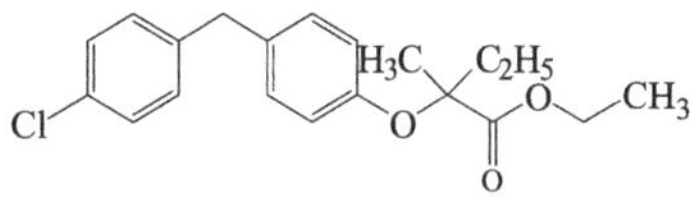

图 4-24 苄氯贝特化学结构

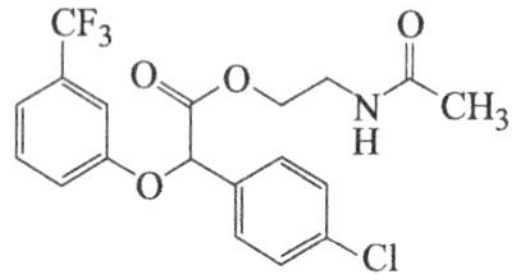

图 4-25 卤芬酯化学结构

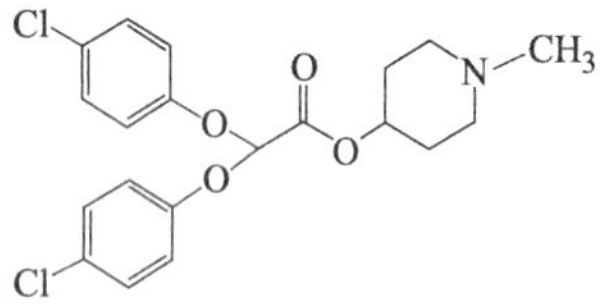

图 4-26 利贝特化学结构

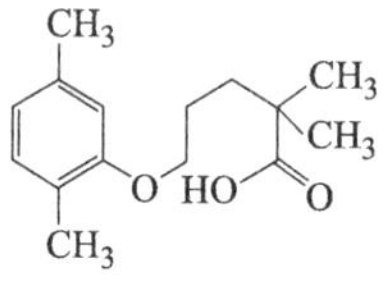

图 4-27 吉非贝齐化学结构

吉非贝齐（图4-27）是一种非卤代的苯氧戊酸衍生物，能显著降低甘油三酯和总胆固醇。

非诺贝特（图4-28）主要用于高胆固醇、高甘油三酯血症。疗效优于氯贝丁酯，副反应少。

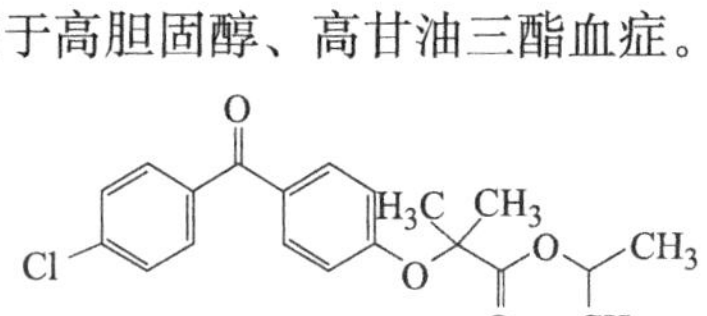

图 4-28 非诺贝特化学结构

四、其他类

考来烯胺（Cholestyramine）及考来替泊（Colestipol）为强碱性阴离子交换树脂，在肠道内通过离子交换作用，与胆酸结合后排出，使胆酸的排出量比正常多3～15倍，从而促进胆固醇转化为胆酸，降低血浆中胆固醇的含量。

普罗布考（Probucol）为脂溶性很强的抗氧化剂，进入机体后进入各类脂蛋白，防止脂蛋白的氧化变性，阻止胆固醇的生成。本品具有较强降低胆固醇的作用，对甘油三酯无影响，也有降低高密度脂蛋白的作用。

思 考 题

一、填空题

1. 强心药分为_____、_____、_____、_____四类，地高辛为作用时间_____的强心苷。多巴酚丁胺结构中有一个_____，有_____光学异构体，都有激动_____的作用。

2. 防治心绞痛的药物主要有_____、_____、_____三类。

3. 心律失常按发作时心率的快慢可分为_____和_____两类。_____型心律失常一般采用_____或_____类药物治疗；_____型心律失常一般采用_____、_____、_____、_____四类药物治疗。

4. 抗高血压药通过作用于_____系统及_____系统与_____的调节等环节，及时恰当地降低血压。

5. 氯贝丁酯具有酯的性质，在_____条件下与_____生成异羟肟酸钾，再经_____后，加1%氯化铁水溶液，生成异羟肟酸铁，显紫色。

二、选择题❶

A 型题

1. 不属于强心药物的是（　　）。

A. 强心苷

B. 钠通道阻滞剂

C. 钙敏化剂

D. β受体激动剂

E. 磷酸二酯酶抑制剂

2. 硝酸甘油与下列叙述不符的是（　　）。

A. 为淡黄色结晶性粉末

B. 为速效、短效的抗心绞痛药物

C. 遇热或撞击下易爆炸

D. 水解后游离出硝酸根负离子，其对苯胺有氧化作用，生成蓝色醌式化合物

E. 碱性条件下迅即水解

---

❶ 所谓A、B、C、X型是参照执业药师考试的命题类型。A型题题干在前，选项在后。共有A、B、C、D、E五个备选答案，其中只有一个为最佳答案，其余选项为干扰答案。B型题是一组试题共用一组A、B、C、D、E五个备选答案，选项在前，题干在后，每题只有一个正确答案。每个选项可供选择一次，也可重复选用，也可不被选用。C型题是一组试题共用一组A、B、C、D四个备选答案，选项在前，题干在后，用于比较和鉴别两类情况。其中A、B选项代表需比较的两项实质性内容；C代表二者均正确（有关、均有等）；D代表二者均不正确（无关、均无等）。每题只有一个正确答案，每个答案可被选择一次或一次以上，也可不被选用。X型题由一个题干和A、B、C、D、E五个备选答案组成，题干在前，选项在后。要求考生从五个备选答案中选出二个或二个以上的正确答案，多选、少选、错选均不得分。A、B型题是单选题，C型题为配伍题，X型题为多选题。

3. 下列叙述与硝苯地平不符的是（　　）。

A. 又名硝苯啶、心痛定

B. 为黄色结晶性粉末

C. 极易溶解于水

D. 遇光极不稳定，易发生歧化作用

E. 常用于预防和治疗冠心病、心绞痛

4. 下列性质与盐酸普萘洛尔不符的是（　　）。

A. 为白色或类白色结晶性粉末

B. 在稀酸中易分解

C. 在碱性条件下较稳定

D. 对光、热稳定

E. 与硅钨酸试液反应生成淡红色沉淀

5. 不属于抗心律失常药物的是（　　）。

A. 钠通道阻滞剂

B. β受体阻滞剂

C. 血管紧张素转化酶抑制剂

D. 延长动作电位时程的药物

E. 钙通道阻滞剂

6. 下列叙述中与卡托普利不符的是（　　）。

A. 分子中有两个手性碳原子，呈酸性

B. 在水溶液中易氧化

C. 其水溶液可使碘试液褪色

D. 可与亚硝酸作用显红色

E. 降低药物浓度可防止氧化反应的发生

7. 与呋塞米药物有关的是（　　）。

A. 为α,β-不饱和酮类利尿药

B. 具有吲哚反应

C. 属于含氮杂环类利尿药

D. 作用弱，常与螺内酯合用，增强利尿效果

E. 利尿作用迅速而强大，多用于其他利尿药无效的严重水肿

8. 下列叙述中与氯贝丁酯不符的是（　　）。

A. 为无色或黄色澄清油状液体

B. 味初辛辣后变甜，有特殊臭味

C. 光照后颜色加深

D. 为倍半萜内酯衍生物

E. 水解后生成对氯苯氧异丁酸和乙醇

B 型题

[9～13]

A. 苯氧乙酸类

B. β受体阻断剂

C. 钙通道阻滞剂

D. 血管紧张素转化酶抑制剂
E. 羟甲基戊二酰辅酶 A 还原酶抑制剂

9. 盐酸普萘洛尔　　10. 卡托普利　　11. 氯贝丁酯
12. 盐酸维拉帕米　　13. 洛伐他汀

[14~18]
A. 为无色或黄色澄清油状液体
B. 为淡黄色、无臭、带甜味油状液体
C. 为白色或淡黄褐色的结晶或结晶粉末
D. 为白色或类白色结晶粉末，有类似蒜的特臭，味咸
E. 为白色或淡黄色结晶性粉末，有引湿性

14. 硝酸甘油　　15. 氯贝丁酯　　16. 盐酸普鲁卡因胺
17. 利舍平　　18. 卡托普利

[19~23]
A. 水解后生成对氯苯氧异丁酸和乙醇
B. 又名普鲁脂芬，降脂丙酯的药物是
C. 能有效阻止内源性胆固醇合成的药物
D. 有挥发性，遇热或撞击下易爆炸
E. 可发生光化学歧化反应

19. 硝酸甘油　　20. 非诺贝特　　21. 硝苯地平
22. 氯贝丁酯　　23. 洛伐他汀、辛伐他汀

[24~28]
A. 中枢性降压药
B. α受体阻滞剂
C. 作用于交感神经的降压药
D. 血管紧张素转化酶抑制剂
E. 延长动作电位时程药物

24. 盐酸胺碘酮　　25. 利舍平　　26. 卡托普利
27. 盐酸哌唑嗪　　28. 盐酸可乐定

[29~33]

A. 萘环-OCH$_2$CHCH$_2$NHCH(CH$_3$)$_2$·HCl
　　　　　　　|
　　　　　　　OH

B. 6,7-二甲氧基-4-氨基喹唑啉-2-基哌嗪-呋喃甲酰基·HCl

C. H$_2$N-C$_6$H$_4$-C(O)-NHCH$_2$CH$_2$N(CH$_2$CH$_3$)$_2$·HCl

D. 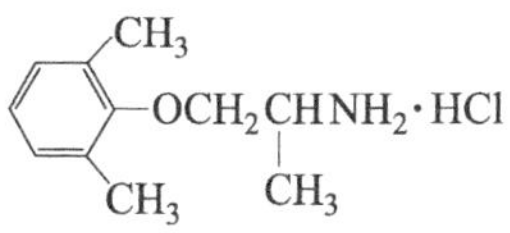 结构式: 2,6-二甲基苯氧基-CH₂CH(CH₃)NH₂·HCl

E. 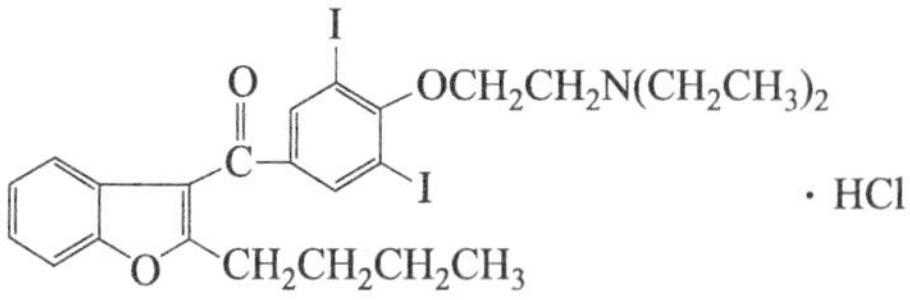 结构式: 苯并呋喃酮类化合物·HCl

29. 盐酸普鲁卡因胺的结构   30. 盐酸胺碘酮的结构
31. 盐酸哌唑嗪的结构   32. 盐酸美西律的结构
33. 盐酸普萘洛尔的结构

C 型题

[34～38]

A. 呋噻米   B. 氢氯噻嗪   C. 两者均是   D. 两者均不是

34. 利尿降压药   35. 白色结晶性粉末
36. 其钠盐水溶液加硫酸铜试液生成绿色沉淀
37. 其钠盐水溶液加热水解并产生甲醛   38. 能产生抗菌作用

[39～43]

A. 普罗帕酮   B. 螺内酯   C. 两者均是   D. 两者均不是

39. 抗心律失常药物   40. 利尿降压药
41. 抗菌药   42. 心血管系统疾病治疗用药
43. 醛固酮拮抗剂

X 型题

44. 常用的降血脂药有（　　）。
A. 硝酸甘油   B. 氯贝丁酯   C. 硝酸异山梨醇酯
D. 非诺贝特   E. 洛伐他汀

45. 利舍平具有下列哪些性质？（　　）
A. 在光照条件下，可发生差向异构化
B. 可发生重氮化偶合反应
C. 在碱性条件下不稳定，易水解
D. 为白色或褐黄色的结晶或结晶性粉末
E. 与茚三酮试液反应产生紫色

46. 抗心绞痛药物主要包括（　　）。
A. 硝酸酯及亚硝酸酯类
B. 苯氧乙酸类
C. 钙拮抗剂
D. β受体阻断剂
E. 血管紧张素转化酶抑制剂

三、简答题

1. 写出氯贝丁酯的结构，试讨论用何种化学方法鉴别。
2. 写出利舍平的结构式，简述其化学性质，分析分解失效的主要原因。

第五章 抗肿瘤药物

学习目标

1. 熟悉烷化剂类药物的结构类型和作用机理；掌握环磷酰胺、白消安、卡莫司汀的结构、理化性质；了解烷化剂类药物的发展。
2. 掌握氟尿嘧啶、盐酸阿糖胞苷、巯嘌呤和甲氨蝶呤的结构、理化性质；了解抗代谢药物的发展。
3. 掌握顺铂的结构、理化性质；了解金属铂配合物抗肿瘤药物的发展；了解卡铂的结构、理化性质。
4. 了解抗肿瘤植物药的有效成分及衍生物的发展；了解喜树碱类、长春碱类、鬼臼碱类及紫杉烷类抗肿瘤药物的结构特点及临床应用。

肿瘤是人体内正常细胞在某些不良因素的长期作用下，部分细胞群表现出失去控制性异常增殖，表现为不按正常细胞的新陈代谢规律生长，其变化不受约束和控制，不会正常死亡，呈现异常的形态，破坏正常组织器官的结构并影响其功能。

肿瘤分为良性和恶性两类。良性肿瘤瘤体多呈球形、结节状，周围常有包膜，与正常组织分界明显，手术容易切除，摘除后很少复发。恶性肿瘤是一种严重威胁人类健康的常见病和多发病，人类患恶性肿瘤的死亡率居所有疾病死亡率的第二位，仅次于心脑血管疾病。恶性肿瘤多为侵袭性生长，生长较快，边界不清，常无包膜，能够向周围浸润蔓延，甚至扩散到其他器官，如治疗不及时，常易复发，对人体或生命造成极大威胁。恶性肿瘤的治疗方法有手术治疗、放射治疗和化学药物治疗，但在很大程度上以化学治疗为主。

根据化学治疗药物的作用机制与结构不同，可将其分为生物烷化剂、金属铂配合物、抗代谢药物、抗生素类和植物药物及其衍生物等。

第一节 生物烷化剂

生物烷化剂是抗肿瘤药物中使用最早，也是非常重要的一类药物。因在体内能与生物大分子发生烷化反应，故称生物烷化剂。这类药物在体内能形成亲电活泼中间体或其他具有活泼亲电性基团的化合物，从而进一步与生物大分子（主要是DNA，也可以是RNA或某些重要的酶类）中含有丰富电子的基团（如氨基、羧基、羟基、巯基、磷酸基等）发生共价结合，使其丧失活性或使DNA分子发生断裂。

生物烷化剂属于细胞毒类药物，选择性不高，所以在抑制肿瘤细胞的同时，对增生较快的正常细胞也有影响，如骨髓细胞、肠上皮细胞、毛发细胞和生殖细胞同样有抑制作用，因此会产生许多严重的副反应，如恶心、呕吐、骨髓抑制、脱发等。

目前临床上使用的生物烷化剂按化学结构可分为氮芥类、乙烯亚胺类、磺酸酯及多元醇类、亚硝基脲类等。

一、氮芥类药物

氮芥类药物的发现源于芥子气，它是第二次世界大战期间使用过的一种毒气，发现其对淋巴癌有一定的治疗作用，但由于毒性太大而不能药用。后来对其结构进行改造而得到氮芥类抗肿瘤药物。

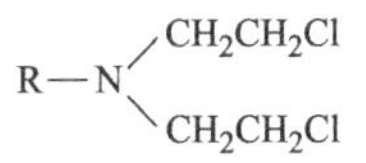

图 5-1 氮芥类药物结构通式

氮芥类药物的结构可以分为两部分（图 5-1）：烷基化部分和载体部分。烷基化部分（即通式中的双 β-氯乙氨基，也称氮芥基）是抗肿瘤活性的功能体；载体部分（即通式中的 R）的不同结构影响药物体内吸收、分布等药代动力学性质，通过选择不同的载体，可以达到提高药物的选择性和疗效、降低毒性的目的。

根据载体部分的不同可以将氮芥类药物分为脂肪氮芥、芳香氮芥、氨基酸氮芥、杂环氮芥、甾类氮芥等。

1. 脂肪氮芥

当载体部分为脂肪烃基时，称为脂肪氮芥。主要有盐酸氮芥（Chlormethine）（图 5-2）、盐酸氧氮芥（Mechlorethaminoxide）（图 5-3）。盐酸氮芥是最早应用于临床的抗肿瘤药物，只对淋巴瘤有效，对其他肿瘤如肺癌、肝癌、胃癌等无效，其选择性差，毒副作用较大（特别是对造血器官），而且不能口服。盐酸氧氮芥由于氧原子的吸电性使氮原子上电子云密度降低，使其抗肿瘤活性和毒性都得到降低。

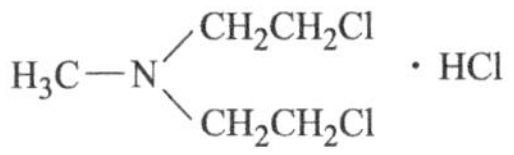

图 5-2 盐酸氮芥 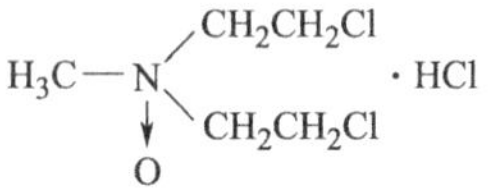　　图 5-3 盐酸氧氮芥

脂肪氮芥分子中氮原子碱性较强，在游离状态和生理条件（pH 为 7.4）时，易起分子内成环作用，形成活性极强的乙烯亚铵离子，极易与细胞成分的亲核中心（X^-、Y^-）发生烷化反应，从而毒害细胞，使其停止分裂。这一过程见图 5-4。

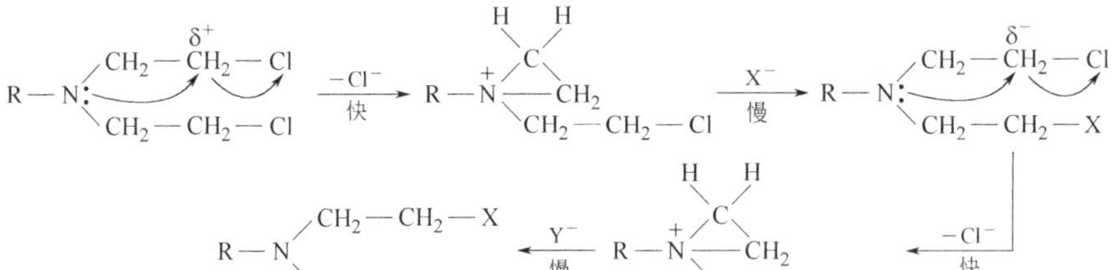

图 5-4 脂肪氮芥的分子内成环

总之，脂肪氮芥属于强生物烷化剂，抗肿瘤活性强，但毒性也较大。

2. 芳香氮芥

为了降低毒性，将脂肪甲基换成芳香烃，得到芳香氮芥。研究表明，当羧基与苯环之间碳原子数为 3 时效果最好，即苯丁酸氮芥（又称瘤可宁，Chlorambucil）（图 5-5）抗肿瘤作用最强，主要用于治疗慢性淋巴细胞白血病、卵巢癌、霍奇金病。口服有效，临床上用其钠

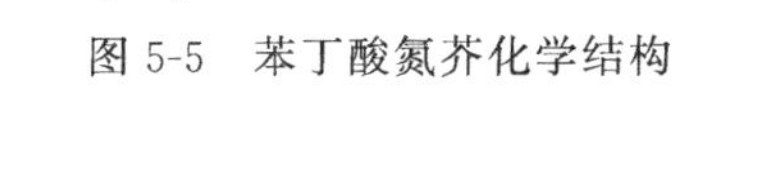

图 5-5 苯丁酸氮芥化学结构

盐，水溶性好，在体内能迅速转变为游离苯丁酸氮芥，易被胃肠道吸收。

因芳香氮芥的碱性较弱，不能像脂肪氮芥那样很快形成稳定的环状乙烯亚胺离子，而是通过失去氯原子形成碳正离子中间体，再与肿瘤细胞的亲核中心（X^-、Y^-）烷化，从而毒害细胞，使其停止分裂。这一过程见图5-6。

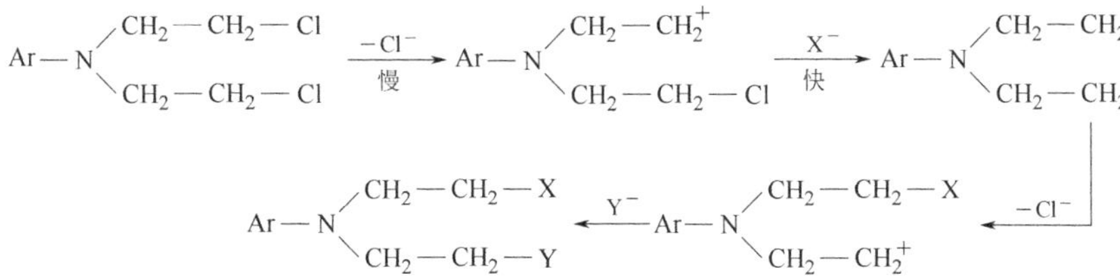

图5-6 芳香氮芥的反应

和脂肪氮芥相比，芳香氮芥氮的抗肿瘤活性要弱，毒性也要小一些。

3. 氨基酸氮芥

为了使药物能够浓集于肿瘤组织以提高作用的选择性，利用肿瘤细胞不断增殖时需要更多原料合成蛋白质与核酸的特点，采用氨基酸或核酸作为载体合成氮芥类药物，从而增加药物的疗效，如用苯丙氨酸为载体的美法仑（又称溶肉瘤素，Melphalan）（图5-7），虽然增加药物对肿瘤部位选择性的设想并未获得成功，但现在仍广泛得到应用，特别是对卵巢癌、乳腺癌、淋巴肉瘤和多发性骨髓瘤等恶性肿瘤有较好的疗效，但其选择性不高，必须注射给药。我国研究者将美法仑的 NH_2 进行甲酰化，得到氮甲（又称甲酰溶肉瘤素，Formylmerphalan）（图5-8），毒性较溶肉瘤素小，可口服给药，对精原细胞瘤疗效显著。

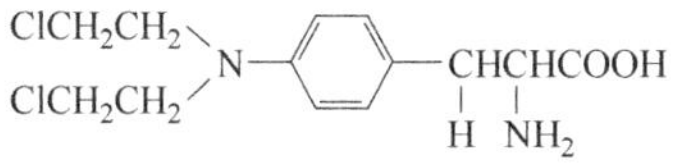

图5-7 美法仑化学结构 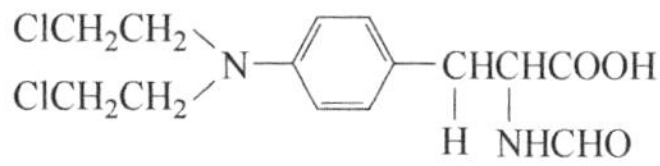　　　　　图5-8 氮甲化学结构

4. 杂环氮芥

嘧啶是核酸的重要组成部分，考虑用嘧啶衍生物作为载体设计合成氮芥类药物。如乌拉莫司汀（又称嘧啶苯芥，Uramustine）（图5-9），对慢性粒细胞性白血病、恶性淋巴瘤和乳腺癌有较好的疗效。

为了提高氮芥类的选择性和疗效，降低毒性，除利用不同的载体外，还运用了前体药物的概念来设计新化合物。合成了环状双-(β-氯乙基)-磷酰胺酯类，发现当 $n=3$ 时，疗效最好，称为环磷酰胺*（Cyclophosphamide）（图5-10）。环磷酰胺是一前药，在体内转化为磷酰胺氮芥后发挥作用。它具有抗瘤谱广，毒性低的特点。

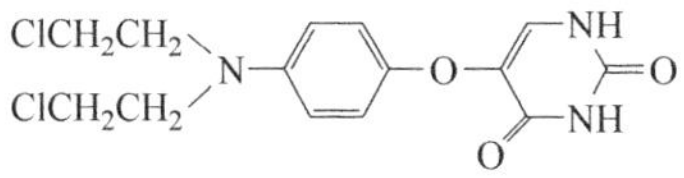

图5-9 乌拉莫司汀化学结构 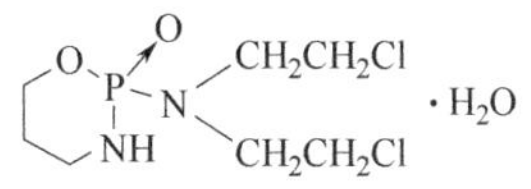　　　　　图5-10 环磷酰胺化学结构

*环磷酰胺

【化学结构】

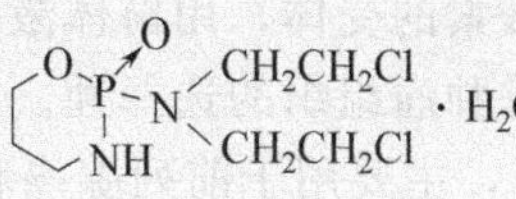

【化学名称】 P-[N,N-双(β-氯乙基)]-1-氧-3-氮-2-磷杂环己烷-P-氧化物-水合物。

【习惯名称】 癌得星。

【合成路线】 本品以二乙醇胺为原料，在无水吡啶中用过量的三氯氧磷同时进行氯化和磷酰化，直接转化为氮芥磷酰二氯。再在二氯乙烷中与3-氨基丙醇缩合，即成油状的无水物。加丙酮溶解后，再加适量的水使成水合物，析出结晶（图5-11）。

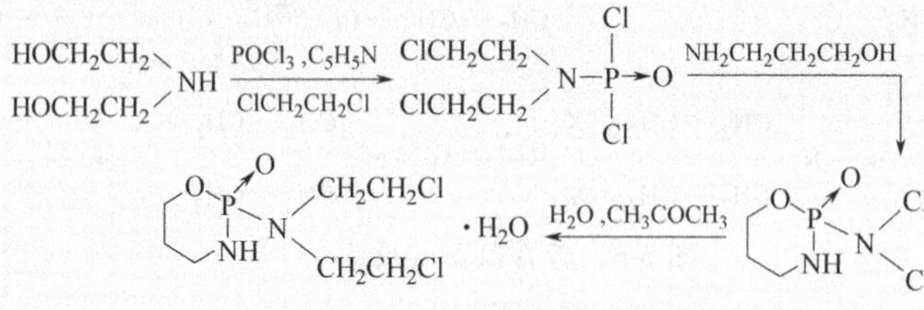

图5-11 环磷酰胺的合成

【物理性质】 本品为白色结晶或结晶性粉末；失去结晶水即液化为油状液体。易溶于乙醇，溶于水或丙酮，熔点为48.5～52℃。

【化学性质】

(1) 本品的水溶液在pH为4.0～6.0时磷酰氨基不稳定，易发生水解，生成两种不溶于水的产物，遇热更易分解（图5-12）。因此本品应该在溶解后立即使用。

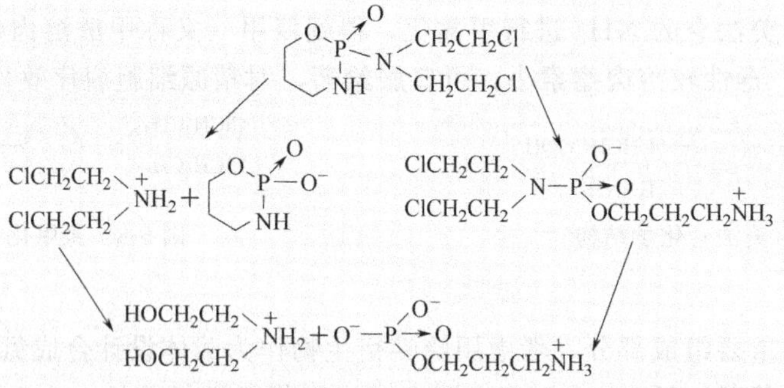

图5-12 环磷酰胺的水解

(2) 本品与无水碳酸钠加热熔融后，冷却，过滤，滤液加硝酸使成酸性后，显磷酸盐与氯化物的鉴别反应。

【作用机制】 环磷酰胺在体外几乎没有抗肿瘤活性，进入体内在肝中被细胞色素P450氧化酶氧化生成4-羟基环磷酰胺，通过互变异构与醛型平衡存在，二者在正常组织都可经酶促反应转化为无毒的代谢物，对正常组织一般无影响。而肿瘤组织中因缺少正常组织所具有的酶，因此不能进行上述转化。代谢物质经β消除产生丙烯醛、磷酰氮芥及水解产物氮芥，三者都是较强的烷化剂，从而起到抗肿瘤作用。

【主要用途】 本品抗瘤谱较广，主要用于急慢性淋巴细胞白血病、恶性淋巴癌、多发性骨髓瘤及乳腺癌、卵巢癌、肺癌、鼻咽癌、神经母细胞瘤等。毒性比其他氮芥类药物小。

5. 甾类氮芥

由于某些肿瘤细胞中存在甾体激素的受体，用甾体激素作为载体，使药物具有烷化剂和激素的双重作用，同时可增加药物对肿瘤组织的选择性。如将雌二醇与氮芥拼合，得到磷酸雌莫司汀（Estramustine）（图5-13），主要用于前列腺癌和胰腺癌的治疗。将氢化泼尼松C-

21 羟基和苯丁酸氮芥羧基形成酯后,得到泼尼莫司汀(Prednimustine)(图 5-14),临床用于恶性淋巴癌和慢性淋巴细胞型白血病,选择性好,毒性比苯丁酸氮芥小。

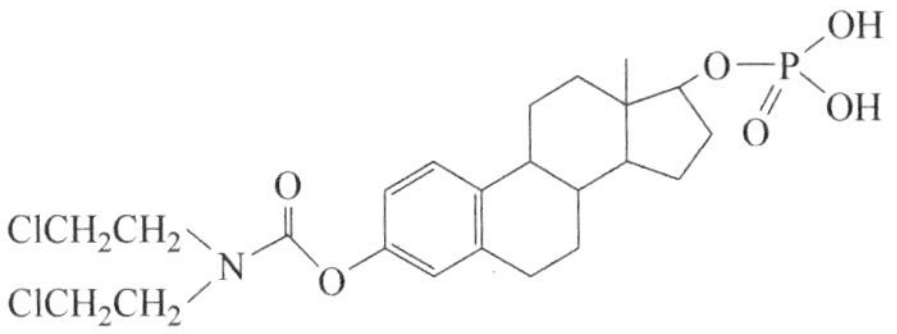

图 5-13 磷酸雌莫司汀化学结构

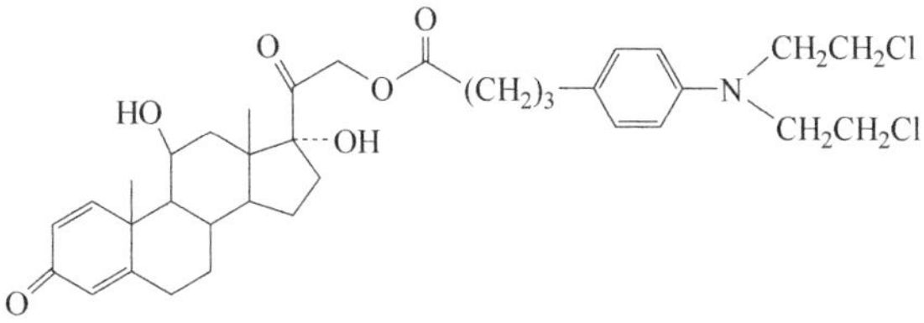

图 5-14 泼尼莫司汀化学结构

二、亚乙基亚胺类

氮芥类药物(尤其是脂肪氮芥类药物)是通过转变为亚乙基亚胺活性中间体而发挥烷化作用的,因此合成了一系列本身含有亚乙基亚胺基团的化合物。最早用于临床的是三亚胺嗪(又称为三亚乙基三聚氰胺),其治疗作用和毒性与盐酸氮芥相似,局部刺激性较氮芥小。噻替哌*(Thiotepa)为三亚乙基亚胺的磷酰胺衍生物,噻替哌在体内代谢成替哌(Tepa)(图 5-15)发挥作用,临床用于治疗乳腺癌、卵巢癌、膀胱癌等。

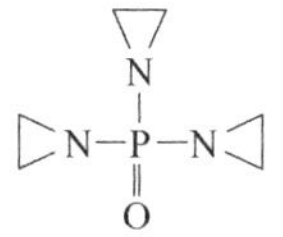

图 5-15 替哌化学结构

*噻 替 哌

【化学结构】

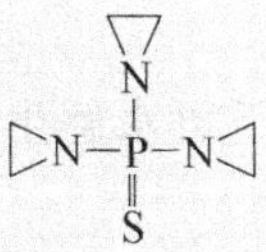

【化学名称】 三-(1-氮杂环丙基)硫代磷酰胺。

【习惯名称】 三胺硫酸。

【合成路线】 本品可用硫氯化磷在三乙胺存在下,于无水苯中低温与乙烯亚胺缩合得粗品(图 5-16),用石油醚重结晶。

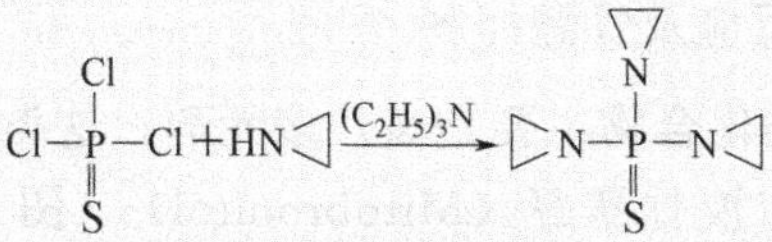

图 5-16 噻替哌的合成

【物理性质】 本品为白色鳞片状结晶或结晶性粉末;无臭或几乎无臭。在水、乙醇、氯仿或乙醚中易溶,在石油醚中略溶。熔点 52~57℃。

【化学性质】
(1) 本品不稳定,遇酸乙烯亚胺环易破裂生成聚合物而失效。
(2) 本品水溶液加稀硝酸及高锰酸钾试液,分子中的二价硫氧化为硫酸盐,再加氯化钡则产生白色硫酸钡沉淀。

(3) 本品水溶液与硝酸共热后，分解产生磷酸盐，加入钼酸铵试液，产生淡黄色沉淀，久置后，变成蓝绿色。

【临床用途】 本品临床上主要用于治疗卵巢癌、乳腺癌、膀胱癌和消化道癌，局部刺激性小，选择性较高，是治疗膀胱癌的首选药物，可直接注射到膀胱中，效果最好。

三、磺酸酯及多元醇类

从有机化学的角度看，烷化剂和体内生物大分子之间的反应，其实质是亲核取代反应。在有机合成反应中，人们认识到甲磺酸酯基可以使 C—O 键变得活泼，发生断裂后生成碳正离子而具有烷化作用，成为一个有用的烷基化反应试剂。基于对此认识，人们开始研究磺酸酯类药物，并发现了临床上疗效较好的白消安*（Busulfan）（图 5-17）。

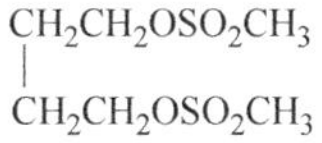

$$\begin{array}{c} CH_2CH_2OSO_2CH_3 \\ | \\ CH_2CH_2OSO_2CH_3 \end{array}$$

图 5-17　白消安化学结构

*白 消 安

【化学结构】

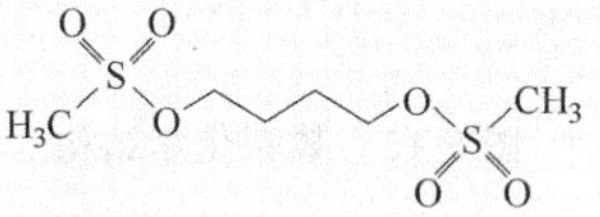

$$H_3C-\underset{\underset{O}{\|}}{\overset{\overset{O}{\|}}{S}}-O-CH_2CH_2CH_2CH_2-O-\underset{\underset{O}{\|}}{\overset{\overset{O}{\|}}{S}}-CH_3$$

【化学名称】 1,4-丁二醇二甲磺酸酯。
【习惯名称】 马利兰。
【物理性质】 本品为白色结晶性粉末；几乎无臭。溶于丙酮，微溶于水或乙醇。熔点为 114～118℃。
【化学性质】 本品在氢氧化钠条件下可水解生成丁二醇，加热能促进水解加速。再脱水生成四氢呋喃（图 5-18）。

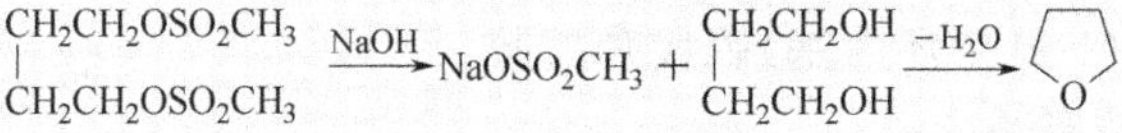

$$\begin{array}{c} CH_2CH_2OSO_2CH_3 \\ | \\ CH_2CH_2OSO_2CH_3 \end{array} \xrightarrow{NaOH} NaOSO_2CH_3 + \begin{array}{c} CH_2CH_2OH \\ | \\ CH_2CH_2OH \end{array} \xrightarrow{-H_2O} \begin{array}{c} \\ O \end{array}$$

图 5-18　白消安的水解

【主要用途】 本品在临床上主要用于治疗慢性粒细胞白血病，其治疗效果优于放射治疗。主要不良反应为消化道反应及骨髓抑制。

用作抗肿瘤药的多元醇类化合物主要是卤代多元醇，这类药物进入人体内后会形成双氧化物而产生烷基化作用，如二溴甘露醇（Mitobronitol）（图 5-19）和二溴卫矛醇（Dibromoducitol）（图 5-20）。二溴卫矛醇主要用于治疗慢性粒细胞白血病，对胃癌、肺癌、结直肠癌、乳腺癌等有一定的疗效。二溴卫矛醇脱卤化氢以后得到脱水卫矛醇（Dianhydrodrodulcitol）（图 5-21），该药物对 L1210 白血病的效果比二溴卫矛醇强 3 倍，并能通过血脑屏障，对支气管肺、胃肠道及泌尿道肿瘤有效。

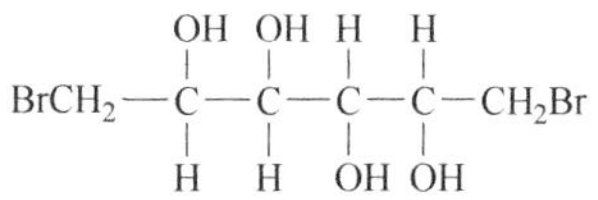

图 5-19　二溴甘露醇化学结构 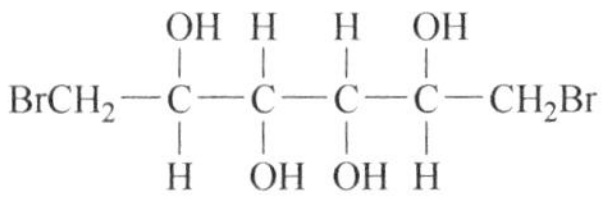　　图 5-20　二溴卫矛醇化学结构 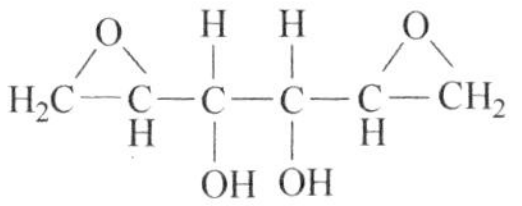　　图 5-21　脱水卫矛醇化学结构

四、亚硝基脲类

亚硝基脲类具有 β-氯乙基亚硝基脲的结构,具有广谱的抗肿瘤活性。这类药物具有较强的亲脂性,易通过血脑屏障进入到脑脊液中,因此适用于脑瘤、转移性脑瘤、中枢神经系统肿瘤和恶性淋巴瘤,主要副作用为迟发性和累积性的骨髓抑制。

临床上主要使用的药物有卡莫司汀(Carmustine)、洛莫司汀(Lomustine)、司莫司汀(Semustine)等(图5-22)。

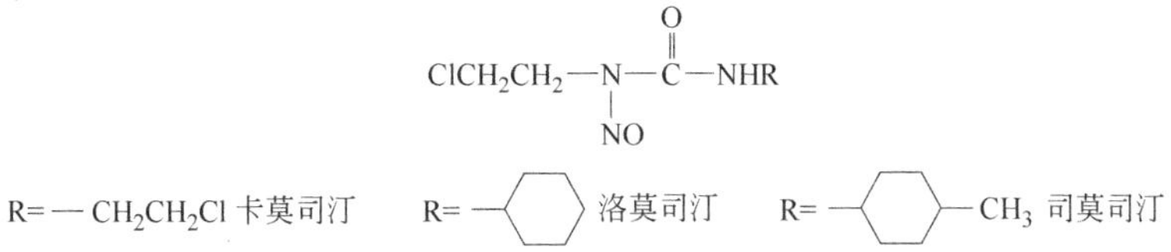

图 5-22 亚硝基脲类药物化学结构

卡莫司汀*对脑瘤的治疗效果较好。洛莫司汀对脑瘤的疗效不及卡莫司汀,但对霍奇金病、肺癌及若干转移性肿瘤的疗效优于卡莫司汀。尼莫司汀临床用其盐酸盐,为水溶性的亚硝基脲类药物,能缓解脑瘤、消化道肿瘤、肺癌、恶性淋巴癌和慢性白血病,其骨髓抑制和胃肠道反应较轻。

*卡 莫 司 汀

【化学结构】

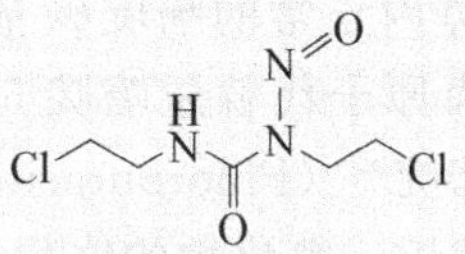

【化学名称】 1,3-双(α-氯乙基)-1-亚硝基脲。

【习惯名称】 卡氮芥。

【合成路线】 以氨基乙醇和脲反应,生成2-噁唑烷酮,再和相应的胺反应开环,氯代,最后亚硝化即得(图5-23)。

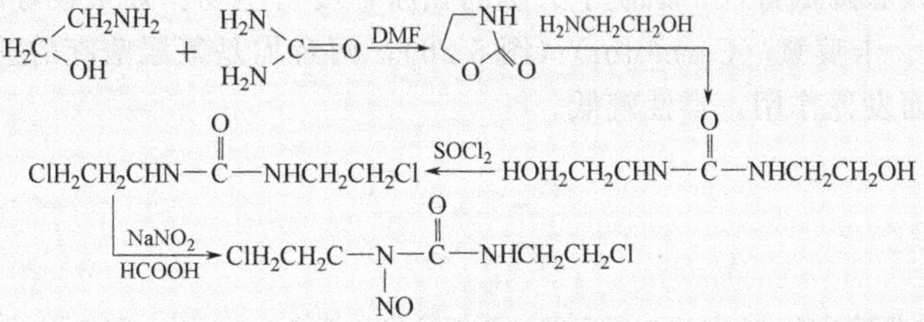

图 5-23 卡莫司汀的合成

【物理性质】 本品为无色或微黄、微黄绿色结晶或结晶性粉末;无臭。溶于甲醇或乙醇,不溶于水,脂溶性比较高,其注射液用聚乙二醇的灭菌溶液。熔点为30~32℃,熔融同时分解。

【化学性质】 本品对酸、碱均不稳定,加氢氧化钠水解,用稀硝酸酸化后,再加硝酸银试液,可产生白色氯化银沉淀。

【主要用途】 本品主要用于治疗脑瘤及中枢神经系统肿瘤,对恶性淋巴瘤、多发性骨髓瘤、急性白血病及霍奇金病也有效,与其他抗肿瘤药合用可增强疗效。

第二节 抗代谢药物

嘧啶、嘌呤是形成细胞 DNA、RNA 的碱基。叶酸是 DNA 生物合成过程中碳单位（—CH$_3$）载体——四氢叶酸的前体物质。设计嘧啶、嘌呤或者叶酸等化合物的类似物，干扰 DNA、RNA 的生成合成，从而抑制肿瘤细胞的生存和复制所必需的代谢途径，以达到抗肿瘤的目的。

抗代谢药物在肿瘤的化学治疗上占有很大的比重（约为 40%），也是肿瘤化疗常用的药物。目前尚未发现肿瘤细胞有独特的代谢途径，由于正常细胞与肿瘤细胞生长分数的不同，所以抗代谢药物能更多地杀灭肿瘤细胞，而对正常细胞的影响较小，但对一些增殖较快的正常组织（如骨髓、消化道黏膜等）也呈现一定的毒性。其抗瘤谱较窄，临床上多数用于治疗白血病，但对某些实体瘤也有效。

抗代谢药物的结构与代谢物很接近，且大多数抗代谢药物是将代谢物的结构作细微的改变而得。例如利用生物电子等排，以—F 或—CH$_3$ 代替—H，以—S—或—CH$_2$—代替—O—，以—NH$_2$ 或—SH 代替—OH，以—S—代替—CH＝CH—，以—N＝代替—CH＝等。

常用的抗代谢药物有嘧啶类抗代谢物、嘌呤类抗代谢物、叶酸类抗代谢物等。

一、嘧啶类抗代谢物

嘧啶类抗代谢物主要有尿嘧啶类抗代谢物和胞嘧啶类抗代谢物。

1. 尿嘧啶类抗代谢药

尿嘧啶（Uracil）（图 5-24）是体内正常的嘧啶碱基，其掺入肿瘤组织的速度比其他嘧啶快。利用生物电子等排原理，以卤原子代替尿嘧啶 5 位上的氢原子合成一系列卤代尿嘧啶，其中抗肿瘤效果最好的为氟尿嘧啶*（Fluorouracil）。

由于氟原子半径和氢原子半径相近，氟化物的体积与原化合物几乎相等，加之 C—F 键特别稳定，在代谢过程中不易分解，因此氟尿嘧啶能在分子水平上代替正常代谢物尿嘧啶，抑制胸腺嘧啶合成酶，从而抑制 DNA 的合成，最后导致肿瘤细胞死亡。氟尿嘧啶的抗瘤谱比较广，是治疗实体肿瘤的首选药物，但毒性也大。

为了提高疗效和降低毒性，研制了大量的氟尿嘧啶衍生物。效果较好的有替加氟（Tegafur）（图 5-25）、卡莫氟（Carmofur）（图 5-26），两者均是氟尿嘧啶的前体药物，在体内转化为氟尿嘧啶而发挥作用，毒性较低。

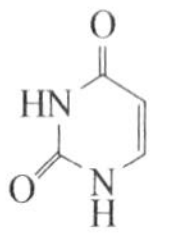

图 5-24 尿嘧啶化学结构 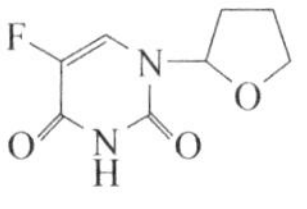　　图 5-25 替加氟化学结构 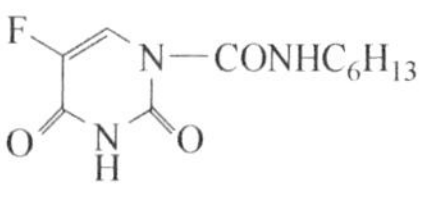　　图 5-26 卡莫氟化学结构

*氟 尿 嘧 啶

【化学结构】

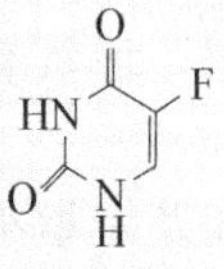

【化学名称】　5-氟-2,4(1H,3H)-嘧啶二酮。

【习惯名称】 5-氟尿嘧啶或 5-FU。

【合成路线】 氟尿嘧啶的合成（图 5-27）是用氯乙酸乙酯在乙酰胺中与无水氟化钾作用进行氟化，得到氟乙酸乙酯，然后与甲酸乙酯缩合得到氟代甲酰乙酸乙酯烯醇型钠盐，再与甲基异脲缩合成环，稀盐酸水解即得本品。

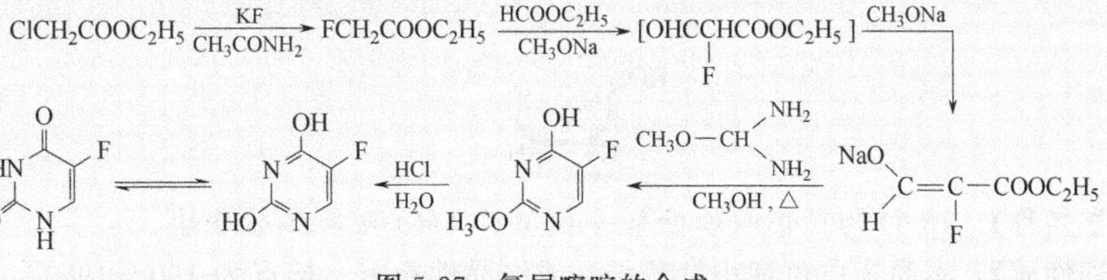

图 5-27 氟尿嘧啶的合成

【物理性质】 本品为白色或类白色结晶或结晶性粉末。在水中略溶，乙醇中微溶，氯仿中几乎不溶解，在稀盐酸或氢氧化钠溶液中溶解。熔点为 281～284℃。

【化学性质】 本品在空气及水溶液中都非常稳定，但在亚硫酸钠水溶液中较不稳定（图 5-28）。首先亚硫酸离子在氟尿嘧啶的 C-5,6-双键上进行加成，生成 5-氟-5,6-二氢-6-磺酸尿嘧啶。该中间体不稳定，可消去 SO_3H 或 F，分别生成氟尿嘧啶和 6-磺酸基尿嘧啶，若在强碱中则发生开环，生成 α-氟-β-脲丙烯酸和氟丙醛酸。

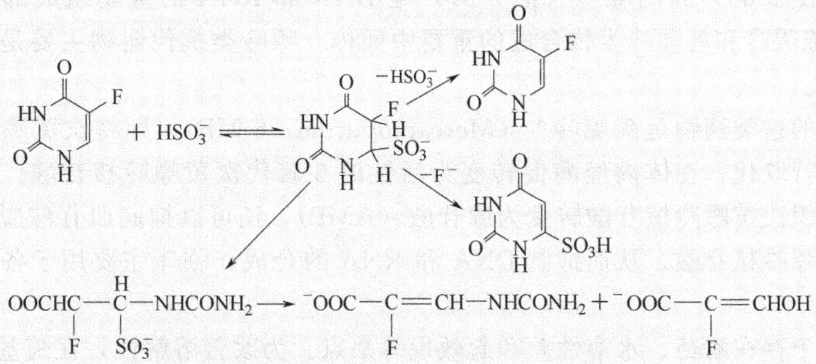

图 5-28 氟尿嘧啶在亚硝酸钠水溶液中的反应

【主要用途】 本品的抗肿瘤谱较广，对绒毛膜上皮癌及恶性葡萄胎有显著疗效，对结肠癌、直肠癌、胃癌、乳腺癌、头颈癌、皮肤癌等有效，是治疗实体肿瘤的首选药物。但本品的毒性较大，可引起严重的消化道反应和骨髓抑制等副作用。

2. 胞嘧啶类抗代谢物

在研究尿嘧啶类衍生物构效关系时发现，将尿嘧啶 4 位的氧用氨基取代，同时以阿拉伯糖替代正常核苷中的核糖或去氧核糖后所得到的胞嘧啶衍生物，也有较好的抗肿瘤活性。如盐酸阿糖胞苷*（Cytarabine），可抑制脱氧胸腺嘧啶三磷酸核苷酸渗入到 DNA 中，干扰 DNA 合成。主要用与治疗急性白血病，特别是对急性粒细胞白血病效果显著。环胞苷（Cyclocytidine）（图 5-29）属于阿糖胞苷的前体药物，常用于治疗各种类型的急性白血病，也用于虹膜炎和单疱病毒性角膜炎的治疗。

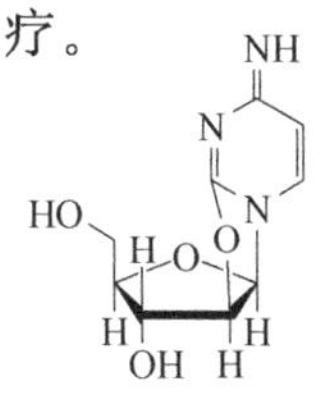

图 5-29 环胞苷化学结构

*盐酸阿糖胞苷

【化学结构】

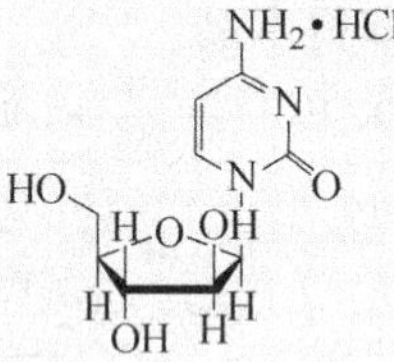

【化学名称】 1β-D-阿拉伯呋喃糖基-4-氨基-2(1H)-嘧啶酮盐酸盐。

【物理性质】 本品为白色细小针状结晶或结晶性粉末。熔点为190～195℃。在水中极易溶解,在乙醇中略溶,在乙醚中几乎不溶解。

【主要用途】 本品临床上主要用于治疗急性粒细胞白血病,对慢性粒细胞白血病的疗效较差。与其他抗肿瘤药物合用,可提高疗效。此外,本品还用于治疗带状疱疹病毒所引起的角膜炎等。

二、嘌呤类抗代谢物

腺嘌呤(图 5-30)和鸟嘌呤(图 5-31)是 DNA 和 RNA 的重要组成部分,次黄嘌呤(图 5-32)是腺嘌呤和鸟嘌呤生物合成的重要中间体。嘌呤类抗代谢物主要是次黄嘌呤和鸟嘌呤的衍生物。

最早应用的这类药物是巯嘌呤*(Mercaptopurine,6-MP),即将次黄嘌呤 6 位上的羟基以巯基来进行取代,在体内经酶促转变为活性的 6-硫代次黄嘌呤核苷酸,抑制腺酰琥珀酸合成酶,组织次黄嘌呤核苷酸转变为腺苷酸(AMP),还可以抑制肌苷酸脱氢酶,组织肌苷酸氧化为黄嘌呤核苷酸,从而抑制 DNA 和 RNA 的合成。临床主要用于各种急性白血病的治疗。

巯嘌呤由于存在耐药、水溶性差和起效慢等缺点。为改善溶解性,在巯基上以二硫键引入磺酸基,合成了具有水溶性的磺巯嘌呤钠(Sulfomercaprine sodium)(图 5-33),在体内遇酸或巯基化合物均可分解成巯嘌呤而发挥作用。由于肿瘤组织的 pH 比正常组织低,而且巯基化合物的含量也比较高,因此该药对肿瘤组织可能有一定的选择性。

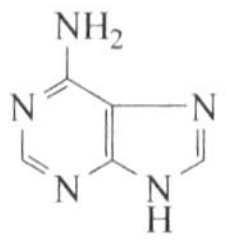

图 5-30 腺嘌呤化学结构 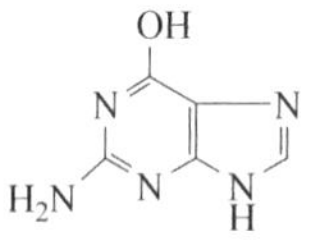　　图 5-31 鸟嘌呤化学结构 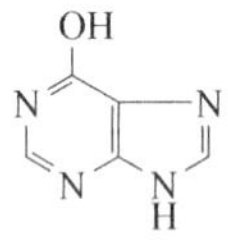　　图 5-32 次黄嘌呤化学结构 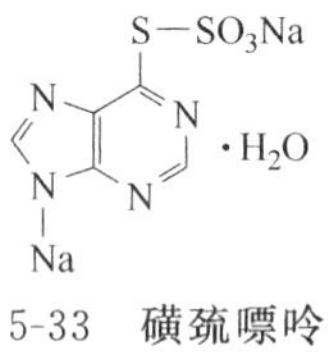　　图 5-33 磺巯嘌呤钠化学结构

*巯 嘌 呤

【化学结构】

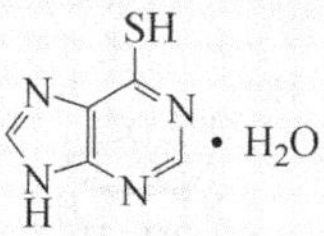

【化学名称】 6-嘌呤巯醇-水合物。

【习惯名称】 6-MP。

【合成路线】 本品的合成是以硫脲和氰乙酸乙酯为原料,在乙醇钠的存在下缩合生成 2-巯基-4-氨基-6-羟基嘧啶,经亚硝化得到 2-巯基-4-氨基-5-亚硝基-6-羟基嘧啶,再用保险粉还原得 2-巯基-4,5-二氨基-6-羟基嘧啶,活性镍催化脱硫得 4,5-二氨基-6-羟基嘧啶,与甲酸缩合得次黄嘌呤,再与五硫化二磷进行硫代即得。若用碘氧化本品则生成二硫化物,再与亚硫酸钠作用,则分解生成 1 分子磺巯嘌呤钠和 1 分子巯嘌呤(图 5-34)。

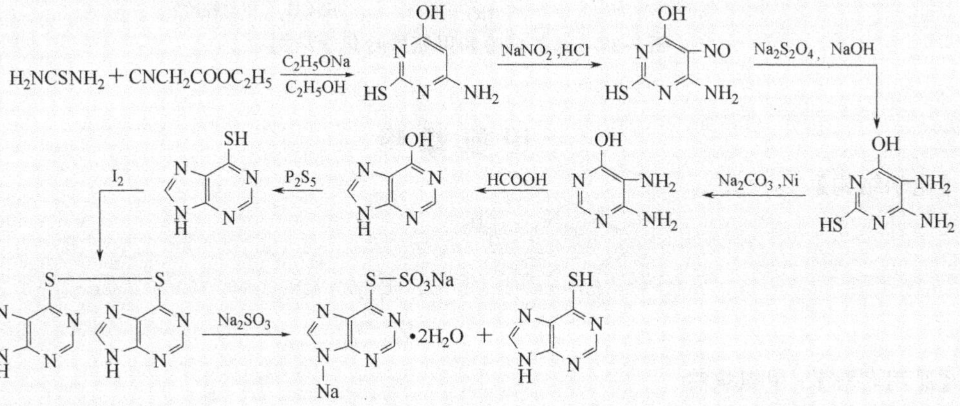

图 5-34 巯嘌呤的合成

【物理性质】 本品为黄色结晶性粉末,无臭,味微甜。极易溶于水和乙醇,几乎不溶于乙醚。遇光容易变色。

【化学性质】

(1) 本品结构中含有巯基,可被硝酸氧化生成 6-嘌呤亚磺酸,进一步氧化生成黄色的 6-嘌呤磺酸,再与氢氧化钠作用生成黄棕色的 6-嘌呤磺酸钠。

(2) 本品分子中的巯基可与氨反应生成铵盐而溶解,遇硝酸银试液生成不溶于热硝酸的巯嘌呤银白色沉淀(图 5-35)。

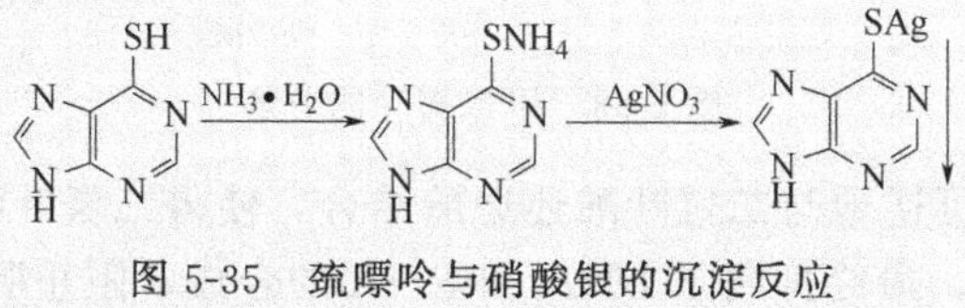

图 5-35 巯嘌呤与硝酸银的沉淀反应

(3) 本品的乙醇溶液与乙酸铅作用,生成黄色的巯嘌呤铅沉淀。

【主要用途】 本品临床上主要用于各种急性白血病的治疗,同时对绒毛膜上皮癌、恶性葡萄胎、恶性淋巴癌、多发性骨髓癌等有一定的疗效。

三、叶酸类抗代谢物

叶酸(Folic acid)(图 5-36)是核酸生物合成的代谢物,也是红细胞生育生长的重要因子,常用于抗贫血。当体内叶酸缺乏时,会导致白细胞减少,因此叶酸类抗代谢物可用于缓解急性白血病。

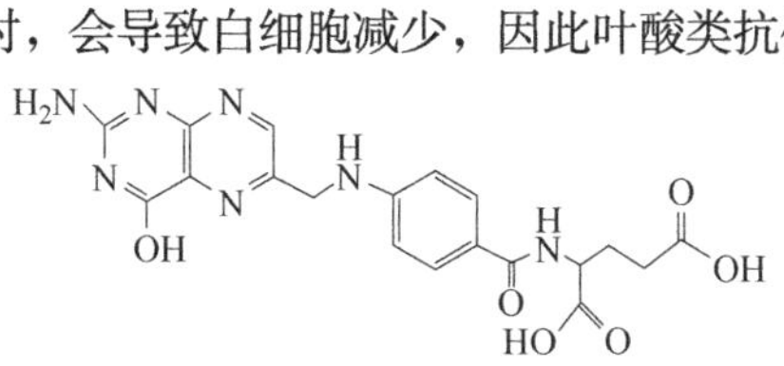

图 5-36 叶酸

氨基蝶呤（Aminopterin）和甲氨蝶呤*（Methotrexate）（图 5-37）是叶酸类抗代谢物，在结构上与叶酸差别很小，两者通过抑制二氢叶酸还原酶，影响核酸的合成而达到抗肿瘤作用。其中氨基蝶呤主要用于银屑病的治疗。

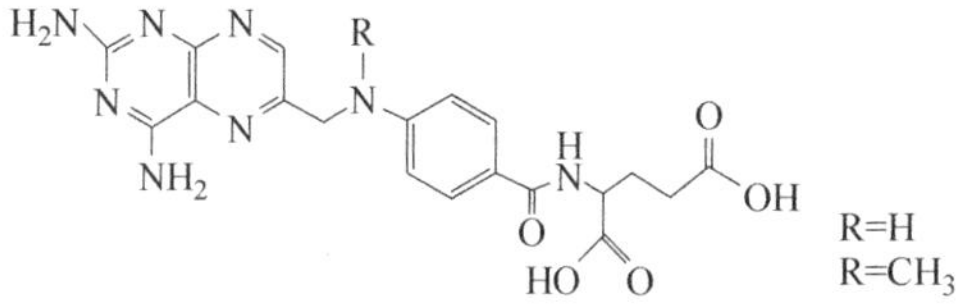

图 5-37 氨基蝶呤和甲氨蝶呤化学结构

*甲 氨 蝶 呤

【化学结构】

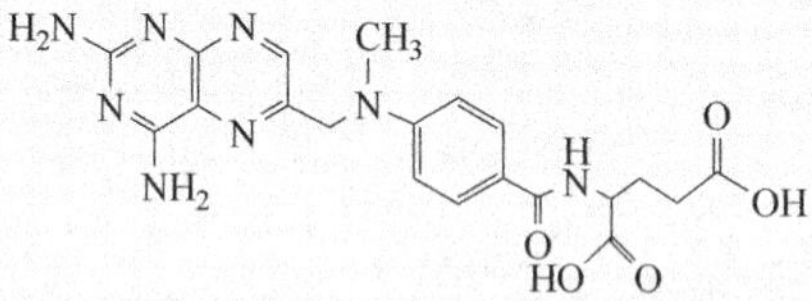

【通用名称】 甲氨蝶呤。

【化学名称】 L-(＋)-N-(4-{[(2,4-二氨基-6-蝶啶基)甲基]甲氨基}苯甲酰基)谷氨酸。

【物理性质】 本品为橙黄色结晶性粉末。几乎不溶于水、乙醇、氯仿或乙醚，易溶于稀碱溶液，溶于稀盐酸。

【化学性质】 本品在强酸性溶液中不稳定，酰氨基发生水解，生成蝶呤酸和谷氨酸而失去活性（图 5-38）。

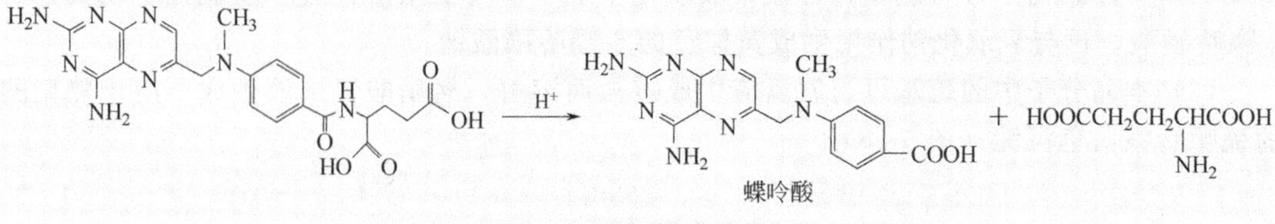

图 5-38 甲氨蝶呤的分解

甲氨蝶呤几乎是不可逆地与二氢叶酸还原酶结合，使得二氢叶酸不能转化为四氢叶酸，从而影响辅酶 F 的生成，最终抑制了 DNA 和 RNA 的合成，阻止肿瘤细胞的生长。

【临床用途】 本品临床上主要用于治疗急性白血病、绒毛膜上皮癌和恶性葡萄胎，对头颈部肿瘤、乳腺癌、宫颈癌、消化道癌和恶性淋巴癌也有一定的疗效。本品大剂量使用时会引起中毒，可用亚叶酸钙解救。亚叶酸钙可提供四氢叶酸，与甲氨蝶呤合用，可降低毒性而不降低抗肿瘤活性。

第三节 抗肿瘤金属铂配位化合物

1996 年报道顺铂（Cisplatin）有强烈的抗肿瘤活性后，引起科学家对金属化合物抗肿瘤研究的重视，合成了大量金属铂配位化合物。随后得到一些金、铂、锡、铑等配位化合物，并证实有些配位化合物具有抗肿瘤活性，其铂配位化合物的抗肿瘤活性引起人们的极大重视。金属铂配位化合物类抗肿瘤药物是目前常用的细胞毒素类抗肿瘤药物，常见的有顺铂*、卡铂（Carboplatin）、奥沙利铂（Oxaliplatin）。

顺铂是第一个用于临床的抗肿瘤铂配位化合物，是 20 世纪 80 年代抗癌药物发展的最重要成果，该药广泛用于多种实体癌的治疗，因此被认为是第一代铂类抗肿瘤药，对膀胱癌、前列腺癌、肺癌等都具有较好的疗效。但毒副反应大，有严重的肾毒性、胃肠道毒性、耳毒性及神经毒性，长期使用会产生耐药性。

*顺　　铂

【化学结构】

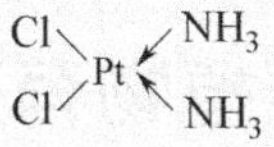

【化学名称】 (Z)-二氨二氯铂。

【合成路线】 用六氯铂酸二钾经还原得到四氯铂酸二钾，再与乙酸铵、氯化钾在 pH 为 7 的条件下回流制得（图 5-39）。

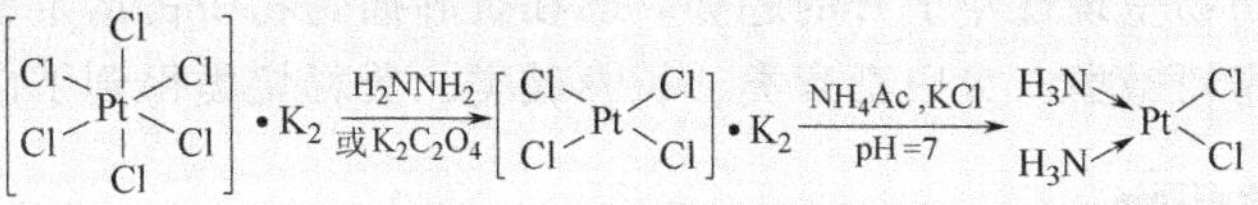

图 5-39　顺铂的合成

【物理性质】 本品为黄色结晶性粉末，无臭。微溶于水，在水溶液中可逐渐转化为反式和发生水解。

【化学性质】

(1) 本品水溶液不稳定，能逐渐水解和转化为反式，生成水合物 Ⅰ 和水合物 Ⅱ，进一步水解生成无抗肿瘤活性却有剧毒的低聚物 Ⅰ 和低聚物 Ⅱ（图 5-40）。将氯化钠加到顺铂水溶液中，可降低顺铂的分解速率，而且低聚物 Ⅰ 和低聚物 Ⅱ 在 0.9% 氯化钠溶液中不稳定，可迅速完全转化为顺铂，因此临床上不会导致中毒危险。

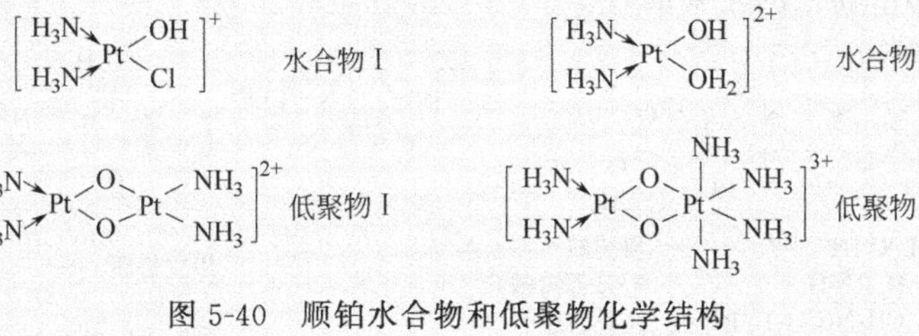

图 5-40　顺铂水合物和低聚物化学结构

(2) 本品加硫酸即显灰绿色。

(3) 本品加硫脲和水后，加热显黄色。

【主要用途】 临床用于治疗鼻咽癌、甲状腺癌、喉癌、膀胱癌等。顺铂具有广谱的抗肿瘤活性，具有抗肿瘤谱广、作用强、与多种抗肿瘤药有协同作用且无交叉耐药等特点，为当前联合化疗中最常用的药物之一。

为了克服顺铂的缺点，用不同的胺类和各种酸根和铂络合，合成了一系列铂的络合物。卡铂（图 5-41）又名碳铂，是第二代铂类抗癌药，其抗肿瘤活性和抗癌谱与顺铂类似，但肾毒性、消化道反应和耳毒性均较低，对小细胞肺癌、卵巢癌的效果比顺铂好，但对膀胱癌和头颈部癌的效果不如顺铂。

奥沙利铂（图 5-42）是第一个上市的抗肿瘤手性铂络合物，是继顺铂、卡铂之后的第三代新型铂类抗肿瘤化合物。奥沙利铂有三个立体异构体，但只有 (R,R)-异构体被开发用于临床。本品是第一个对结肠癌有效的铂类抗肿瘤药物，对大肠癌、非小细胞肺癌、卵巢癌及乳腺癌等多种动物和人肿瘤细胞株，包括对顺铂和卡铂耐药的肿瘤株都有显著的抑制作用。

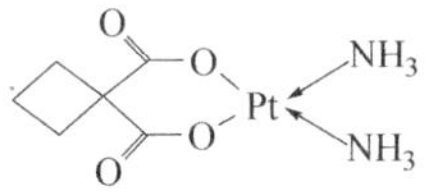

图 5-41　卡铂化学结构 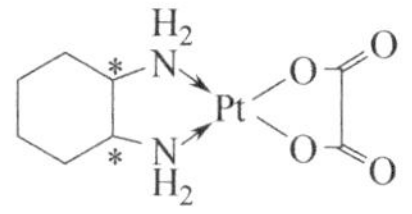　　　　　　图 5-42　奥沙利铂化学结构

第四节　抗肿瘤植物有效成分及衍生物

从植物中寻找抗肿瘤药物，已经成为抗癌药物研究的一个重要方向。对天然药物有效成分进行结构修饰而得到一些半合成衍生物，从中寻找疗效更好、副作用低的抗肿瘤药。目前，植物类抗肿瘤药物呈现逐年上升的趋势，已在抗肿瘤药物中占据半壁江山。在该类药物中，天然及半合成喜树碱类、鬼臼毒素类、长春碱类、紫杉烷类得到了广泛的应用。

一、喜树碱类药物

从喜树的树皮、种子中分离出的生物碱主要有喜树碱（Camptothecin）和羟基喜树碱（Hydroxycamptothecin）（图 5-43）。喜树碱具有较强的细胞毒性，对消化道肿瘤（如胃癌、结肠癌、直肠癌）、肝癌、膀胱癌和白血病等恶性肿瘤有较好的疗效，但对泌尿系统的毒性比较大，主要为尿频、尿痛和尿血等。而且其不溶水，几乎不溶于有机溶剂，这给其临床应用带来了困难。20 世纪 80 年代后期发现了喜树碱作用机制，它作用于 DNA 拓扑异构酶 I 而影响 DNA 复制，使 DNA 单键断裂，破坏 DNA 结构使 DNA 易受内切酶的攻击，又重新引起人们的重视，设计、合成了一些水溶性大的衍生物。目前，羟基喜树碱及其衍生物已成为世界抗肿瘤药物市场上的主要品种。

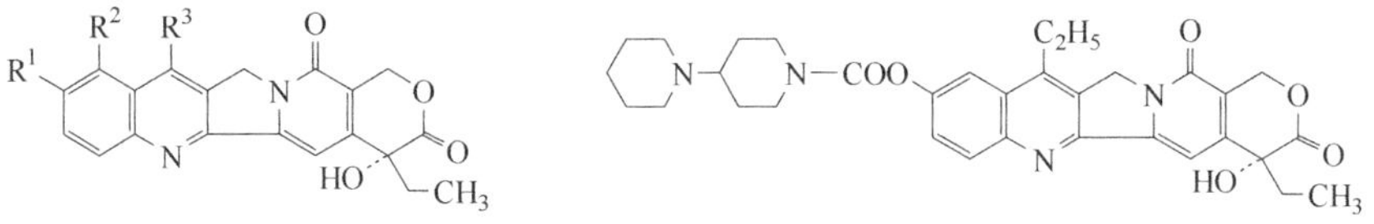

$R^1=H, R^2=H, R^3=H$　喜树碱
$R^1=OH, R^2=H, R^3=H$　羟基喜树碱
$R^1=OH, R^2=CH_2N(CH_3)_2, R^3=H$　拓扑替康

伊立替康

图 5-43　喜树碱类药物化学结构

羟基喜树碱是喜树碱的 10-羟基衍生物，本品动物实验证明，较喜树碱剂量小、毒性轻、抗瘤谱也广，对原发性肝癌、胃癌、头颈部腺源性上皮癌、白血病、直肠癌、膀胱癌等恶性肿瘤均有疗效。和喜树碱一样，羟基喜树碱同样不溶于水，临床应用比较困难。

近年来人们致力于寻找高效、低毒、水溶性较好的喜树碱衍生物，开发出几种较理想的药物，如拓扑替康（Topotecan）、伊立替康（Irinotecan）等。

伊立替康是 1994 年于日本上市的新抗肿瘤药物，临床用其盐酸盐，水溶性增加。抗肿瘤效果比喜树碱好，毒性低，主要用于结肠癌、直肠癌、小细胞和非小细胞肺癌、卵巢癌、子宫癌、恶性淋巴瘤等的治疗。伊立替康属于前体药物，在体外抗癌活性小，但它在体内经 P450 依赖性酯酶代谢成为有活性的 7-乙基-10-羟基喜树碱（SN-38）。其主要副作用是中性白细胞减少和腹泻。

拓扑替康是另一个半合成的水溶性喜树碱衍生物，1996年被美国FDA批准上市。拓扑替康的A环上引入了N,N'-二甲基氨甲基侧链，其盐酸盐有很好的水溶性。拓扑替康的抗瘤谱较广，主要用于转移性卵巢癌的治疗，对小细胞肺癌、乳腺癌、结肠癌、直肠癌的疗效也很好，对头颈癌和恶性神经胶质瘤也有效。其主要副作用为血毒症、中性白细胞减少、呕吐和腹泻。

二、长春碱类药物

长春碱类抗肿瘤药是从夹竹桃科植物长春花中分离得到的具有抗癌活性的生物碱。主要有长春碱（Vinblastine）和长春新碱（Vincristine）（图5-44）。长春新碱在化学结构上有一个醛基取代了长春碱中的氢原子。长春碱主要用于治疗各种实体瘤，而长春新碱主要用于治疗儿童急性白血病，对急性淋巴细胞白血病的治疗效果显著，对恶性淋巴癌、绒癌、肾及神经母细胞瘤、尤文瘤、脑瘤及宫颈癌、乳腺癌、肺癌、平滑肌肉瘤等也有一定的疗效。长春新碱因不抑制骨髓，广泛用于联合化疗中。

长春地辛（Vindesine）为半合成的长春碱衍生物，较低剂量的作用强度为长春新碱的3倍、长春碱的10倍；在高剂量作用强度与长春新碱相等，为长春碱的3倍。抗瘤谱较广，主要用于肺癌、恶性淋巴瘤、乳腺癌、白血病、生殖细胞瘤、头颈部癌、卵巢癌和软组织肉瘤的治疗。

长春瑞滨（Vinorelbine）是近年来开发上市的另一半合成的长春碱衍生物，对肺癌尤其是非小细胞肺癌的疗效好，还用于乳腺癌、卵巢癌、食道癌等的治疗。长春瑞滨对神经的毒性比长春碱和长春地辛低。

三、鬼臼毒素类药物

鬼臼毒素是从喜马拉雅鬼臼和美洲鬼臼根茎中提取得到的一种生物碱，为一种有效的抗肿瘤成分，由于毒性反应严重，而不能用于临床。后经过结构改造得到鬼臼毒素的半合成衍生物，如依托泊苷（Etoposide）和替尼泊苷（Teniposide）（5-45）。

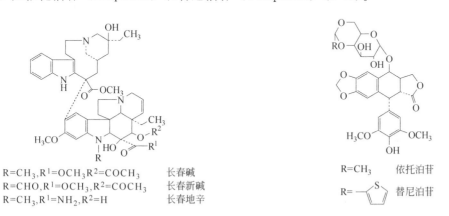

R=CH$_3$,R^1=OCH$_3$,R^2=COCH$_3$ 长春碱
R=CHO,R^1=OCH$_3$,R^2=COCH$_3$ 长春新碱
R=CH$_3$,R^1=NH$_2$,R^2=H 长春地辛

R=CH$_3$ 依托泊苷
R= 替尼泊苷

图 5-44 长春碱类药物化学结构　　图 5-45 鬼臼毒素类药物化学结构

依托泊苷在同类药物中毒性较低，是临床是常用的抗肿瘤药物之一，对小细胞肺癌的疗效显著，为小细胞肺癌化疗的首选药物。

替尼泊苷为中性亲脂性药物，几乎不溶于水。临床上主要用于治疗小细胞肺癌、淋巴细胞白血病、淋巴病。其脂溶性高，可透过血脑屏障，为治疗脑瘤首选药物。

四、紫杉烷类药物

紫杉醇（Paclitaxel）（图 5-46）是从美国西海岸的短叶红豆杉树皮中提取得到的一个有紫杉烯环的二萜类化合物。紫杉醇具有良好的抗癌活性，尤其对晚期、转移性卵巢癌、乳腺癌、肺癌有十分显著的疗效。但在使用过程中遇到了两个问题：一是提取紫杉醇的原料红豆杉树皮有限；二是紫杉醇水溶性差，难以制成合适的制剂。后来在浆果紫杉的新鲜叶子中提取得到紫杉醇前体 10-去乙基浆果赤霉素Ⅲ（含量约 0.1%），并以此进行半合成紫杉醇及其衍生物的研究。

紫杉特尔（Docetaxel）（图 5-46）是由 10-去乙酰浆果赤霉素Ⅲ进行半合成得到的又一个紫杉烷类抗肿瘤药物。其水溶性比紫杉醇好，抗肿瘤谱更广，对除肾癌、结肠癌、直肠癌以外的其他实体瘤都有效。在相当的毒性剂量下，其抗肿瘤作用比紫杉醇高一倍。

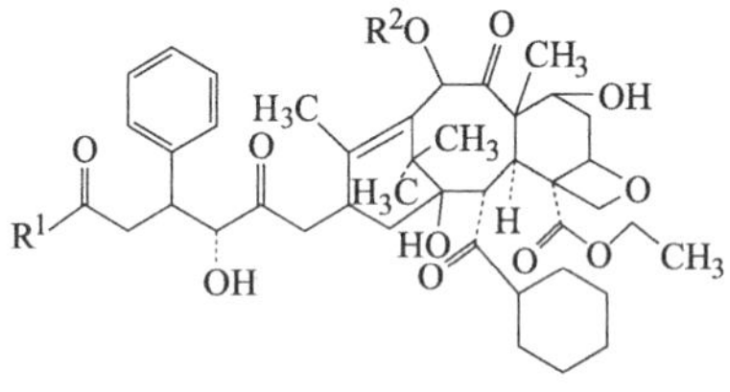

$R^1=C_6H_5, R^2=COCH_3$　　紫杉醇
$R^1=OC(CH_3)_3, R^2=H$　　紫杉特尔

图 5-46　紫杉烷类药物化学结构

第五节　抗生素类抗肿瘤药物

抗肿瘤抗生素是由微生物产生的具有抗肿瘤活性的化学物质。现在已经发现多种抗肿瘤抗生素，这些抗生素大多是直接作用于 DNA 或嵌入 DNA 中干扰某模板的功能，为细胞周期非特异性药物。抗肿瘤抗生素主要有多肽类和醌类两大类。

一、多肽类抗生素

1. 放线菌素 D

放线菌素 D（Dactinomycin D）（图 5-47）是从放线菌中分离得到的抗生素，是由 L-苏氨酸、D-缬氨酸、L-脯氨酸、N-甲基甘氨酸及 L-N-甲基缬氨酸组成的两个多肽内酯环与母核 3-氨基-1,8-二甲基-2-吩噁嗪酮-4,5-二甲酸通过羧基相连而成。

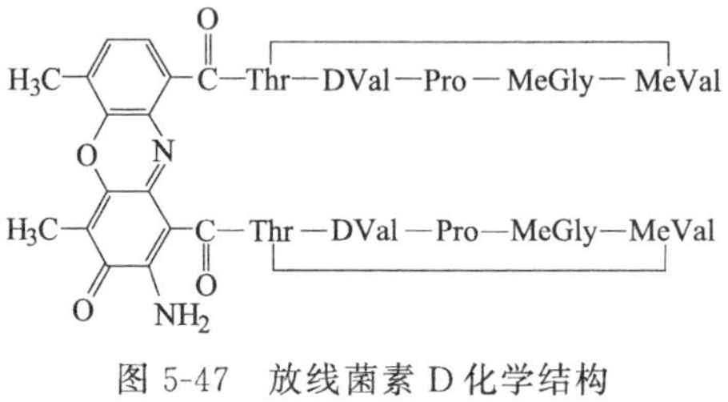

图 5-47　放线菌素 D 化学结构

放线菌 D 与 DNA 的结合能力较强，但结合的方式是可逆的。其抑制以 DNA 为模板的 RNA 多聚酶，从而抑制 RNA 的合成。临床主要用于治疗肾母细胞瘤、恶性淋巴瘤、绒毛膜上皮癌、霍奇金病、恶性葡萄胎等。与其他抗肿瘤药合用，可提高疗效。

2. 博来霉素

博来霉素（Bleomycin）是放线菌产生的一类水溶性的碱性糖肽类抗生素，用于临床上的是以 A_2 为主要成分的混合物。国产的平阳霉素（Pingyangmycin）是博来霉素 A_5。

博来霉素主要用于治疗肺癌、宫颈癌、阴道癌、食道癌、头颈部及皮肤鳞状癌、霍奇金病、恶性淋巴瘤、睾丸癌等。与放射治疗合并应用，可提高疗效。

二、醌类抗生素

丝裂霉素 C（Mitomycin C）（图 5-48）是从放线菌培养液中分离出的一种抗生素，结构中含醌、氨基甲酸酯与亚乙基亚胺基团，在进入体内后经酶作用生成双功能烷化剂，导致 DNA 交联。对乳腺癌、胃癌、慢性粒细胞白血病有较好疗效，对恶性淋巴癌、肺癌、食道癌和卵巢癌等也有一定疗效，与其他抗肿瘤药物合用可提高疗效。

蒽醌类抗肿瘤抗生素是 20 世纪 70 年代发展起来的抗肿瘤抗生素，代表药物是多柔比星（Doxorubicin）和柔红霉素（Daunorubicin）（图 5-49）。多柔比星和柔红霉素都是具有蒽醌结构的苷类抗生素，苷元为柔毛霉醌，氨基糖为柔霉糖。区别是柔红霉素 C-14 是甲基，多柔比星是羟甲基。两种抗肿瘤抗生素主要用于治疗急性白血病，与其他抗肿瘤药物联合应用可提高疗效。多柔比星抗瘤谱较广，不仅用于治疗急慢性白血病和恶性淋巴瘤，还可用于治疗乳腺癌、甲状腺癌、肺癌、卵巢癌、肉瘤等实体瘤。两者的毒性主要为骨髓抑制和心脏毒性，可能是醌环被还原成半醌自由基，诱发了脂质过氧化反应，引起心肌损伤。

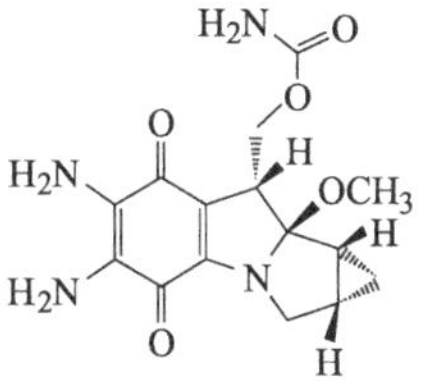

图 5-48 丝裂霉素化学结构

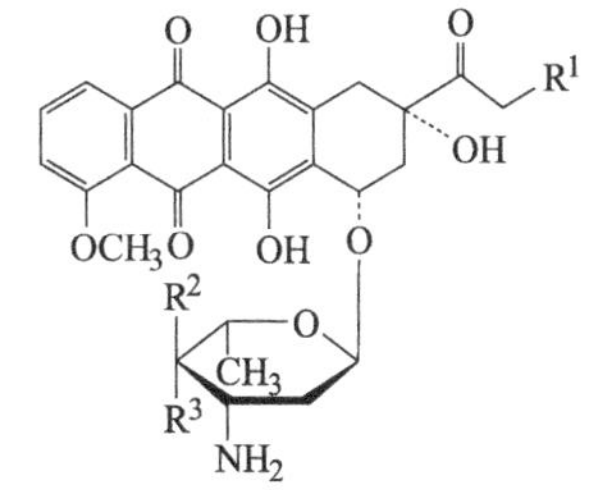

图 5-49 蒽醌类抗生素

R^1=OH, R^2=H, R^3=OH 多柔比星
R^1=H, R^2=H, R^3=OH 柔红霉素
R^1=OH, R^2=OH, R^3=H 表柔比星

为了寻找心脏毒性较低的药物，主要是对柔红霉素的氨基和羟基进行改造。表柔比星（Epirubicin）（图 5-49）是多柔比星在柔红霉糖 4′ 位的 OH 差向异构化的化合物，其对白血病和其他实体瘤的疗效和多柔比星相似，但骨髓抑制和心脏毒性比多柔比星要低 25%。

思 考 题

1. 抗肿瘤药物一般可以分为哪几类？
2. 烷化剂的结构类型有哪些？
3. 氮芥类抗肿瘤药物是由哪两个部分组成？每一个部分的主要作用是什么？
4. 简单描述脂肪氮芥和芳香氮芥抗肿瘤的作用机理。
5. 写出环磷酰胺、白消安、卡莫司汀、顺铂、氟尿嘧啶、盐酸阿糖胞苷、巯嘌呤和甲氨蝶呤的化学结构。
6. 常用的天然抗肿瘤药物有哪些结构类型？
7. 如何以氯乙酸乙酯为原料合成氟尿嘧啶？

第六章 麻 醉 药

学习目标

1. 掌握麻醉药的分类及代表药氟烷、盐酸氯胺酮、盐酸普鲁卡因、盐酸利多卡因的化学结构、理化性质、合成方法及用途。
2. 熟悉麻醉乙醚、羟丁酸钠的结构，局麻药的构效关系、分类。
3. 了解麻醉药的发展过程。

目前临床上常用的麻醉药包括全身麻醉药和局部麻醉药，麻醉药为临床手术提供了有利保证。

全身麻醉药作用于中枢神经，使其受到可逆性抑制，从而使意识、感觉和反射消失。局部麻醉药作用于神经末梢及神经干，阻滞神经冲动的传导，使局部的感觉消失。两类药物的作用机制不同，但均能使痛觉消失，达到适于外科手术的要求。

第一节 全身麻醉药

全身麻醉药分为吸入全麻药和非吸入全麻药。吸入全麻药与一定比例的空气或氧气混合后，随吸气进入肺泡，从肺泡膜弥散进入血液，再经血液循环，分布至大脑组织，发挥麻醉作用。非吸入全麻药，通常为静脉注射给药，麻醉作用发生快，对呼吸道无刺激，不良反应较少，是其优点，目前临床应用日趋增多。

一、吸入全麻药

吸入全麻药又称挥发性全麻药。最早在外科手术中使用的全身麻醉药是乙醚*（Ether）、氧化亚氮（Nitrous oxide）和氯仿（Chloroform）。乙醚具有优良的全麻作用，使用时易于控制，主要缺点为易燃易爆性、对呼吸道黏膜有刺激性、诱导期长、苏醒慢等。氧化亚氮的毒性很低，麻醉作用也很弱，可与其他全麻药合并使用。氯仿可产生良好的全麻和肌肉松弛作用，但对肝、肾的毒性较大，可引起心律失常的症状，现临床已不用。

由于上述的缺点，多年来一直在寻找更好的麻醉药。低级烃类及醚类分子中引入氯，如氯乙烷、三氯乙烯等，虽然降低了易燃性，但毒性增大，限制了它们的临床使用。后发现引入氟原子代替氯原子，使毒性降低，它们的沸点虽高，但麻醉作用强，在较低的肺泡气浓度下即可产生麻醉作用。目前临床上有应用价值的氟化物为氟烷*（Fluothane）、甲氧氟烷（Methoxyflurane）（图6-1）、恩氟烷（Enflurane）（图6-2）等。目前临床上使用吸入全身麻醉药的副作用较多，仍然需要寻求更理想的药物。

$Cl_2CHCF_2OCH_3$

图6-1 甲氧氟烷化学结构

CHF_2OCF_2CHFCl

图6-2 恩氟烷化学结构

第六章 麻醉药

*麻醉乙醚

【化学结构】 $CH_3-CH_2-O-CH_2-CH_3$

【通用名称】 麻醉乙醚。

【制备过程】 将粗乙醚依次用水、亚硫酸氢钠溶液、高锰酸钾（5%）、氢氧化钠溶液及水洗涤，以除去酸性物、乙醛、还原性物及过氧化物等杂质。用无水氯化钙脱水后精馏，收集34~34.5℃的馏分，加入少量对苯二酚作抗氧剂。

【物理性质】 麻醉乙醚为无色澄明易流动的液体；有特臭，味灼烈，微甜。与乙醇、氯仿、苯、石油醚、脂肪油或挥发油均能任意混合。水中溶解（1:12）。相对密度为0.713~0.718。沸程为33.5~35.5℃。有极强的挥发性与燃烧性，蒸气与空气混合后遇火能爆炸。

【化学性质】 在日光、湿气、空气作用下易形成过氧化物、醛等杂质。过氧化物可能是一个混合物，其中有两个主要成分（图6-3）。

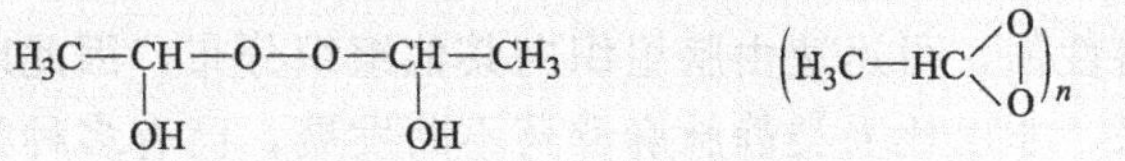

二羟乙基过氧化物　　　乙亚基过氧化物多聚物

图6-3 乙醚形成的过氧化物

【主要用途】 本品为吸入全麻药，作用强，毒性小，对骨骼肌松弛完全。由于过氧化物及醛对呼吸道有刺激，能引起肺水肿，严重时引起死亡。

*氟 烷

【化学结构】 $F_3C-CHBrCl$

【通用名称】 氟烷。

【化学名称】 1,1,1-三氟-2-氯-2-溴乙烷。

【合成路线】 用1,1,2-三氟-1,2,2-三氯乙烷（氟里昂）为原料，经锌粉脱氯生成1,1,2-三氟-2-氯乙烯，再与溴化氢加成得1,1,2-三氟-1-溴-2-氯乙烷，在三氯化铝存在下经重排反应即可得氟烷（图6-4）。

$$ClF_2C-CFCl_2 \xrightarrow[40℃]{Zn, CH_3OH} F_2C=CFCl \xrightarrow[20℃]{HBr} BrF_2C-CHFCl \xrightarrow[50℃]{AlCl_3} F_3C-CHBrCl$$

图6-4 氟烷的合成

【物理性质】 本品为无色易流动的重质液体，类似氯仿气味、味甜。可与乙醇、氯仿、乙醚及非挥发性油类互相混合，微溶于水（1:400），相对密度为1.871~1.875。

【化学性质】

(1) 本品遇光、热和湿空气能缓慢分解，通常加0.01%的麝香草酚作稳定剂，置于冷暗处密封保存。

(2) 本品经氧瓶燃烧法进行有机破坏后，用稀氢氧化钠吸收，加茜素氟蓝试剂和pH 4.3的乙酸-乙酸钠缓冲液，再加硝酸亚铈试液，即形成蓝紫色络合物（图6-5）。

【主要用途】 全身麻醉作用强而迅速，约为乙醚的2~4倍。恢复快，停药后病人立即苏醒，对呼吸道黏膜刺激性小，对肝、肾功能无持久性损害。浅度麻醉时呼吸道通气量开始减小；中度、深度可出现呼吸抑制。单独使用适于小手术。与肌肉松弛剂或其他麻醉药合用，适于长时间的大手术。

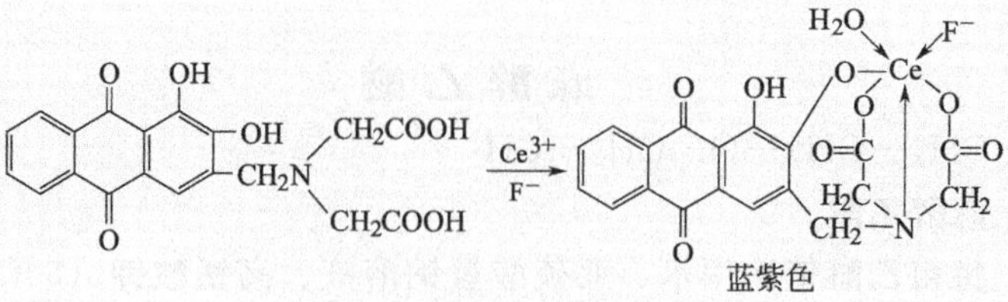

图 6-5 氟烷的颜色反应

二、非吸入全麻药

非吸入全麻药又称静脉麻醉药。这类麻醉药的优点是作用迅速，不刺激呼吸道，不良反应少，使用方便，最早应用的静脉麻醉药为一些超短时的巴比妥类，如硫喷妥钠（Thiopental sodium）、硫戊比妥钠（Thiamylal sodium）、美索比妥钠（Methohexital sodium）。

这些超短时巴比妥类具有较高的脂溶性，极易透过血脑屏障达到大脑，因此麻醉作用快。但由于药物的脂溶性强，可迅速由脑组织向其他组织分布，因此麻醉持续时间较短，仅能持续数分钟。近年来，非巴比妥类静脉麻醉药不断发展，已有多种类型使用。如丙泮尼地（Propanidid）（图 6-6）、依托咪酯（Etomidate）（图 6-7）、氯胺酮*（Ketamine）及羟丁酸钠*（Sodium hydroxybutyrate）。

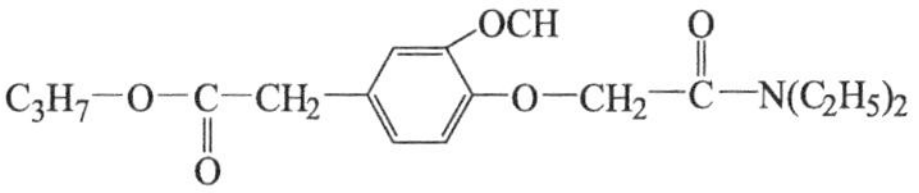

图 6-6 丙泮尼地化学结构

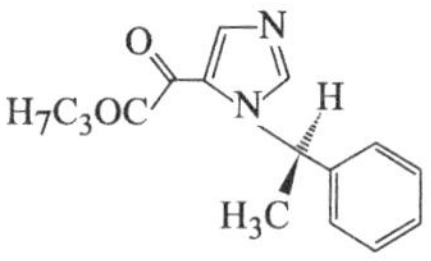

图 6-7 依托咪酯化学结构

*盐酸氯胺酮

【化学结构】

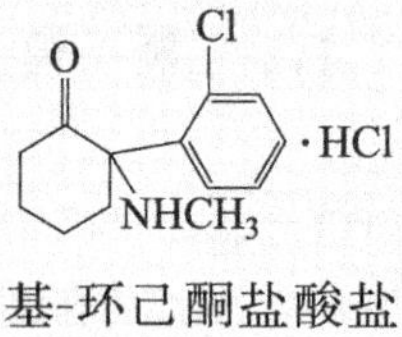

【化学名称】 2-邻氯苯基-2-甲氨基-环己酮盐酸盐。

【合成路线】 用环戊醇脱水生成环戊烯；再与邻氯苯甲酰氯在无水氯化铝存在下反应，生成邻氯苯基环戊基酮；溴化后得1-溴代环戊基邻氯苯基酮；再与甲胺作用，生成1-羟基-环戊基-邻氯苯基酮-N-甲亚胺；加热重排即得（图 6-8）。

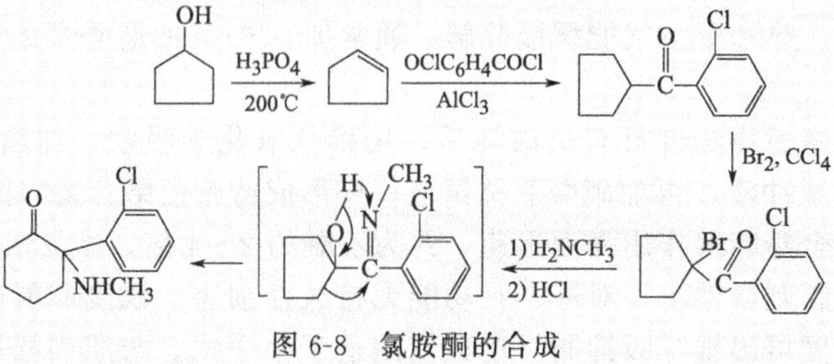

图 6-8 氯胺酮的合成

中间体邻氯苯基环戊基酮也可由邻氯苯腈与环戊基溴化镁加成制得（图 6-9）。

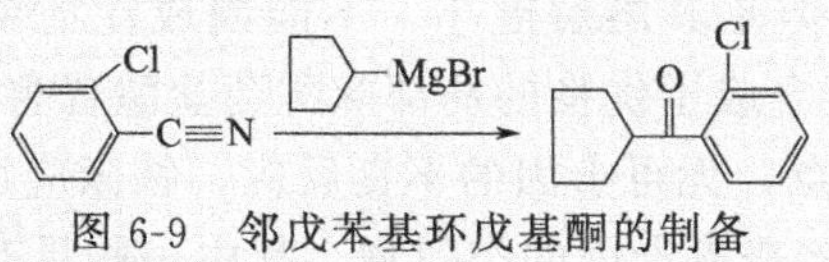

图 6-9 邻戊苯基环戊基酮的制备

【物理性质】 本品为白色结晶性粉末，无臭。水中易溶，10%水溶液的 pH 约为 3.5，可溶于热乙醇，微溶于氯仿，不溶于苯和醚。熔点 259~263℃（分解）。游离碱熔点为 91~94℃。

【主要用途】 本品麻醉作用快、麻醉时间短，可单独用于小手术，或作其他全麻药的诱导剂与其他全麻药合用。

*羟丁酸钠

【化学结构】 $HOCH_2CH_2CH_2COONa$

【通用名称】 羟丁酸钠。

【化学名称】 γ-羟基丁酸钠。

【合成路线】 本品可用四氢呋喃为原料，以四氧化钌氧化得到 γ-丁丙酯，再在碱性条件下水解开环即得（图 6-10）。

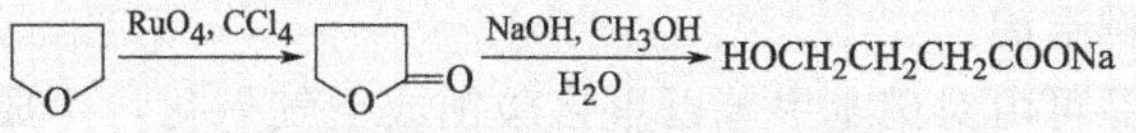

图 6-10 羟丁酸钠的合成

【物理性质】 本品为白色有引湿性的结晶性粉末；微臭，味咸。易溶于水（pH 9.5），可溶于乙醇，不溶于乙醚或氯仿。

【化学性质】 本品水溶液加 $FeCl_3$ 试液显红色（图 6-11）。

$$HOCH_2CH_2CH_2COONa \xrightarrow{FeCl_3} (HOCH_2CH_2CH_2COO)_3Fe$$

图 6-11 羟丁酸钠的显色反应

【主要用途】 本品静脉注射可达全麻状态。对呼吸的影响轻微，可作为体弱或外伤休克病人的麻醉药。

第二节 局部麻醉药

局部麻醉是一类能在用药局部可逆性地阻断感觉神经冲动的发生和传导的药物，可使病人在意识清醒但无痛觉的情况下接受外科手术。方法简便，一般无全麻药的不良反应。根据化学结构类型，可将局部麻醉药分为芳酸酯类、酰胺类等。

一、芳酸酯类局麻药

最早的局部麻醉药是从南美洲古柯叶中提出的可卡因（Cocaine）（图 6-12），其毒性大，有成瘾性的缺点，水溶液不稳定，消毒时易水解失效。因此，进行可卡因合成代用品的研究，企图得到更为理想的局麻药。

通过对可卡因的结构分析，发现苯甲酸酯在可卡因的局部麻醉作用中占据重要地位，自此引导后来合成了许多苯甲酸酯类衍生物的局部麻醉药。1890 年制备的苯佐卡因（Benzocaine)有较强的麻醉作用,但是其溶解度小,不能制成注射液,而其盐酸盐的酸性太强,不太宜于注射。直至1904年合成了优良的局部麻醉药盐酸普鲁卡因*(Procaine hydrochloride),克服了苯佐卡因的缺点,无可卡因的不良反应,临床应用至今。

因此,后来又合成了许多普鲁卡因的类似物,其中一些具有良好的麻醉作用,并归纳出这种类型局部麻醉药具有如图6-13所示的基本结构。

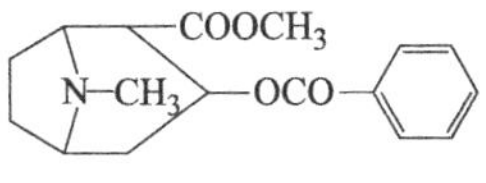

图6-12 可卡因化学结构

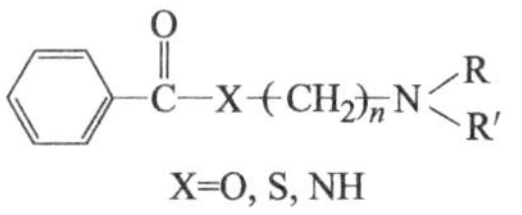

图6-13 普鲁卡因类药物结构通式

*盐酸普鲁卡因

【化学结构】

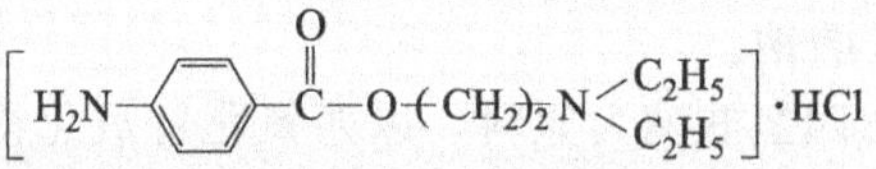

$$\left[H_2N-\text{C}_6H_4-\overset{O}{\underset{}{C}}-O-(CH_2)_2-N\begin{matrix}C_2H_5\\C_2H_5\end{matrix}\right]\cdot HCl$$

【化学名称】 对氨基苯甲酸-β-二乙氨基乙酯盐酸盐。
【习惯名称】 奴佛卡因。
【合成路线】 本品可由对硝基甲苯以重铬酸钠或空气氧化,生成对硝基苯甲酸,再与二乙氨基乙醇酯化,经二甲苯共沸蒸馏脱水得硝基卡因。在稀盐酸中用铁粉还原得普鲁卡因。与浓盐酸作用后,冷却下盐析得到盐酸盐(图6-14)。

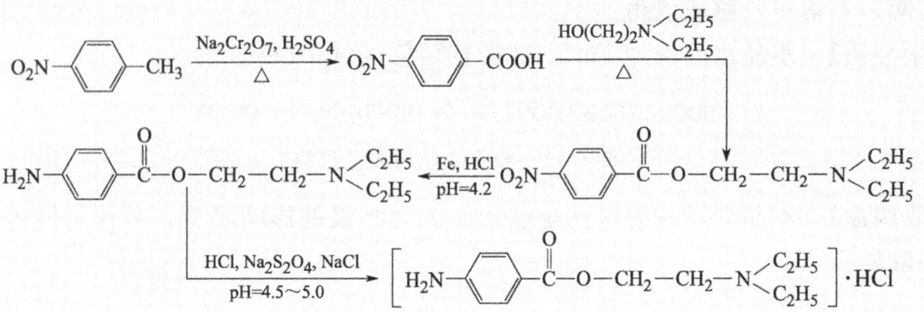

图6-14 盐酸普鲁卡因的合成

【物理性质】 本品为白色结晶性粉末,无臭,味微苦,随后有麻痹感。熔点154~157℃。易溶于水(1:1),略溶于乙醇(1:30),微溶于氯仿,几乎不溶于乙醚。在空气中稳定,但对光线敏感,故宜避光贮存。水溶液加氢氧化钠或碳酸钠溶液,有油状的普鲁卡因析出,放置后可形成结晶,熔点为57~59℃。

【化学性质】

(1) 分子中含有酯键,易被水解。水解后生成对氨基苯甲酸和二乙氨基乙醇,失去局麻作用(图6-15)。其水溶液水解速率受温度和pH的影响较大。在pH 3~3.5时最稳定,在碱性、中性及强酸性条件下易水解。

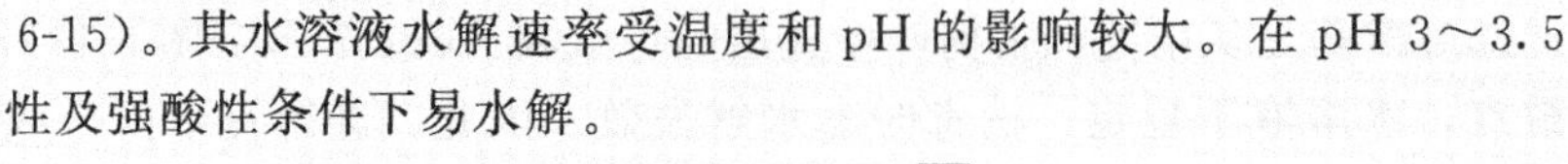

图6-15 普鲁卡因的水解

(2) 结构中具有芳伯氨基，其水溶液易被氧化变色，pH 增大和温度升高均可加速氧化，紫外线、氧、重金属离子可加速氧化变色。结构中芳伯氨基可发生重氮化-偶合反应，在稀盐酸中与亚硝酸钠反应生成重氮盐，再加碱与 β-萘酚试液生成猩红色偶氮染料（图 6-16）。

$$H_2N-C_6H_4-COOCH_2CH_2N(C_2H_5)_2 \xrightarrow{NaNO_2+HCl} ClN_2-C_6H_4-COOCH_2CH_2N(C_2H_5)_2$$

$$\xrightarrow[KOH]{\beta\text{-naphthol}} \text{猩红色偶氮染料}$$

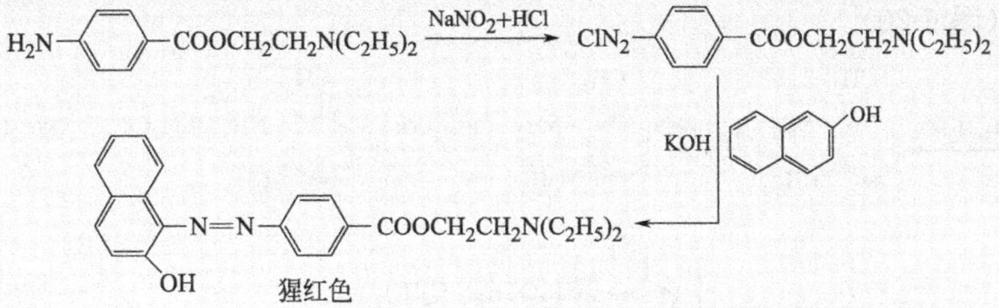

图 6-16 普鲁卡因的显色反应

(3) 盐酸普鲁卡因水溶液加氢氧化钠试液，析出白色沉淀，加热，变为油状物；继续加热，发生的蒸汽能使湿润的红色石蕊试纸变蓝，热至油状物消失后放冷，加酸酸化析出白色沉淀（图 6-17）。

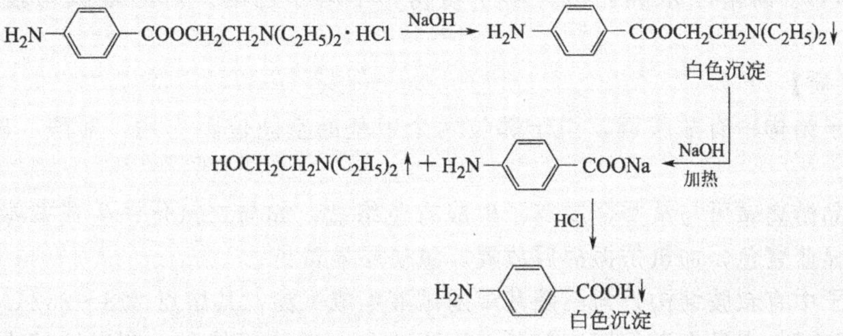

$$H_2N-C_6H_4-COOCH_2CH_2N(C_2H_5)_2 \cdot HCl \xrightarrow{NaOH} H_2N-C_6H_4-COOCH_2CH_2N(C_2H_5)_2 \downarrow \text{白色沉淀}$$

$$\xrightarrow[\text{加热}]{NaOH} HOCH_2CH_2N(C_2H_5)_2 \uparrow + H_2N-C_6H_4-COONa$$

$$\xrightarrow{HCl} H_2N-C_6H_4-COOH \downarrow \text{白色沉淀}$$

图 6-17 盐酸普鲁卡因的沉淀反应

【主要用途】本品用于浸润麻醉、阻断麻醉或腰椎麻醉。由于普鲁卡因有扩张小血管作用，故吸收快，麻醉时间短。常酌加肾上腺素于盐酸普鲁卡因中，不仅可增强麻醉作用，延长作用时间，并能降低毒性。

二、酰胺类局麻药

酰胺类局麻药在化学结构上与酯类为同型化合物，较酯难水解，故麻醉作用持久。分为苯甲酸及芳杂环甲酸的酰胺，如普鲁卡因胺（Procainamide）（图 6-18）等。另为酰苯胺类，如盐酸利多卡因*（Lidocaine hydrochloride）、盐酸丙胺卡因（Prilocaine hydrochloride）（图 6-19）等。

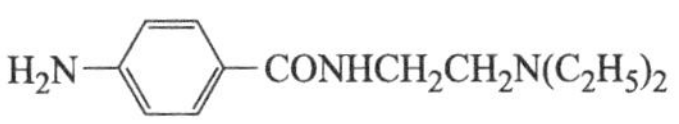

$$H_2N-C_6H_4-CONHCH_2CH_2N(C_2H_5)_2$$

图 6-18 普鲁卡因胺化学结构

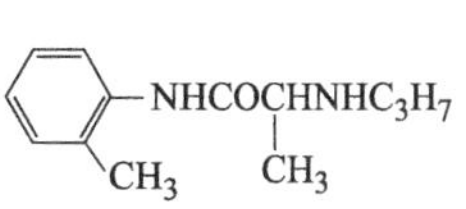

$$\text{o-}CH_3\text{-}C_6H_4\text{-}NHCOCHNHC_3H_7,\ CH_3$$

图 6-19 丙胺卡因化学结构

*盐酸利多卡因

【化学结构】

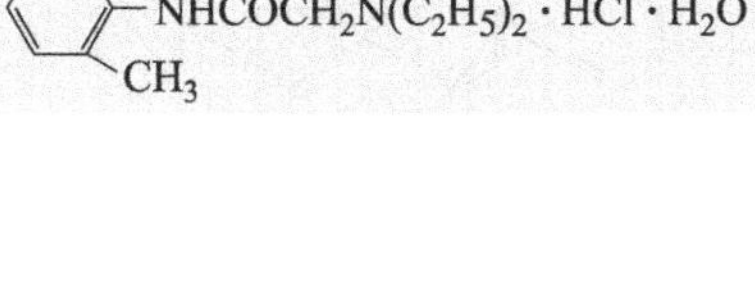

$$2,6\text{-}(CH_3)_2C_6H_3\text{-}NHCOCH_2N(C_2H_5)_2 \cdot HCl \cdot H_2O$$

【化学名称】 二乙胺基乙酰-2,6-二甲苯胺盐酸盐。

【合成路线】 以间二甲苯为原料,硝化后,以稀盐酸铁粉还原成2,6-二甲苯胺。与氯乙酰氯作用后,生成2,6-二甲基氯乙酰苯胺,再与二乙胺作用生成利多卡因。在丙酮中与氯化氢成盐(图6-20)。

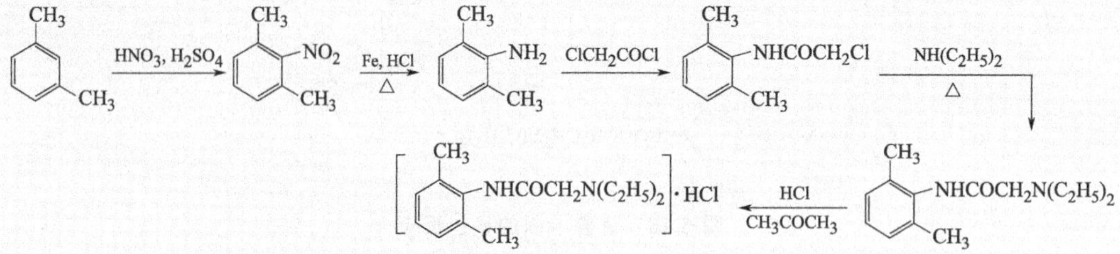

图 6-20 盐酸利多卡因的合成

【物理性质】 本品为白色结晶性粉末;无臭,味略苦,继有麻木感。在空气中稳定,熔点 76～79℃。易溶于水和乙醇,溶于氯仿,不溶于乙醚。对酸或碱均较稳定,不易水解。

【化学性质】

(1) 分子结构中有酰胺键,由于邻位两个甲基的空间位阻作用,对酸、碱均较稳定,不易被水解。

(2) 本品游离碱可与某些金属离子生成有色络盐,如与二氯化钴生成蓝绿色沉淀;加硫酸铜试液显蓝紫色,加氯仿振摇后放置,氯仿层显黄色。

(3) 分子中有叔胺结构,与三硝基苯酚试液生成沉淀,其熔点 228～232℃。

【主要用途】 本品麻醉作用比普鲁卡因强2倍,迅速而持久,刺激性较小,可作表面麻醉、浸润及传导等麻醉。本品又为抗心律不齐药,主要用于室性心动过速及频发室性期前收缩,疗效较普鲁卡因胺显著。无蓄积作用,可反复使用。

除酯和酰胺类外,还研究过酮、醚、脒、胍等类型的局部麻醉药。将酯键改为酮基的氨基酮类,其中的达克罗宁(Dyclonine)(图6-21)可作表面麻醉药。

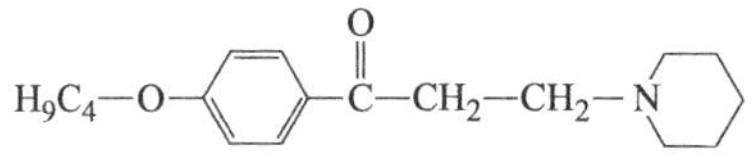

图 6-21 达克罗宁

三、局麻药的构效关系

局麻药的化学结构类型虽多,但具有相同结构的结构特征。通常均由亲脂部分、中间部分和亲水部分三部分组成,以普鲁卡因为例来说明(图6-22)。

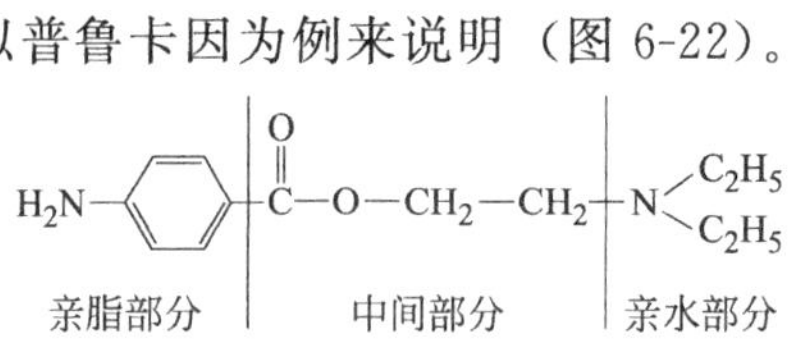

图 6-22 普鲁卡因的结构特征

(1) 亲脂性部分为芳基或芳杂环取代物。其作用顺序为:

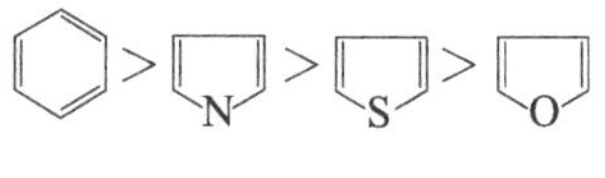

大多数较好的局麻药在苯环或喹啉环上带有不同的取代基，在苯环上引入给电子的 —NH_2、4-C_4H_8NH—、4-C_4H_8O—、2-Cl、2,6-二-CH=、4-C_3H_7-3-NH_2，在喹啉环上引入 2-OC_4H_9 等可增加它们的局麻作用。因为它们通过诱导效应从芳香环的邻、对位供给电子，促进了羰基的极化，因而增强了局麻作用，而吸电子取代基减弱其作用（图 6-23）。

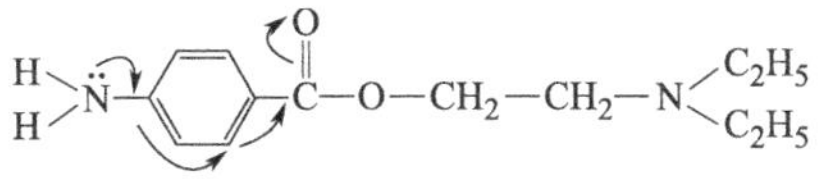

图 6-23　普鲁卡因羰基的极化

（2）中间部分是由酯基或其电子等排体和一个次烃基（如—CH_2CH_2—）组成的，在同一化合物中引入不同的电子等排体时，其麻醉作用强度将依下列顺序降低：

$$-\overset{O}{\underset{}{C}}-S- > -\overset{O}{\underset{}{C}}-O- > -\overset{O}{\underset{}{C}}-CH_2- > -\overset{O}{\underset{}{C}}-NH-$$

同时，此部分决定药物的稳定性，影响作用持续时间次序如下：

$$-\overset{O}{\underset{}{C}}-CH_2- > -\overset{O}{\underset{}{C}}-NH- > -\overset{O}{\underset{}{C}}-S- > -\overset{O}{\underset{}{C}}-O-$$

（3）中间链中的 n 为 2～3 个碳原子最好，碳链增长，可延效，但毒性增加。

（4）亲水部分通常为仲氨基或叔氨基，叔氨基最常见。也可以是二乙氨基、哌啶基或吡咯基。

局部麻醉药的油/水分配系数与药物在体内的转运和分布有关。药物的亲水性利于在体内穿透细胞和组织液，迅速转运与分布。药物的脂溶性利于通过各种生物膜，到达疏水性的神经纤维，亲脂性部分与亲水性部分应有适当平衡，即应有一定的油/水分配系数，才利于发挥它们的麻醉活性。临床上使用的大多数局麻药（游离碱）pK_a 在 8.0～9.5 之间，在生理条件（pH7.4）下，有相当部分的分子是解离的。

思 考 题

一、选择题

1. 下列长效局麻药是（　　）。
A. 盐酸普鲁卡因　　　　B. 盐酸布比卡因　　　　C. 盐酸丁卡因
D. 盐酸利多卡因　　　　E. 羟丁酸钠

2.

A. $Cl_2CHCF_2OCH_3$　　B. 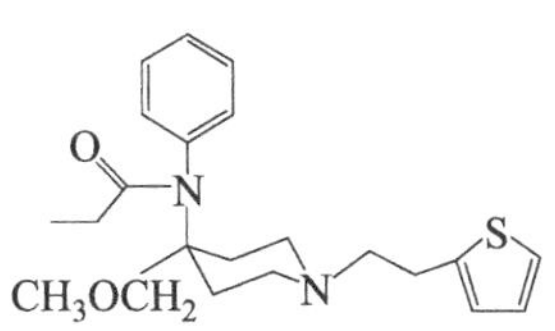　　C.

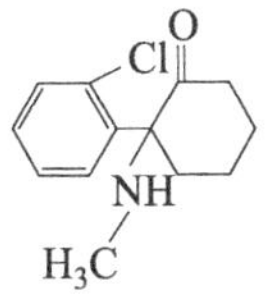

D. 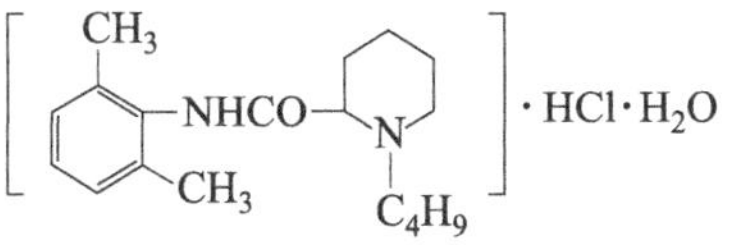　　E.

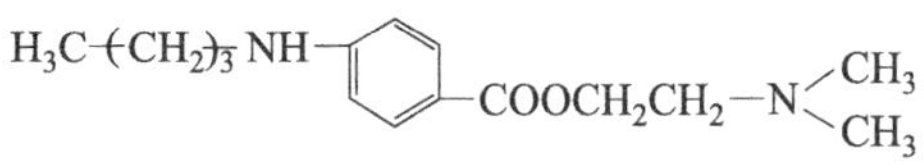

① 属于酰胺类局麻药的是（　　）。
② 属于苯甲酸酯局麻药的是（　　）。
③ 属于镇痛药类局麻药的是（　　）。
④ 吸入麻醉药是（　　）。

⑤ 静脉注射麻醉药是（　　）。

3. 盐酸氯胺酮的化学结构为（　　）。

A. [结构式：3-氯苯基环己酮-NHCH₃] B. [结构式：2-氯苯基环己基-NHCH₃] C. [结构式：2-氯苯基环己酮-NHCH₃]

4. 以下为麻醉药的是（　　）。
A. 舒必利　　　　B. 硫喷妥钠　　　　C. 盐酸布比卡因
D. 泰尔登　　　　E. 羟丁酸钠

二、简答题

1. 麻醉药主要分为哪几类？
2. 简述合成盐酸普鲁卡因的路线。

第七章 镇静催眠药和抗精神失常药

学习目标

1. 掌握苯巴比妥、地西泮、奥沙西泮、艾司唑仑、唑吡坦、氯丙嗪、奋乃静、氟哌啶醇的化学结构、理化性质及临床用途。
2. 熟悉镇静催眠药和抗精神药的结构类型和作用机理。
3. 熟悉氟奋乃静、氯普噻吨、丁螺环酮、碳酸锂结构特点及用途。
4. 了解镇静催眠药和抗精神药的构效关系。

第一节 镇静催眠药

镇静催眠药属于中枢神经系统抑制药物。镇静药和催眠药之间没有绝对的界限。此类药物在小剂量使用时,对中枢神经系统仅有轻微的抑制作用,可消除患者的紧张和焦虑不安,患者仍保持清醒的精神活动和自如的运动机制;中等剂量使用时则可使患者进入睡眠状态,理想的催眠药仅作用于患者大脑的神经中枢,产生非常接近自然的睡眠状态;大剂量使用时因对中枢神经系统产生深度抑制而具有全身麻醉作用,同时还可以引起呼吸、循环等功能衰竭,严重时可导致死亡。因此,临床使用时要严格控制药物剂量。

镇静催眠药按化学结构可分为巴比妥类、苯二氮䓬类、吡唑类,另外还有喹唑酮类、吡咯酮类、氨基甲酸酯等其他类。

一、巴比妥类药物

巴比妥类药物是丙二酰脲(巴比妥酸,Barbituric acid)的衍生物,巴比妥酸本身无生理活性,只有当5位上的两个氢原子被烃基取代后才呈现活性。取代基的类型不同,起效快慢和作用时间也不同。临床上常用的巴比妥类药物见表7-1。

通常按作用时间将巴比妥药物分为四种类型:长时间作用型(6~12h),又称长效型,如苯巴比妥(Phenobarbital);中时间作用型(4~6h),如异戊巴比妥(Amobarbital)和环己烯巴比妥(Cyclobarbital);短时间作用型(2~3h),如司可巴比妥(Secobarbital)和戊巴比妥(Pentobarbital);超短时间作用型(1h左右),如海索比妥(Hexobarbital)和硫喷妥钠(Thiopental sodium)。

(一)巴比妥类药物的理化性质

巴比妥类药物一般为白色结晶或结晶性粉末,熔点一般在96~205℃之间,加热后多能升华,不溶于水,易溶于乙醇及有机溶剂。

1. 弱酸性

巴比妥类药物具有内酰胺-内酰亚胺互变异构,形成烯醇型,因而具有弱酸性,能溶解于氢氧化钠溶液中生成钠盐。但巴比妥的酸性(pK_a 4.12)弱于碳酸,其钠盐不稳定,容易

表 7-1　几种常用巴比妥类药物

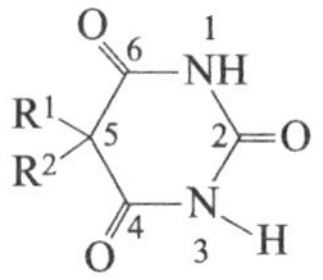

类别	药物名称	结构式	药物名称	结构式
长时	巴比妥	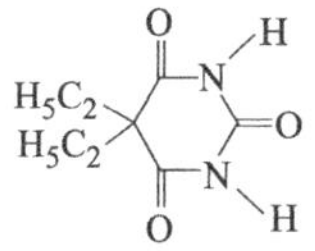 (5,5-二乙基巴比妥酸结构)	苯巴比妥	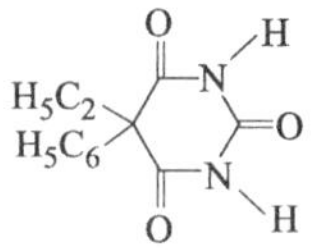 (5-乙基-5-苯基巴比妥酸结构)
中时	异戊巴比妥	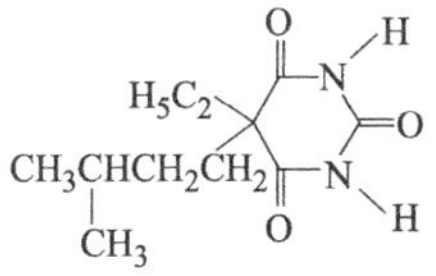 (5-乙基-5-异戊基巴比妥酸结构)	环己烯巴比妥	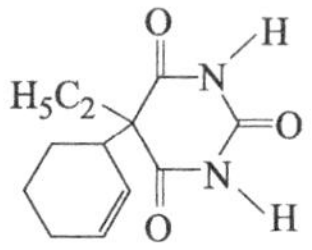 (5-乙基-5-环己烯基巴比妥酸结构)
短时	司可巴比妥	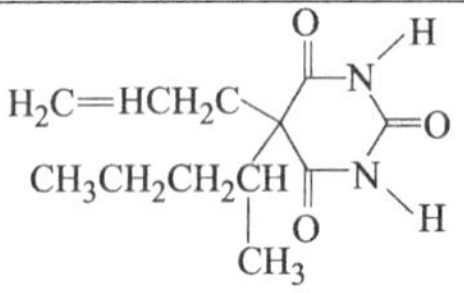 (5-烯丙基-5-(1-甲基丁基)巴比妥酸结构)	戊巴比妥	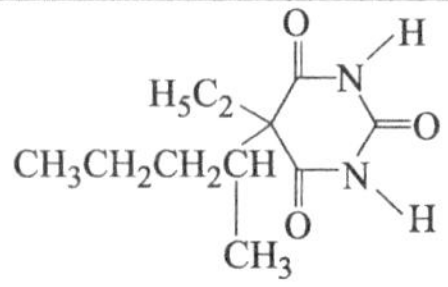 (5-乙基-5-(1-甲基丁基)巴比妥酸结构)
超短时	海索比妥	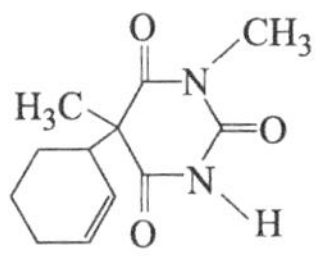 (1,5-二甲基-5-环己烯基巴比妥酸结构)	硫喷妥钠	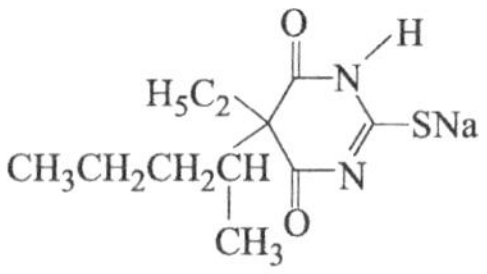 (5-乙基-5-(1-甲基丁基)-2-硫代巴比妥酸钠结构)

吸收空气中的二氧化碳而析出巴比妥沉淀。

2. 水解性

巴比妥类药物的基本骨架为环状酰脲结构，分子中具有双内酰亚胺结构，比酰胺更易水解，故巴比妥类药物容易发生水解开环反应。水解反应速度及产物取决于溶液的 pH 及环境温度。在中性和室温条件下水解较难发生，如苯巴比妥于 20℃ 放置 1 年，水解率仅 2%。随 pH 和温度升高，水解反应加速。巴比妥类药物的钠盐水溶液室温放置时，可水解生成酰脲类化合物，若加热可进一步水解并脱羧，生成双取代乙酸钠和氨（图 7-1）。故巴比妥类药物一般都预先制成粉针，临用前配制为溶液。

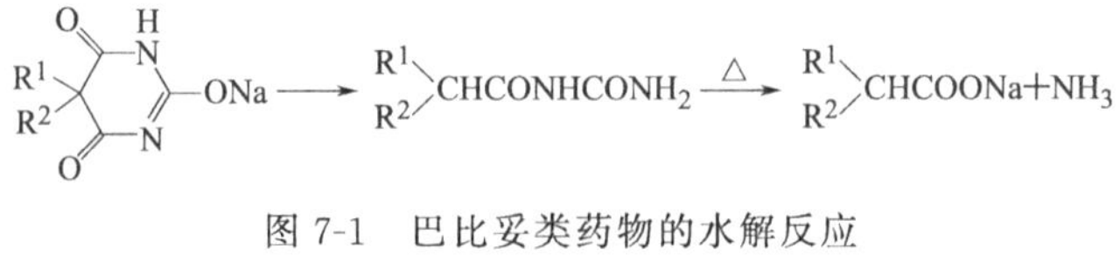

$$\underset{R^2}{\overset{R^1}{>}}\!\!\underset{O}{\overset{O}{\bigcirc}}\!\!-\!\!ONa \longrightarrow \underset{R^2}{\overset{R^1}{>}}CHCONHCONH_2 \overset{\triangle}{\longrightarrow} \underset{R^2}{\overset{R^1}{>}}CHCOONa + NH_3$$

图 7-1　巴比妥类药物的水解反应

3. 与银盐反应

巴比妥类药物分子中因含有 —CONHCONHCO— 双缩脲结构，其水溶性的钠盐可与某些重金属离子形成难溶性盐类，如与硝酸银作用生成一银盐，该银盐可以溶于碳酸钠溶液，当继续加入硝酸银时，则生成二银盐沉淀，该银盐不溶于碳酸钠溶液（图 7-2）。

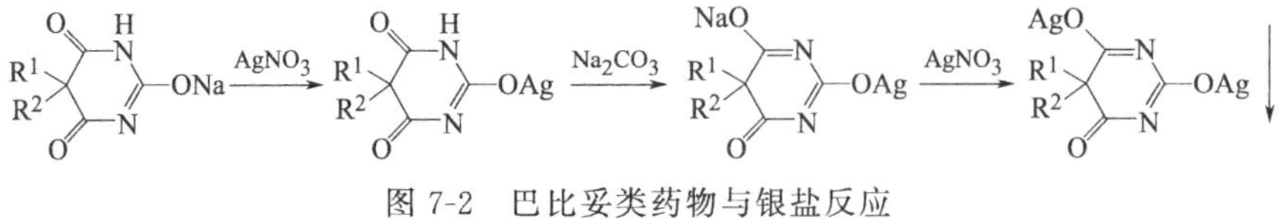

图 7-2　巴比妥类药物与银盐反应

4. 显色反应

巴比妥类药物与吡啶和硫酸铜溶液作用生成紫色络合物，而含硫巴比妥经该反应后则显绿色，可用于区别（图 7-3）。

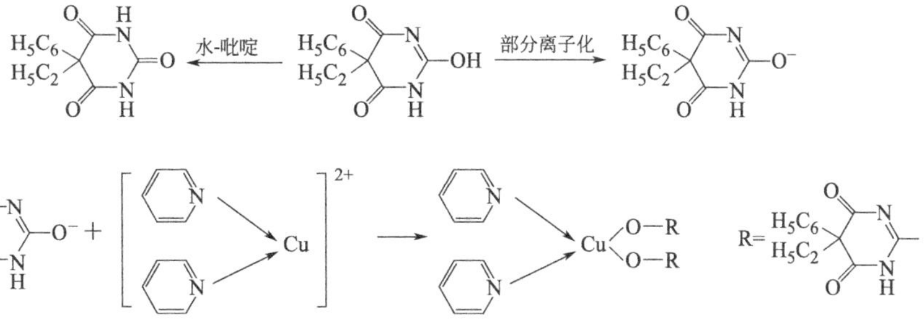

图 7-3 巴比妥类药物的显色反应

（二）巴比妥类药物的合成通法

巴比妥类药物的合成方法关键是在 5 位引入不同的取代基 R^1 和 R^2，对于烷基取代巴比妥类药物的合成通法是先用丙二酸二乙酯与相应的卤代烷在乙醇钠的催化下引入所需的取代基，再与脲在醇钠催化下缩合得到 5 位双取代的巴比妥药物（图 7-4）。由于丙二酸二乙酯 2 位次甲基的氢具有化学活泼性，容易与卤代烃反应，因而不采用先环合的方法。除巴比妥外，巴比妥类药物 5 位的两个取代基是不同的，为避免立体位阻的影响，合成时一般先引入体积大的基团，再引入体积小的基团，便于对所生成的中间体进行提纯分离。

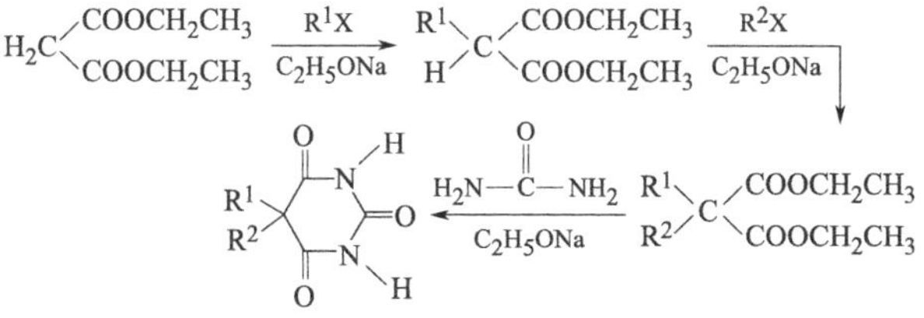

图 7-4 巴比妥类药物的合成

（三）巴比妥类药物的构效关系

巴比妥类药物属于结构非特异性药物，药物镇静催眠作用的强度和起效的快慢，主要与其理化性质有关，与其化学结构并无直接关联，而作用时间维持的长短则与 5 位上的两个取代基在体内的代谢过程有关。

1. 镇静催眠作用的强度和起效快慢与药物理化性质有关

与活性有关的理化性质主要是药物的酸性离解常数 pK_a 和脂水分配系数。

巴比妥类药物可以解离成离子的原因是分子中含有三个内酰胺结构，因 pK_a 不同而进行内酰亚胺-内酰胺的互变异构（图 7-5）。

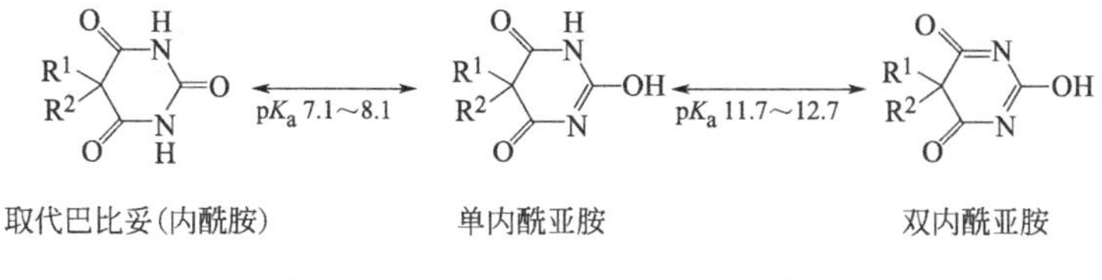

取代巴比妥(内酰胺)　　　单内酰亚胺　　　双内酰亚胺

图 7-5 巴比妥类药物的互变异构

在生理 pH7.4 的条件下，各种巴比妥药物在体内解离的程度不同，透过细胞膜和通过血脑屏障，进入脑内的药量也有差异，导致镇静催眠作用的强度和作用的快慢不同。常用巴比妥类药物的 pK_a 和未解离百分数见表 7-2。

表 7-2 常用巴比妥类药物的 pK_a 和未解离百分率

项　　目	巴比妥酸	苯巴比妥酸	苯巴比妥	司可巴比妥	异戊巴比妥	戊巴比妥	海索比妥
pK_a	4.12	3.75	7.40	7.7	7.9	8.0	8.4
未解离百分率	0.05	0.02	50	66.61	75.97	79.92	90.91

巴比妥酸和苯巴比妥酸在生理 pH 条件下，99％以上是离子状态。几乎不能透过细胞膜和血脑屏障，进入脑内的药量极微，故无镇静催眠作用。苯巴比妥*、异戊巴比妥未解离的分子分别为 50％和 75.97％，易于吸收和进入神经中枢起作用。

药物必须有一个适当的油水分配系数，才有利于其在体内的转运和分布。中枢神经系统的药物需要透过血脑屏障，因此亲脂性对于巴比妥类药物的镇静催眠作用影响很大。

（1）5 位两个氢必须都被取代，才有镇静作用。5 位两个取代基的总碳数以 4～8 为最好，此时具有良好的镇静催眠作用。

（2）5 位两个取代基的总碳数超过 8，脂溶性过大，可导致惊厥作用。

（3）2 位上的氧原子被硫原子取代，由于脂溶性强，易通过血脑脊液屏障，进入中枢神经系统的速度快，因此起效快，作用时间短。临床上多作为静脉麻醉药。

（4）在酰亚胺氮原子上引入甲基，可降低酸性和增加脂溶性。如海索比妥的 pK_a 为 8.4，在生理 pH 条件下，约有 90％未解离，因此起效快、作用时间短。

2. 作用时间的长短与体内的代谢过程有关

巴比妥类药物在肝脏进行代谢，最主要的代谢方式是 5 位取代基被 CYP450 酶催化氧化，氧化产物均较原药物的脂溶性下降而失活。5 位取代基不同则代谢速度不同，因此药物的作用时间长短也不同。当 5 位取代基为芳烃或饱和烷烃时，由于不易被催化氧化，因而作用时间长。当 5 位取代基为支链烷烃或不饱和烃时，氧化代谢较易发生，故作用时间短，成为中、短时间作用型催眠药，例如异戊巴比妥。

*苯 巴 比 妥

【化学结构】

【化学名称】 5-乙基-5-苯基-2,4,6-(1H,3H,5H) 嘧啶三酮。

【商品名称】 鲁米那。

【合成路线】 苯巴比妥的合成不能采用合成通法，原因是引入 5 位相应的苯卤烃不活泼，所以不能直接在丙二酸二乙酯上引入苯环。将苯乙酸乙酯在醇钠催化下与草酸二乙酯缩合引入苯基，然后加热脱羰，制得 2-苯基丙二酸二乙酯，再用溴乙烷进行乙基化，最后与脲环合而得苯巴比妥钠，经酸化得到苯巴比妥（图 7-6）。

【物理性质】 本品为白色有光泽的结晶或白色结晶性粉末，无臭，味微苦，熔点 174.5～178℃。

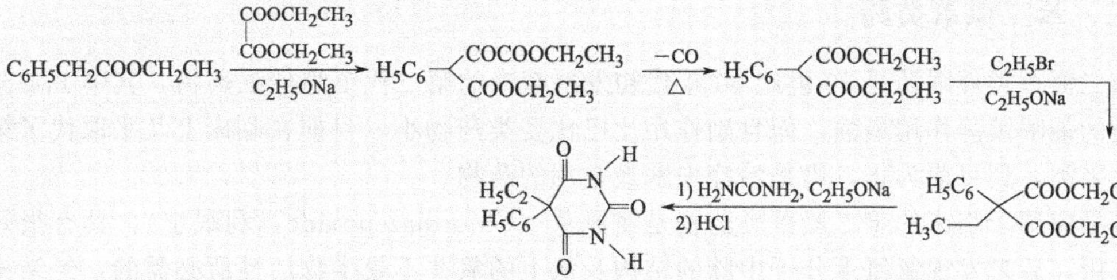

图 7-6 苯巴比妥的合成

【化学性质】

（1）本品不溶于水，由于具有弱酸性，可与氢氧化钠反应生成苯巴比妥钠后制成水溶性的注射用药。苯巴比妥钠溶液吸收空气中的二氧化碳或与酸性药物配伍使用，会析出苯巴比妥沉淀（图7-7）。

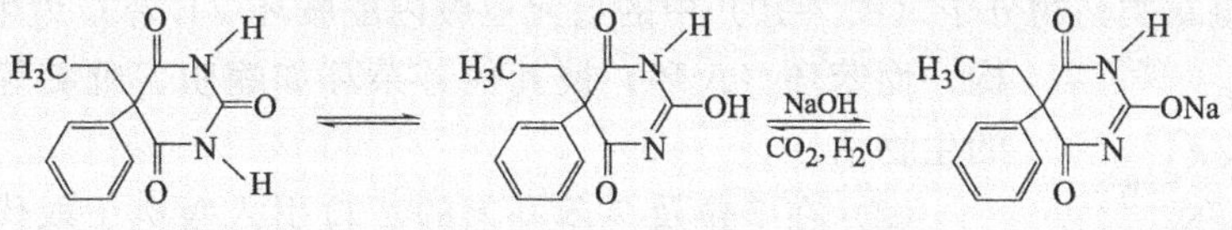

图 7-7 苯巴比妥钠的形成

（2）因分子中具有酰脲结构，本品水溶液放置过久则易水解。产生苯基丁酰脲沉淀而失去活性（图7-8）。为避免水解失效，苯巴比妥钠盐常预先制成粉针，临用时溶解配制。苯巴比妥钠露置于空气中，易吸潮，亦可发生水解反应。

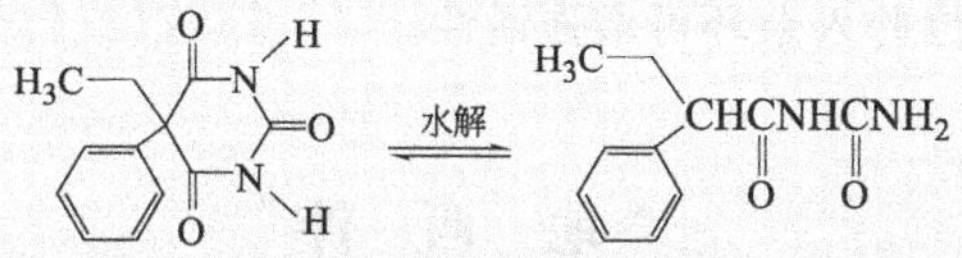

图 7-8 苯巴比妥的水解

（3）本品具有双缩脲的特征反应，由于具有弱酸性，可在水-吡啶中烯醇化，部分解离为负离子，再与吡啶、硫酸铜作用生成紫色的苯巴比妥铜盐络合物。而含硫巴比妥类药物的该反应呈绿色，因此，可以用该反应来区别含硫和非含硫的巴比妥类药物（图7-9）。

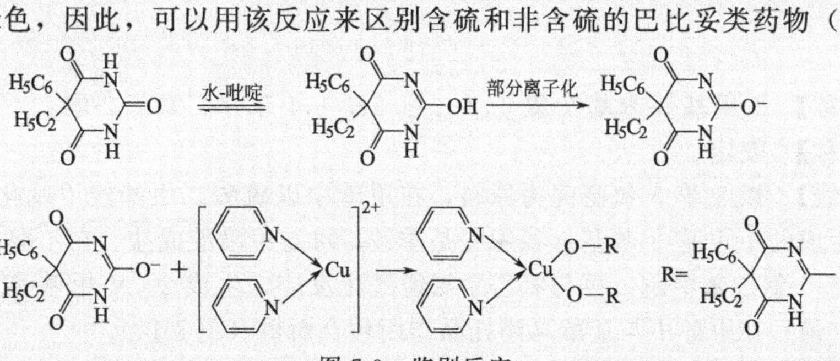

图 7-9 鉴别反应

（4）巴比妥钠盐水溶液与硝酸银或硝酸汞试液作用所生成的白色银盐沉淀，可以溶于碳酸钠或氨试液。

【主要用途】 本品除具有催眠、镇静作用，还能治疗癫痫大发作。长期用药可导致成瘾。用量大时可抑制呼吸中枢而造成死亡。

二、苯二氮䓬类药

苯二氮䓬类催眠药是20世纪60年代初发展起来的第二代镇静催眠药物,其中1,4-苯二氮䓬类的催眠镇静作用最强,而且副作用比巴比妥类药物小,目前在临床上几乎取代了第一代巴比妥类,到目前为止,仍是治疗失眠最常用的药物。

最早应用于临床的苯二氮䓬类药物是氯氮䓬(Chlordiazepoxide,利眠宁),具有很好的安定作用,后来发现氯氮䓬分子中脒的结构及氮上的氧并不是生物活性所必需的,经结构修饰得到地西泮*(Diazepam,安定)。地西泮的活性超过氯氮䓬,合成方法更简单,而且毒性更低,于是发展了一类1,4-苯二氮䓬-2-酮类的化合物,目前临床上使用的药物大部分即属于此种结构类型,如奥沙西泮*(Oxazepam)、艾司唑仑*(Estazolam)。

苯二氮䓬类药物与中枢苯二氮䓬受体结合发挥作用,可增强中枢抑制性神经递质γ-氨基丁酸(GABA)的神经传递功能和突触抑制效应,还能增强GABA同GABA受体相结合的作用。

(1) 苯二氮䓬类药物分子(图7-10)中的七元亚胺内酰胺环(B环)为生物活性必需结构,而苯环(A环)被其他芳杂环如噻吩、吡啶等取代仍有较好的生物活性。

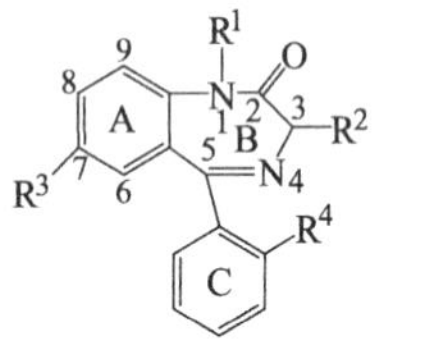

图7-10 苯二氮䓬类药物结构通式

(2) 在7位及5-苯基上的2′位引入吸电子取代基能明显增强活性,其次序为$NO_2>CF_3>Br>Cl$。

(3) 在1位氮上引入甲基,可使活性增强,若引入次甲基代谢脱去仍保留活性。

(4) 在3位碳上引入羟基,虽活性稍下降,但毒性很低。

(5) 在1,2位或4,5位并入杂环可增强活性。

*地 西 泮

【化学结构】

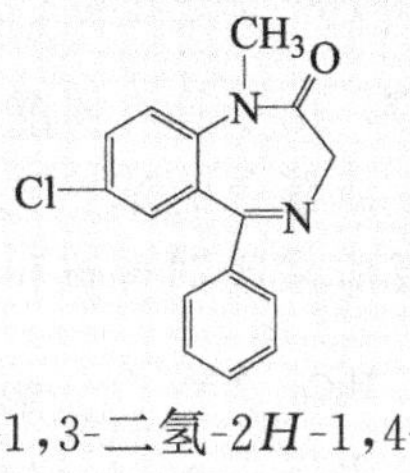

【化学名称】 1-甲基-5-苯基-7-氯-1,3-二氢-2H-1,4-苯并二氮䓬-2-酮。

【习惯名称】 安定。

【合成路线】 以3-苯-5-氯噁吡为原料,在甲苯中以硫酸二甲酯经甲基化反应引入N-甲基。由于生成的1-甲基-3-苯基-5氯噁吡是季铵,可与甲磺酸成盐。在乙醇中用铁粉还原得到2-甲氨基-5-氯二苯甲酮,再与氯乙酰氯经酰化反应,生成2-(N-甲基-氯乙酰氨基)-5-氯二苯甲酮,最后在甲醇中与盐酸乌洛托品作用环合而得(图7-11)。

【物理性质】 本品为白色或类白色结晶性粉末;无臭,味微苦。熔点130~134℃。在水中几乎不溶,在乙醇中溶解,pK_a为3.4。

【化学性质】

1. 开环反应

本品由于分子中具有酰胺及烯胺的结构,遇酸或碱受热易水解开环。可以1,2位开环,

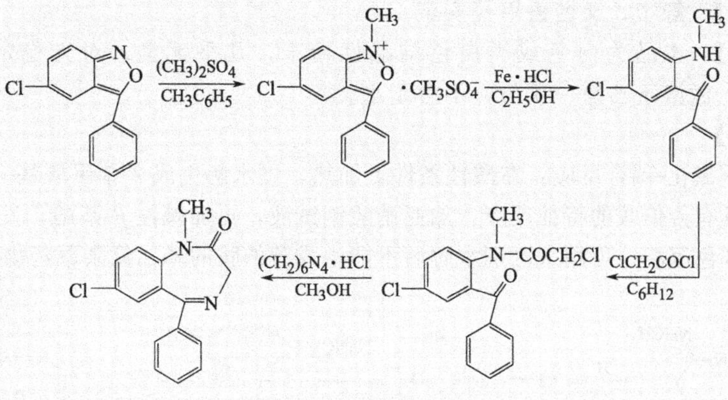

图 7-11 地西泮的合成

也可以 4,5 位开环，两个过程可同时进行，生成 2-甲氨基-5-氯-二苯甲酮和甘氨酸（图7-12）。

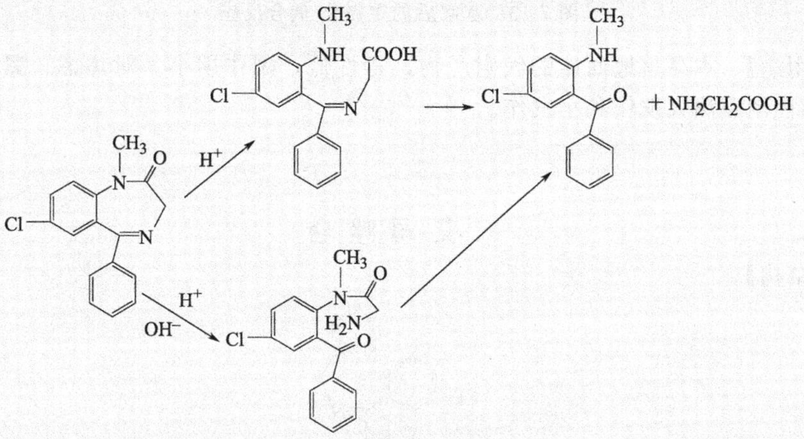

图 7-12 地西泮的开环反应

2. 沉淀反应

本品可进行生物碱的一般反应，加碘化铋钾试液，产生橙红色沉淀（$B \cdot HBiI_4$）。

3. 硫酸-荧光反应

地西泮溶于硫酸后，在紫外光（365nm）下，呈黄绿色荧光。

【主要用途】 临床上用于治疗神经官能症。

*奥沙西泮

【化学结构】

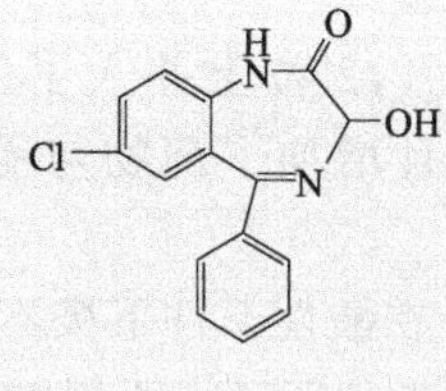

【化学名称】 5-苯基-3 羟基-7-氯-1,3-二氢-2H-1,4 苯并二氮杂䓬-2-酮。

【习惯名称】 舒宁，又名去甲羟安定。

【物理性质】 本品为白色或类白色结晶性粉末，几乎无臭；对光稳定，熔点199～202℃（分解）。微溶于乙醇、氯仿，不溶于水。

【化学性质】

水解后的重氮化-偶合反应：在酸性条件下加热，可水解生成2-苯甲酰基-4-氯苯胺、乙醛酸和氨，前者具有芳伯胺的特征反应，加亚硝酸钠试液，再加碱性β-萘酚，发生重氮化-偶合反应，生成橙红色沉淀，可用来区别水解后不能生成芳伯胺的苯二氮杂䓬药物（图7-13）。

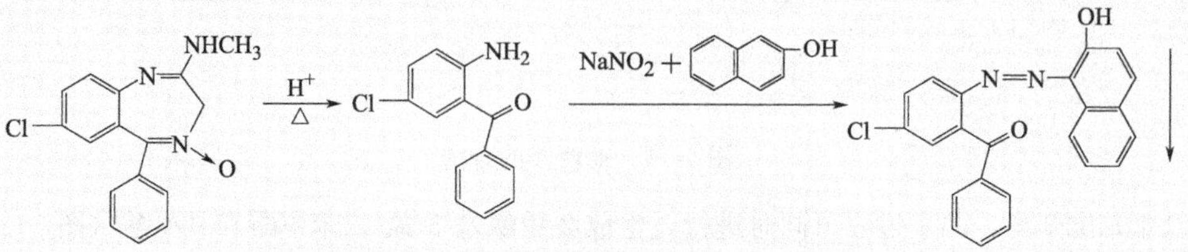

图7-13 水解后的重氮化-偶合反应

【主要用途】 本品是地西泮的代谢产物，毒性低，副作用小。对焦虑、紧张、失眠均有效，还能控制癫痫大发作和小发作。

*艾司唑仑

【化学结构】

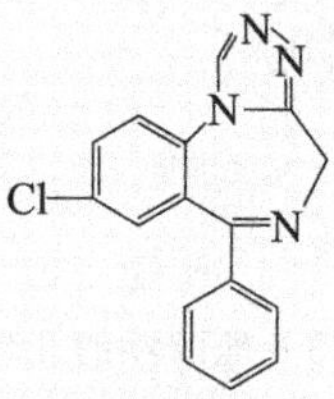

【化学名称】 6-苯基-8氯-4H-[1,2,4]-三氮唑[4,3-α][1,4]苯并二氮杂䓬。

【习惯名称】 舒乐安定。

【合成路线】 本品的结构特点是苯二氮杂䓬在1,2位并入三唑环，其合成方法有特殊性。常用的两种路线均以2-氨基-5-氯二苯甲酮为原料。第一条路线是与氨基乙腈环合，再用肼引入第三个氮原子，经甲酸处理形成三唑环，得到艾司唑仑。另一条路线是2-氨基-5-氯二苯甲酮先和甘氨酸乙酯盐酸盐反应形成七元的 2-酮苯二氮杂䓬，与 P_4S_{10}（phosphorus pentasulfide）生成2-硫苯二氮杂䓬，再经与第一条路线相同的过程得到艾司唑仑（图7-14）。

【物理性质】 本品为白色或类白色结晶性粉末；无臭，味微苦。易溶于氯仿或乙醚，溶于甲醇，略溶于乙醇或乙酸乙酯，几乎不溶于水。熔点230～231℃。

【化学性质】

(1) 本品的苯二氮杂䓬结构在1,2位上并入了三唑环，不仅增强了代谢稳定性，使药物不易于1,2位水解开环，而且增加了药物与受体的亲和力，因此增强了药物的生理活性。

(2) 本品的5,6-亚胺键不稳定，在酸性条件下极不稳定，室温即可水解开环，和非三唑类相似，在碱性条件下，亦能可逆性地闭环，不影响药物的生物利用度。

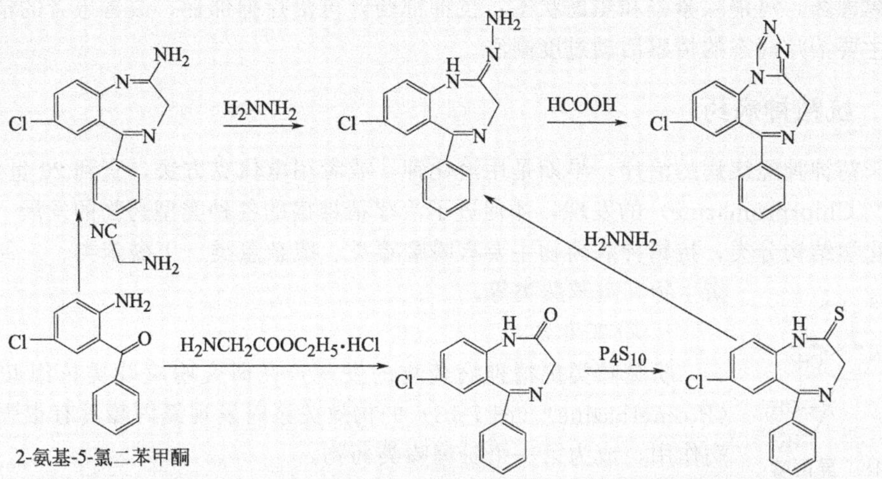

图 7-14 艾司唑仑的合成

（3）本品加盐酸煮沸 15min，三唑环可开环，能进行芳香伯胺的特征反应。

【主要用途】 本品是新型的苯并二氮杂䓬类药物，其镇静催眠作用比硝西泮强 2.4～4 倍。还具有广谱抗惊厥作用。

三、咪唑并嘧啶类

一般讲，所有的镇静催眠药对中枢神经系统都有抑制作用，会产生依赖性、戒断症状和宿醉现象。20 世纪 80 年代后期，人们开发了新一代非苯二氮䓬类催眠药。唑吡坦（Zolpidem）（图 7-15）是首先面市的该类药物。它可以选择性地与苯二氮䓬 ω_1 受体亚型结合，而与 ω_2、ω_3 受体亚型的亲和力很差，因而具有较强的镇静催眠作用，而对呼吸系统无抑制作用，抗惊厥和肌肉松弛作用较弱。在正常治疗周期内，极少产生耐受性和身体依赖性，使用较为安全。因此上市后得到广泛认同，已成为治疗失眠症的标准药物，有逐步取代苯二氮䓬类药物的趋势。其他较新的药物还有吡咯并吡嗪酮类药物佐匹克隆（Zopiclone）（图 7-16）、扎来普隆（Zaleplon）（图 7-17）等。

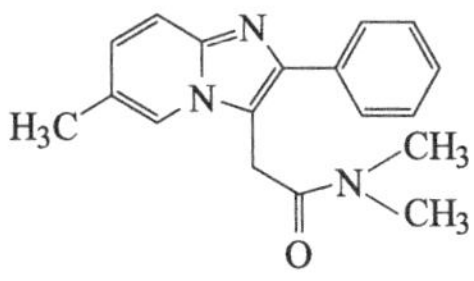

图 7-15 唑吡坦化学结构 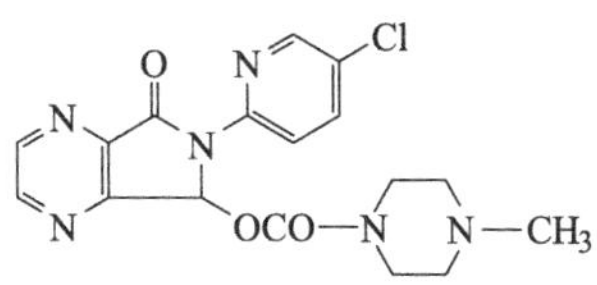　　图 7-16 佐匹克隆化学结构 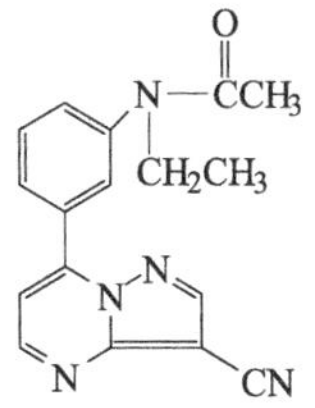　　图 7-17 扎来普隆化学结构

第二节　抗精神失常药

精神失常主要表现为各种精神分裂症、焦虑、抑郁、狂躁等。抗精神失常药对精神活动有选择性抑制作用，在不影响意识清醒的情况下，清除躁狂不安、精神错乱、忧郁、焦虑等症状。

本类药物根据药理作用分为：抗精神病药，主要用于精神分裂症，使病人恢复正常理智；抗焦虑药，可消除紧张和焦虑状态；抗抑郁药，可治疗抑郁症，改善患者的情绪；抗躁狂药，主要治疗病态的情感活动过度高涨。

一、抗精神病药

对于精神神经疾病的治疗，早期是用溴化钾，或者用电休克方法，直到20世纪50年代氯丙嗪*（Chlorpromazine）的发现，才促进了治疗精神病的各种类型药物的发展。

按化学结构分类，抗精神病药物主要有吩噻嗪类、硫杂蒽类、丁酰苯类、二氮䓬类及其衍生物和酰苯胺类等。

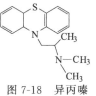

图7-18 异丙嗪

1. 吩噻嗪类

吩噻嗪类抗精神病药物的发现：在研究吩噻嗪类抗组胺药异丙嗪（Promethazine）（图7-18）的构效关系时发现氯丙嗪具有很强的抗精神病作用，成为第一个吩噻嗪类药物。

氯丙嗪有较强的安定作用，临床上常用来治疗以兴奋症为主的精神病，但副作用较大，因此对氯丙嗪进行了结构改造。当氯丙嗪2位氯原子分别被乙酰基和三氟甲基取代时，得到乙酰丙嗪（Acepromazine）和三氟丙嗪（Triflupromazine）。乙酰丙嗪作用弱于氯丙嗪，但毒性亦较低；三氟丙嗪的活性为氯丙嗪的4倍。

吩噻嗪母核上的氮原子（10位）的取代基对活性的影响很大，可进行结构改造，当10位侧链上的二甲氨基以哌嗪衍生物取代时，得到作用更强的药物，如奋乃静（Perphenazine）、氟奋乃静（Fluphenazine）、三氟拉嗪（Trifluoperazine）（表7-3）。

将侧链含有羟乙基的哌嗪类药物与长链脂肪酸缩合成酯，是畅销的抗精神失常药。如氟奋乃静庚酸酯和氟奋乃静癸酸酯的作用时间长。

表7-3 几种吩噻嗪类药物结构及作用强度比较

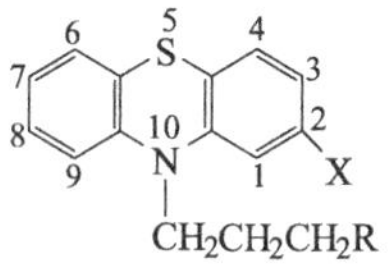

药物名称	R	X	作用强度
氯丙嗪	$-N(CH_3)_2$	$-Cl$	1
乙酰丙嗪	$-N(CH_3)_2$	$-COCH_3$	<1
三氟丙嗪	$-N(CH_3)_2$	$-CF_3$	4
奋乃静	$-N\diagdown N-CH_2CH_2OH$	$-Cl$	10
氟奋乃静	$-N\diagdown N-CH_2CH_2OH$	$-CF_3$	50
三氟拉嗪	$-N\diagdown N-CH_3$	$-CF_3$	13
氟奋乃静庚酸酯	$-N\diagdown N-CH_2CH_2OCOC_6H_{13}$	$-CF_3$	—
氟奋乃静癸酸酯	$-N\diagdown N-CH_2CH_2OCOC_9H_{19}$	$-CF_3$	—

*盐酸氯丙嗪

【化学结构】

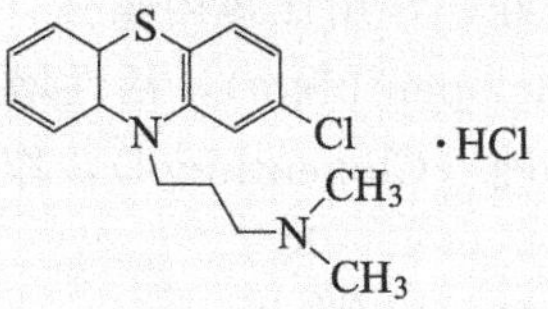

【化学名称】 N,N-二甲基-2-氯-10H-吩噻嗪-10-丙胺盐酸盐。

【习惯名称】 冬眠灵。

【合成路线】 以间氯苯胺为原料与邻氯苯甲酸经 Ullmann 反应,制得 2-羧基-3-氯-二苯胺,与铁粉加热脱去羧基,在碘的催化下与硫环合,形成三环吩噻嗪母核,再于碱性缩合剂催化下与相应的卤代侧链缩合得到。用硫环合时,生成少量 4-氯吩噻嗪,该化合物在氯苯中溶解度大,可用氯苯作溶剂,2-氯吩噻嗪析出结晶,而 4-氯吩噻嗪留在母液中。以 1-氯-3-二甲氨基丙烷为侧链缩合得到氯丙嗪后,用饱和盐酸醇溶液制成盐得到盐酸氯丙嗪(图 7-19)。

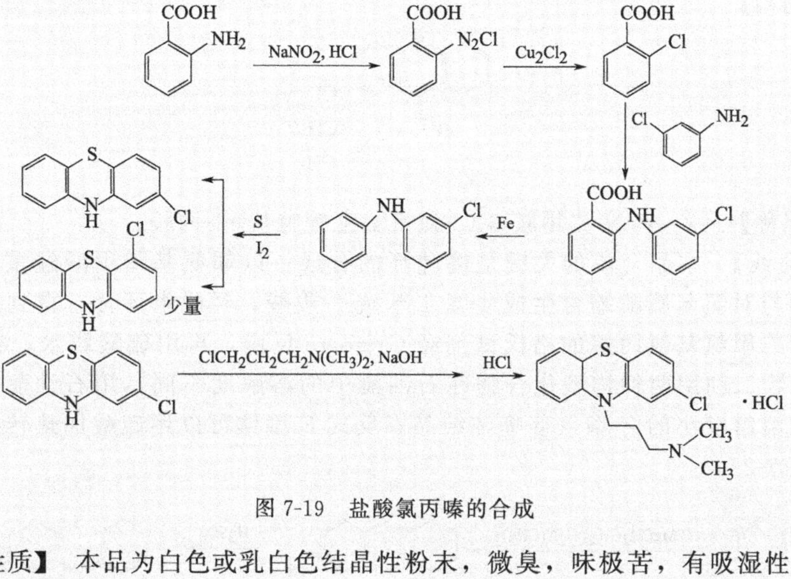

图 7-19 盐酸氯丙嗪的合成

【物理性质】 本品为白色或乳白色结晶性粉末,微臭,味极苦,有吸湿性,极易溶于水,水溶液显酸性,5%水溶液的 pH 为 4~5,易溶于乙醇或氯仿,不溶于乙醚或苯。熔点194~198℃。

【化学性质】

(1) 由于吩噻嗪环的 S 和 N 有丰富的电荷密度,易被氧化,在空气或日光中放置,渐变为红色。氧化产物非常复杂,最少有 12 种以上。因此注射液中需加入对氢醌、连二亚硫酸钠、亚硫酸氢钠或维生素 C 等抗氧化剂,以阻止氧化变色。

(2) 本品水溶液加硝酸后显红色,同时生成瞬即消失的白色浑浊;稍经放置,红色变深;加热,溶液迅速变为无色。

(3) 本品与氯化铁作用,可显示稳定的红色。

【主要用途】 临床用于治疗精神分裂症和躁狂症,亦用于镇吐、强化麻醉及人工冬眠等。氯丙嗪可抑制脑干网状结构的上行激活系统,故还有很强的镇静作用。可以影响延脑的呕吐中枢活动,故有抑制呕吐的作用。

2. 硫杂蒽类

将碳原子取代吩噻嗪环上10位氮原子，并通过双键形成与侧链相连而形成的噻吨类化合物，又称硫杂蒽类（图7-20）。如常用药物氯普噻吨*（Chlorprothixene，又名泰尔登），对精神分裂症和神经官能症疗效较好、作用比氯丙嗪强，毒性也较小。氯普噻吨的侧链以羟乙基哌嗪取代，得到珠氯噻吨（Zuclopenthixol），活性增强，作用与氟哌啶醇相同。它是顺式异构体，其反式异构体为氯哌噻吨（Clopenthixol），作用比氟哌啶醇弱。

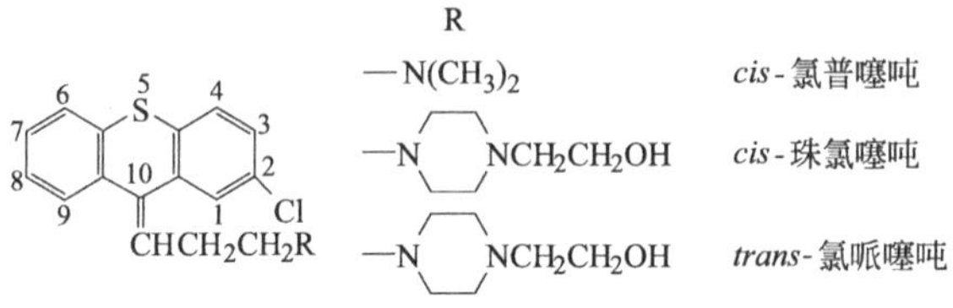

图 7-20 硫杂蒽类药物化学结构

*氯 普 噻 吨

【化学结构】

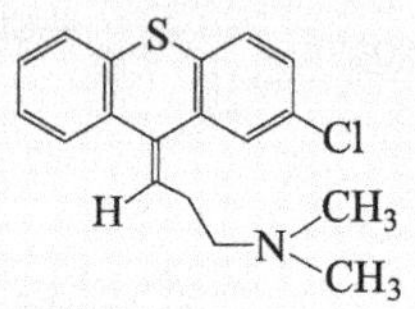

【化学名称】 (Z)N,N-二甲胺-3-(2-氯-9H-亚噻吨基)-1-丙胺。

【合成路线】 本品合成的关键是噻吨环的合成。以邻氨基苯甲酸经重氮化，生成的重氮化物与对氯苯硫酚缩合生成4-氯二苯硫-2-羧酸，经脱水环合，得到三环物2-氯噻吨酮。以二甲氨基氯丙烷的格氏试剂经Grignard反应，再用硫酸脱水，得到E型和Z型的混合物。利用两种构型化合物在石油醚中的溶解度不同，用石油醚处理，得到在石油醚中溶解度小的Z型氯普噻吨结晶。反式E型体可以用硫酸加热转化为Z型氯普噻吨（图7-21）。

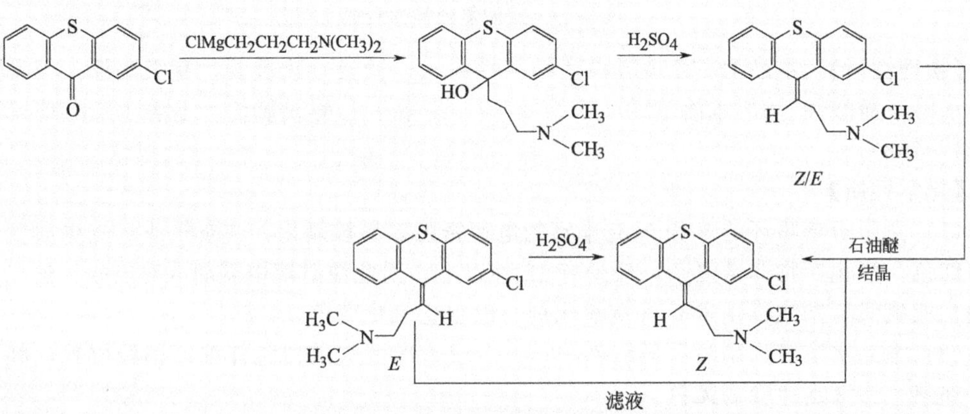

图 7-21 氯普噻吨的合成

【物理性质】 本品是淡黄色结晶性粉末，具氨臭。易溶于氯仿或乙醚，溶于乙醇，不溶于水，熔点97~98℃。具碱性，侧链的二甲氨基能与盐酸成盐。

【化学性质】
(1) 本品加硝酸后显亮红色，在紫外灯下其溶液显绿色。
(2) 本品在室温条件下比较稳定，在光照和碱性条件下，可发生双键的分解，生成 2-氯噻吨和 2-氯噻吨酮（图 7-22）。

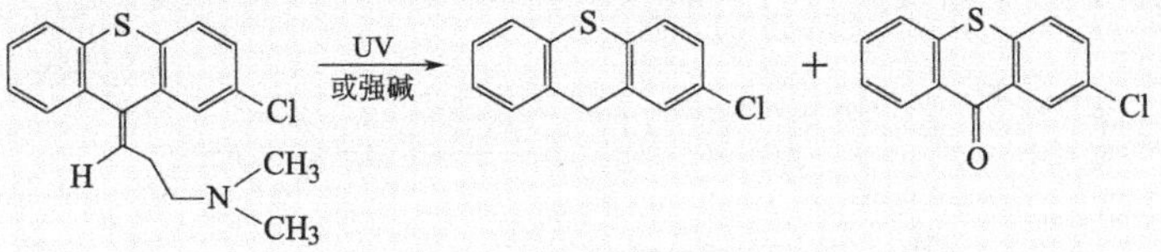

图 7-22　氯普噻吨的分解

【主要用途】　本品通过阻断脑内神经突触后多巴胺受体而产生较强的镇静作用，还可以减少对脑干网状结构的直接刺激，对精神运动兴奋的病人能较快地控制兴奋和躁动，还可以用于躁狂症治疗。本品可抑制延脑化学感受区，具有止吐的作用。

3. 丁酰苯类及其类似物

在研究镇痛药哌替啶衍生物的过程中，发现将哌啶 N 上的甲基用丁酰基取代时，除具有吗啡样活性外，还有类似氯丙嗪的作用，因此发展了有较强抗精神失常作用的丁酰苯类。

氟哌啶醇*（Haloperidol）是此类中最早应用于临床的抗精神失常药。后来发现了作用更强的三氟哌多（三氟哌啶醇，Trifluperidol）等（图 7-23）。

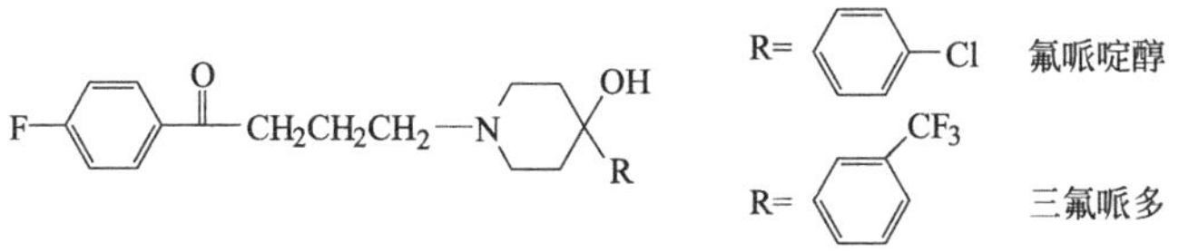

图 7-23　氟哌啶醇和三氟哌多化学结构

在对丁酰苯类的结构改造中，用 4-氟苯甲基取代丁酰苯部分的酮基，发现了具有长效作用二苯丁基哌啶类抗精神失常的药物。如五氟利多（Penfluridol）、氟司必林（Fluspirilene）和匹莫齐特（Pimozide）（图 7-24）。

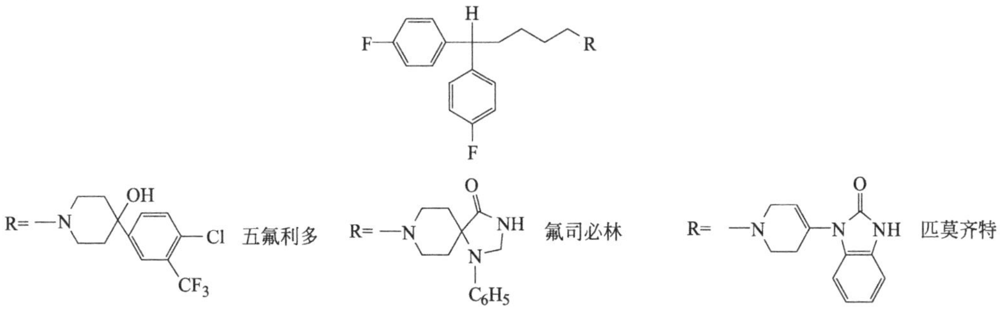

图 7-24　五氟利多、氟司必林和匹莫齐特化学结构

*氟哌啶醇

【化学结构】

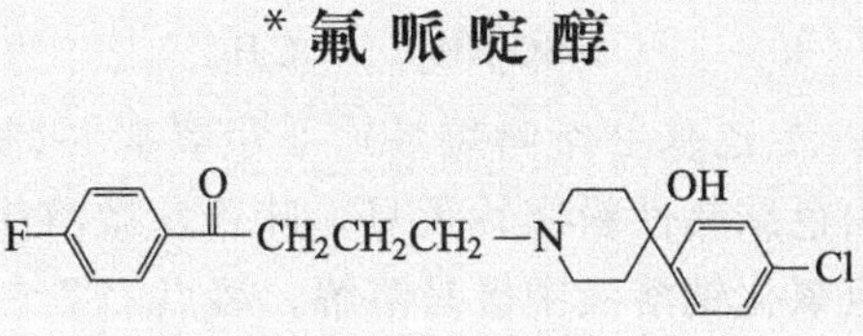

【化学名称】 1-(4-氟苯基)-4-[4-(4-氯苯基)4-羟基-1-哌啶基]-1-丁酮。

【合成路线】 以氟苯为原料，与4-氯丁酰氯经Friedel-Crafts反应，形成4-氯-1-(4-氟苯基)丁酮-1。再用1-氯-4-异丙烯基苯与氯化铵、甲醛缩合，经盐酸加热脱水重排生成4-(4-氯苯基)-1,2,3,6-四氢吡啶，经溴化氢加成、水解生成4-(4-氯苯基)哌啶-4-醇。后者与4-氯-1-(4-氟苯基)丁酮-1缩合而得到本品（图7-25）。

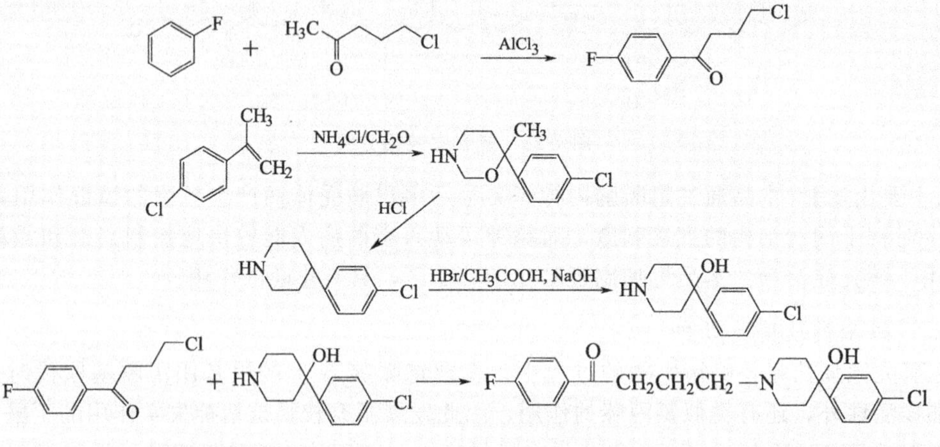

图 7-25 氟哌啶醇的合成

【物理性质】 本品为白色或类白色结晶性粉末，无臭，无味。溶于氯仿，略溶于乙醇，微溶于乙醚，几乎不溶于水。熔点147～149℃，对光敏感。

【主要用途】 临床用于治疗各种急慢性精神分裂症及躁狂症，对止吐也有效。本品的锥体外系副作用高达80%，而且有致畸作用。

4. 苯酰胺类

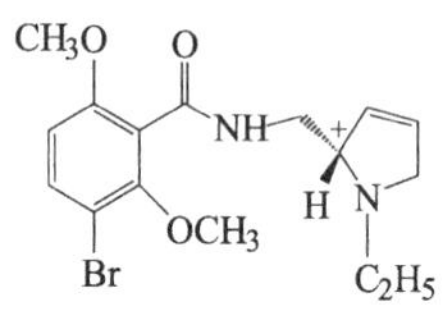

苯酰胺类药物是20世纪70年代后发展起来的一类作用强而副作用相对低的抗精神病药物。如舒必利*（Sulpiride）不仅能抗精神病和抗抑郁，同时还有止吐及抑制胃液分泌作用。它的作用机理是对中脑边缘系统多巴胺功能的亢进有明显的抑制作用，并有神经肌肉副作用。由于它能阻滞疼痛冲动经丘脑束向网状结构的传导，因此具有镇痛作用。新近上市的瑞莫必利（Remoxipride）（图7-26）是舒必利的类似物，作用类似于氟哌啶醇，副作用小。

图 7-26 瑞莫必利化学结构

*舒 必 利

【化学结构】

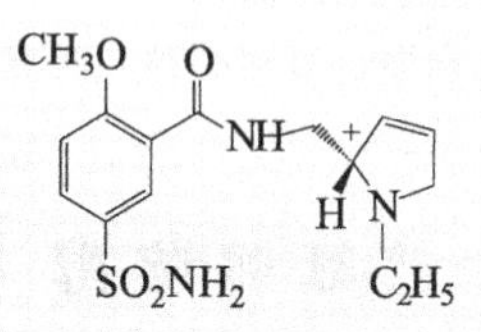

【化学名称】 N-[甲基-(1-乙基-2-吡咯烷基)]-2-甲氧基-5-(氨基磺酰基)-苯甲酰胺。

【物理性质】 本品为白色结晶性粉末；无臭，味苦。微溶于乙醇、丙酮，几乎不溶于水、乙醚、氯仿及苯，在氢氧化钠溶液中极易溶解。熔点177～180℃，pK_a为9.1。结构中有手性碳存在光学异构体，左旋体 S-(−) 具有抗精神病活性，临床使用外消旋体。

【化学性质】 在氢氧化钠溶液中加热，水解释放出氨气，能使湿润的红色石蕊试纸变蓝。

【主要用途】 本品用于治疗精神分裂症及焦虑性神经官能症，也有用于止吐，止吐作用是氯丙嗪的166倍，并有抗抑郁作用。它的优点是很少有锥体外系副作用。

二、抗焦虑药

抗焦虑药主要用于缓解焦虑和紧张，以苯二氮䓬类为主，包括氯氮䓬（利眠宁）、地西泮（安定）及其衍生物。这类药物治疗效果好，安全度大，副作用小，兼具抗焦虑、松弛肌紧张、抗癫痫及镇静安眠等作用，临床应用最为广泛。

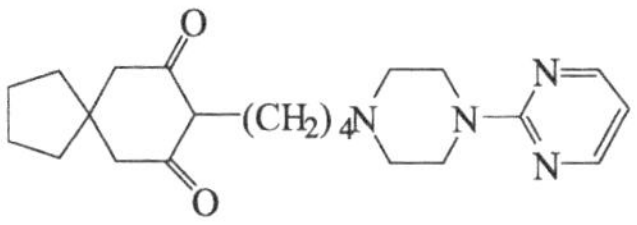

丁螺环酮（Buspirone）（图 7-27）为新型抗焦虑药，无药物依赖性及成瘾性，副作用少，对从事驾驶等有关技术工作的病人几乎无影响，是一种较好的抗焦虑药，临床用于各种焦虑症的治疗。

图 7-27 丁螺环酮化学结构

三、抗抑郁药

抗抑郁药是一类主要治疗情绪低落、心情郁郁寡欢、悲观、消极的药物，用药后可以使情绪振奋，提高情绪，增强思维能力及使精力好转。临床常用的抗抑郁药可分为单胺氧化酶抑制剂、5-羟色胺重摄取抑制剂及去甲肾上腺素重摄取抑制剂（三环类抗抑郁药）。5-羟色胺再摄取抑制剂为新型抗抑郁药，该类药物选择性强，副作用低。

抗抑郁药主要有三类（表 7-4）：一类，单胺氧化酶抑制剂，是一种催化体内单胺类递

表 7-4 主要抗抑郁药分类

类　　别	药物名称及化学结构
单胺氧化酶抑制剂	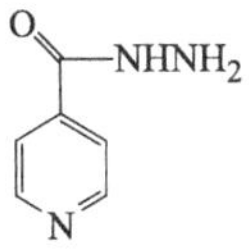 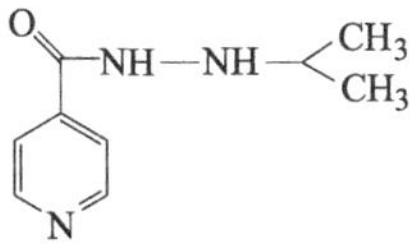 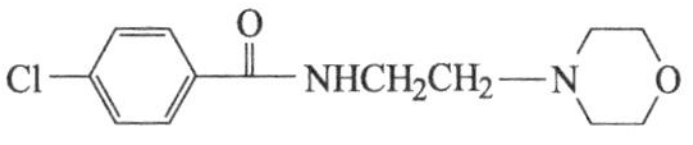 异烟肼　　异丙烟肼　　吗氯贝胺
5-羟色胺重摄取抑制剂	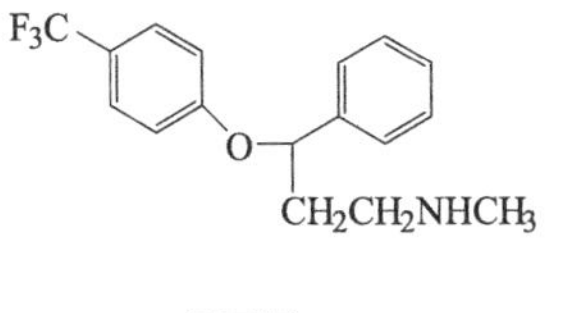 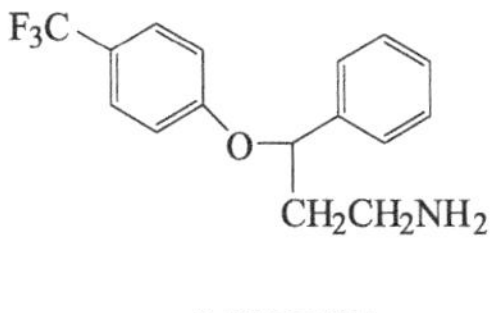 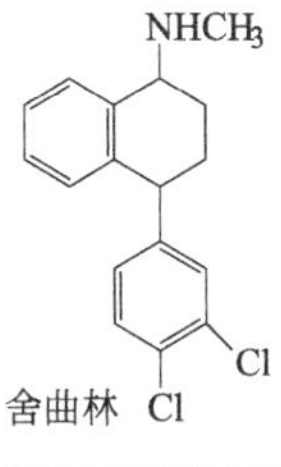 氟西汀　　去甲氟西汀　　舍曲林
三环类抗抑郁药	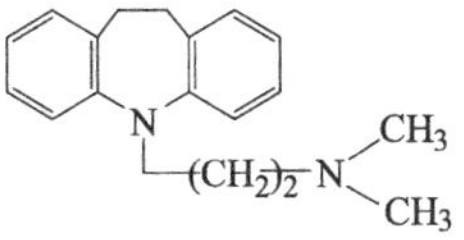 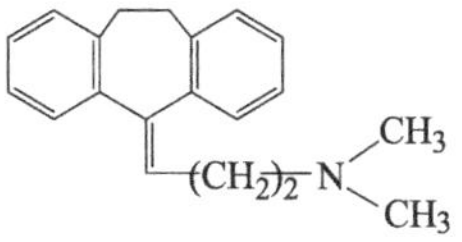 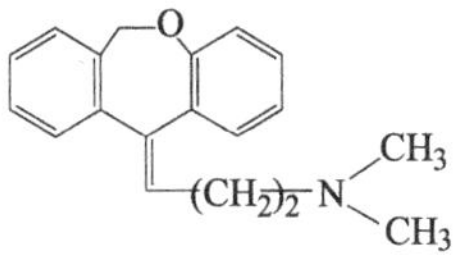 丙咪嗪　　阿米替林*　　多塞平

质代谢失活的酶，单胺氧化酶抑制剂可以通过抑制去甲肾上腺素、肾上腺素、多巴胺和5-羟色胺等单胺类递质的代谢失活，而减少脑内5-羟色胺和去甲肾上腺素的氧化脱胺代谢，使脑内受体部位神经递质5-羟色胺或去甲肾上腺素的浓度增加，利于突触的神经传递而达到抗抑郁的目的；二类，5-羟色胺重摄取抑制剂，是抑制神经细胞对5-羟色胺的重摄取，提高其在突触间隙中的浓度，从而可以改善病人的低落情绪，该类药物选择性强，副作用明显低于三环类；三类，去甲肾上腺素重摄取抑制剂（三环类抗抑郁药），可提高脑中去甲肾上腺素和5-羟色胺的浓度，为现在标准治疗药物，但起效慢，伴有严重不良反应。

* 盐酸阿米替林

【化学结构】

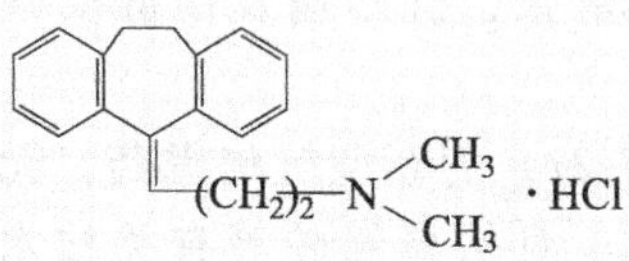

【化学名称】 N,N-二甲基-3-(10,11 二氢-5H-二苯并[a,d]环庚三烯-5-亚基)-1-丙胺盐酸盐。

【合成路线】 本品合成的关键是双键的形成，以二苯[a,d]环庚酮为原料，经Grignard反应，得到5-羟基-5-(3-二甲氨基丙基)二苯[a,d]环庚二烯，用浓盐酸脱水并成盐而制得（图7-28）。

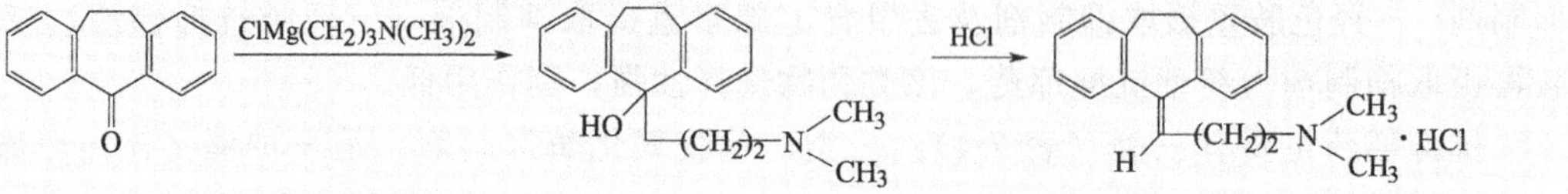

图7-28 盐酸阿米替林的合成

【物理性质】 本品是无色油状物，盐酸盐为无色结晶，味苦，有烧灼感，随后有麻木感。溶于水、甲醇、乙醇或氯仿，几乎不溶于乙醚。熔点 195~199℃。

【化学性质】 本品具有双苯并稠环共轭体系，并且侧链含有脂肪族第三胺结构。对日光较敏感，易被氧化变成黄色，故需避光保存。加氧化剂硫酸时，溶液可显红色。其水溶液不稳定，在缓冲溶液中能分解，某些金属离子能催化本品降解。

【主要用途】 本品适用于各种抑郁症的治疗，尤其对内因性精神抑郁症的疗效好。由于不良反应少，是临床最常用的三环类抗抑郁药，能明显改善或消除抑郁症状。

四、抗躁狂药

躁狂症是一种病态的情感活动过于高涨的精神失常，发病机理不明。抗精神失常药中的氯丙嗪、氟奋乃静和氟哌啶醇等均可治疗躁狂症，而最常用的是锂盐类的药物，首选碳酸锂（Li_2CO_3，lithium carbonate）。

碳酸锂对正常人的精神活动没有影响，对躁狂症发作有特效。其作用机理尚未确定，可能是由于锂离子的作用，影响钾、钠离子的三磷酸腺苷活性，使神经元间细胞膜钠离子转换功能改善，而使神经递质的含量降低。另外，碳酸锂可以促进5-羟色胺合成，可使情绪稳定。也有人认为碳酸锂的机理是抑制脑内神经突触部位的去甲肾上腺素释放，并促进其重摄取，使去甲肾上腺素的含量降低，稳定病人的情绪，除用于躁狂症，还能治疗神经分裂症。

碳酸锂虽然口服吸收完全,但由于通过血脑屏障慢,因此显效慢。

思 考 题

一、选择题

A 型题

1. 具有下列化学结构的药物是（   ）。

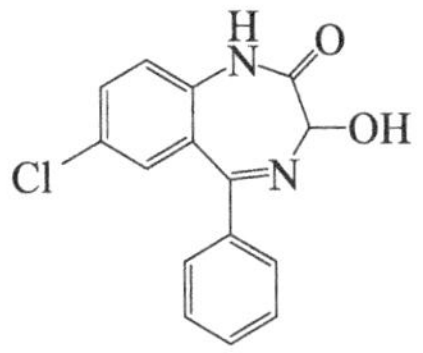

A. 奥沙西泮　　　　B. 氯硝西泮　　　　C. 硝西泮

D. 艾司唑仑　　　　E. 地西泮

2. 地西泮属于哪种结构的镇静催眠药？（   ）

A. 二苯并氮䓬　　　B. 巴比妥　　　　　C. 丁二酰亚胺

D. 苯二氮䓬　　　　E. 乙内酰脲类

3. 抗精神失常药物从化学结构主要为（   ）。

A. 吩噻嗪,硫杂蒽与丁酰苯　　　　　B. 巴比妥,硫氢杂䓬与哌啶醇

C. 吩噻嗪,巴比妥与氨甲酸酯　　　　D. 吩噻嗪,巴比妥与哌啶醇

E. 1,2-苯二氮䓬类,硫杂蒽与丁酰苯类

C 型题

[4～8]

A. 硫喷妥钠　　　　B. 甲丙氨酯　　　　C. 奋乃静

D. 艾司唑仑　　　　E. 氟哌啶醇

4. 氨苯甲酸酯类镇静催眠药（   ）。

5. 丁酰类抗精神失常药（   ）。

6. 1,4-苯二氮䓬类镇静催眠药（   ）。

7. 吩噻嗪类抗精神失常药（   ）。

8. 短效巴比妥类镇静催眠药（   ）。

[9～11]

A. 单胺氧化酶抑制剂　　　　　　B. 5-羟色胺重摄取抑制剂

C. 去甲肾上腺素重摄取抑制剂

9. 异烟肼是（   ）。

10. 氟西汀是（   ）。

11. 阿米替林是（   ）。

[12～15]

A. 奋乃静　　　B. 舒必利　　　C. 氯普噻吨　　　D. 三氟哌多

12. 硫杂蒽类的抗精神失常药（   ）。

13. 丁酰苯类的抗精神失常药（   ）。

14. 吩噻嗪类的抗精神失常药（   ）。

15. 苯酰胺类的抗精神失常药（   ）。

X 型题

16. 以下为 1,4-苯二氮䓬的药物是（　　　）。

A. 卡马西平　　　B. 硝西泮　　　C. 阿普唑仑　　　D. 艾司唑仑

E. 地西泮

二、简答题

1. 巴比妥类药物的一般化学性质有哪些？简述合成通法。
2. 为什么苯巴比妥的制备不能用巴比妥药物的制备通法？
3. 简述苯二氮䓬类药物的构效关系。
4. 吩噻嗪类药物的结构改造方法有哪些？改造后的药物各举一例。
5. 抗精神病药物的主要结构类型有哪些？各举一例。
6. 抗抑郁药主要分为哪几类？各举一例。
7. 简述苯巴比妥的合成路线。

第八章 解热镇痛药及非甾体抗炎药

学习目标

1. 熟悉解热镇痛药、非甾类抗炎药的作用机理及结构类型。
2. 掌握阿司匹林、对乙酰氨基酚、安乃近、吲哚美辛、布洛芬、吡罗昔康的化学结构、理化性质及临床应用。
3. 掌握阿司匹林、对乙酰氨基酚的制备方法。
4. 了解抗痛风药物中的别嘌醇、丙磺舒和秋水仙碱的化学结构及用途。

解热镇痛药是指既能使发热病人的体温降至正常,又能缓解中等程度疼痛的药物,其中多数兼有抗炎和抗风湿的作用。非甾类抗炎药多有解热、镇痛作用,且无甾类药物的副作用,在临床上主要侧重于抗炎、抗风湿。

解热镇痛药和非甾体抗炎药的作用机制都是通过选择性地抑制花生四烯酸环氧化酶的活性,阻断或减少前列腺素的生物合成,而达到消炎、解热、镇痛作用。具体来说,前列腺素是一种致热源,能使体温上升。同时,前列腺素虽然本身致痛作用较弱,但能增强其他致痛物质(如5-羟色胺、组胺等)的致痛作用,加重疼痛,因此解热镇痛药和非甾体抗炎药通过抑制前列腺素的生物合成而起到解热镇痛的作用。所以这两类药物在本质上并无区别,总称为非甾类抗炎药。

应用解热镇痛药和非甾体抗炎药往往难以避免发生消化道不良反应,如消化不良、上腹不适、恶心、呕吐、出血、溃疡等,随剂量的增加和用药时间的延长,也会逐渐损伤肾功能。解热镇痛药和非甾体抗炎药对消化道损伤是由于它对黏膜细胞起保护作用的PGS合成抑制,导致溃疡出血的主要原因包括黏液和碳酸盐合成减少,对毛细血管的损伤导致血流减少以及胃酸和蛋白酶分泌改变。

第一节 解热镇痛药

解热镇痛药是一类能使发热病人的体温降至正常,并能缓解疼痛的药物。解热镇痛药和吗啡类镇痛药不同,其作用部位主要是在外周,镇痛范围限于头痛、牙痛、神经痛、肌肉痛、关节痛和月经痛等慢性钝痛,对于急性锐痛如创伤性疼痛和内脏平滑肌痉挛所致的绞痛等几乎无效。这类药物大多数对风湿病和痛风疼痛能减轻其症状,除苯胺药物均有一定抗炎作用,不易产生耐受性及成瘾性。

解热镇痛药按其化学结构类型可分为三类:水杨酸类、苯胺类和吡唑酮类。这三类药物在临床上应用已久,其中水杨酸类由于毒性低而被广泛地使用。

一、水杨酸类药物

19世纪以前,人们就知道咀嚼柳树皮能缓解牙疼,1838年从柳树皮中提取得到水杨苷,后经水解氧化得到邻羟基苯甲酸（水杨酸，Salicylic acid）。1875 年发现水杨酸钠具有解热镇痛和抗风湿作用，并应用到临床，但其对胃肠道刺激性较大。1898 年德国化学家霍夫曼（Hofmann）将水杨酸的羟基乙酰化制得乙酰水杨酸（阿司匹林*，Aspirin）。与水杨酸钠相比较，其解热镇痛作用强，毒副作用小，临床应用至今，仍然是良好的解热镇痛和抗风湿病药物。同时还发现它有明显抑制血小板聚集，防治血栓性疾病等新的作用。由于阿司匹林结构中有游离的羧基，口服用药对胃黏膜有刺激性，长期使用或剂量过大可诱发并加重溃疡病，甚至引起胃出血。因此，对阿司匹林的结构进行了一系列的结构修饰，以寻找疗效更好、毒副作用更小的水杨酸衍生物，如将其制成盐、酯、酰胺等。在临床上应用的有乙酰水杨酸铝（阿司匹林铝，Aluminium acetyl salicylate）、水杨酰胺（Salicylamide）、贝诺酯（扑炎痛，Benorilate）、赖氨匹林（Aspirin lysine）等（图 8-1）。

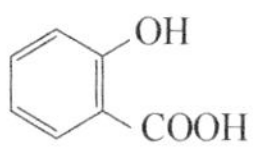
水杨酸

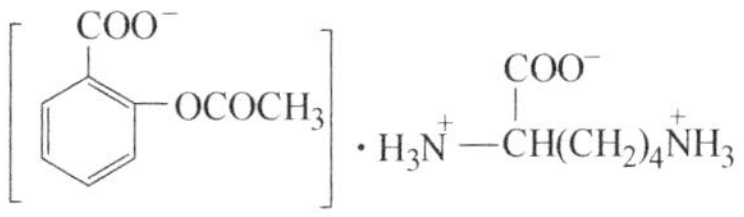
赖氨匹林

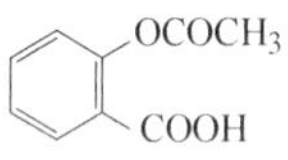
阿司匹林

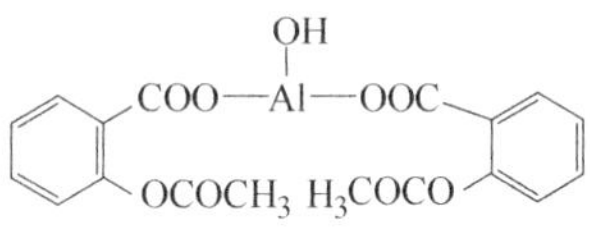
阿司匹林铝

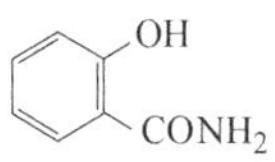
水杨酸胺

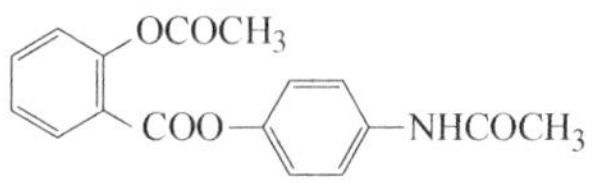
贝诺酯

图 8-1　水杨酸类药物化学结构

阿司匹林铝解热镇痛作用与阿司匹林相当，口服吸收，在胃中几乎不吸收，进入小肠才分解成 2 分子的阿司匹林，故对胃刺激性小。水杨酰胺镇痛作用是阿司匹林的 7 倍，对胃几乎无刺激性。

贝诺酯是乙酰水杨酸与对乙酰氨基酚所形成的酯。它是阿司匹林的前药，由于阿司匹林中的羧基已成酯，该药对胃无刺激作用，不良反应小，病人易于耐受，更适于老人和儿童使用，可用于感冒、发烧、头痛、风湿性关节炎及其他发热所引起的疼痛。

为了克服口服给药对胃肠道的刺激，可将阿司匹林与碱性氨基酸成盐生成赖氨匹林，成盐后其水溶性增加，可配成注射剂使用，避免了胃肠道的副反应。

在阿司匹林的 5 位上引入含氟取代基，能明显增强消炎镇痛作用，且胃肠道刺激性小，如氟苯柳（Flufenisal）（图 8-2）和二氟尼柳（Diflunisal）（图 8-3）。其中二氟尼柳的消炎镇痛作用比阿司匹林强 4 倍，作用时间长达 12h，不仅对胃肠道刺激性小，对血小板功能影响也较小，用于关节炎、手术后疼痛、癌症疼痛的治疗，是一个临床应用较好的长效消炎镇痛药。

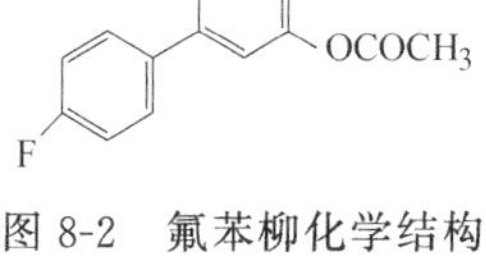
图 8-2　氟苯柳化学结构

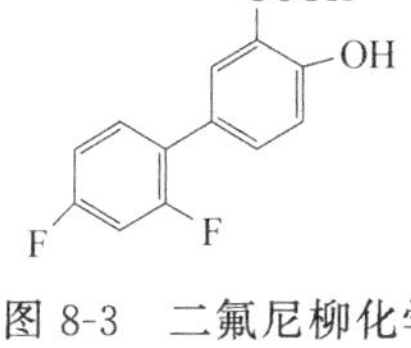
图 8-3　二氟尼柳化学结构

*阿司匹林

【化学结构】

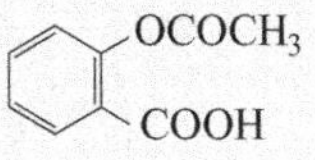

【化学名称】 2-(乙酰氧基)苯甲酸。

【通用名称】 乙酰水杨酸。

【合成路线】 本品以水杨酸为原料、乙酐为酰化剂,在硫酸催化下,进行乙酰化反应即得本品(图8-4)。

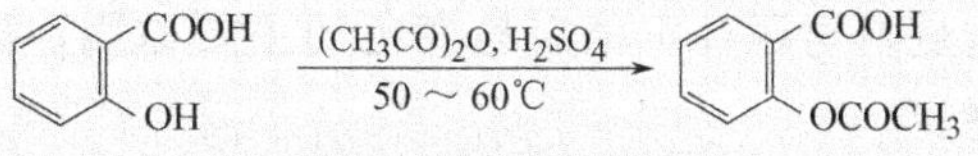

图8-4 阿司匹林的合成

在阿司匹林的合成过程中,由于乙酐具有较强的脱水作用,会产生副产物乙酰水杨酸酐,乙酰水杨酸酐(图8-5)会引起较强的过敏性反应,故成品总其含量应该控制在0.003%以下。

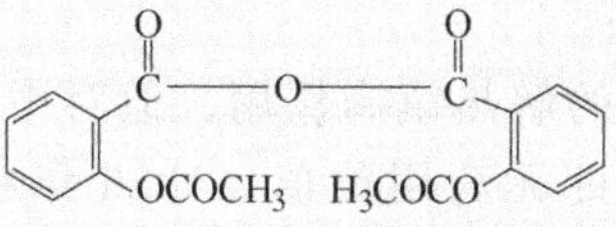

图8-5 乙酰水杨酸酐化学结构

同时,由于原料水杨酸中可能混有苯酚等杂质,在制备阿司匹林的过程中会产生乙酰苯酯(图8-6)和乙酰水杨酸苯酯(图8-7),它们在碳酸钠溶液中不溶解(阿司匹林在碳酸钠溶液中溶解),故药典中规定应检查阿司匹林在碳酸钠溶液中的不溶性杂质。

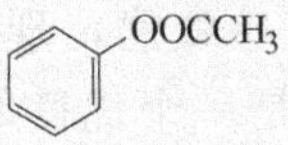

图8-6 乙酰苯酯化学结构 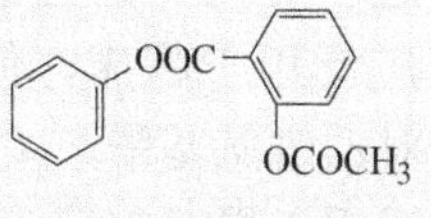　　图8-7 乙酰水杨酸苯酯化学结构

【物理性质】 本品为白色结晶或结晶性粉末,无臭或微带乙酸臭,味微酸。易溶于乙醇,溶于氯仿或乙醚,微溶于水或无水乙醚。熔点为135~140℃。溶液显酸性,在氢氧化钠溶液或碳酸钠溶液中溶解,但同时分解。

【化学性质】

(1) 阿司匹林在碱性条件下水解后,用硫酸酸化可析出水杨酸的白色沉淀(图8-8)。

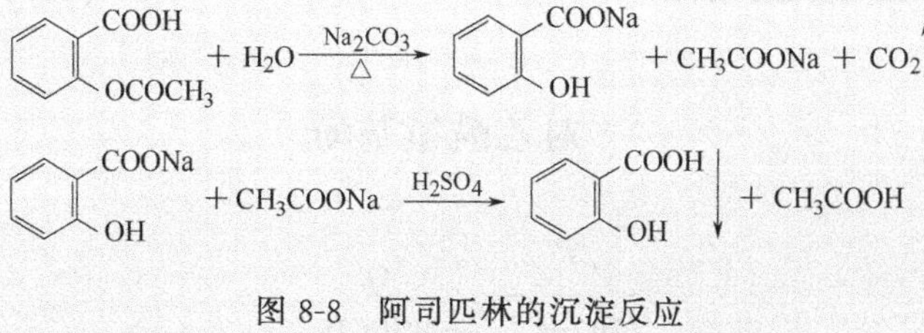

图8-8 阿司匹林的沉淀反应

(2) 本品在制备过程中,会由于反应而带入未反应的水杨酸,或在贮存的过程中发生酯水解,从而生成水杨酸。利用水杨酸结构中具有酚羟基的性质,加入 $FeCl_3$,与 $FeCl_3$

溶液反应呈现紫色而进行鉴别（图 8-9）。

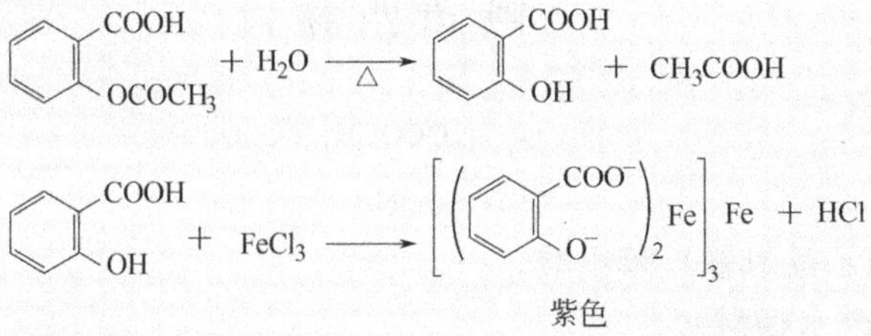

图 8-9 阿司匹林的鉴别反应

（3）阿司匹林水解生成水杨酸，由于结构中具有酚羟基，因此遇到空气容易氧化生成一系列醌式有色物质，这是阿司匹林不稳定易变色的主要原因。因此，阿司匹林应置于密闭容器中，于干燥处贮存。

【主要用途】 临床广泛用于感冒、头痛、神经痛、牙疼、肌肉疼、关节痛、急慢性风湿痛及类风湿痛等症的治疗。由于具有抑制血小板凝聚的作用，本品还用于防治动脉血栓和心肌梗死。

二、苯胺类药物

1875 年人们发现苯胺有很强的解热镇痛作用，但对中枢神经系统毒性大，并能严重破坏血红蛋白，造成组织缺氧，因此无药用价值。1886 年将苯胺乙酰化，得到了乙酰苯胺（图 8-10），也具有较强的解热镇痛的作用，曾用于临床，但大剂量或连续使用易中毒，引起虚脱、贫血等现象。而且它在体内容易水解产生苯胺，毒性仍然很大，可导致出现高铁血红蛋白和黄疸，故临床上早已不用。在研究苯胺和乙酰苯胺的代谢过程时发现，两者均被氧化生成毒性较低的对氨基苯酚，对氨基苯酚也有解热镇痛作用，但毒性仍较大。故将对氨基苯酚进行结构改造。首先，经羟基醚化得到对乙酰氨基苯乙醚（非那西丁，Phenacetin）（图 8-11），亦曾广泛用于临床，但由于它对肾的毒性极大且易致癌，现已被淘汰；其次，氨基乙酰化得到对乙酰氨基酚*（扑热息痛，Paracetamol），是一个优良的解热镇痛药，毒副作用小，尤其适用于胃溃疡病人及儿童，现在仍是临床上常用的解热镇痛药，但不能大剂量使用。

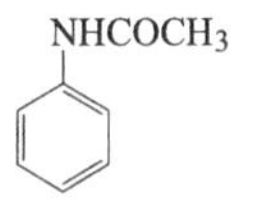

图 8-10 乙酰苯胺化学结构 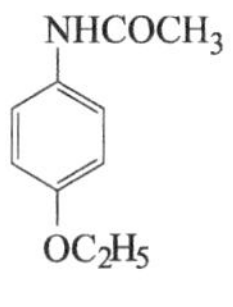 　　　　　图 8-11 对乙酰氨基苯乙醚化学结构

*对乙酰氨基酚

【化学结构】

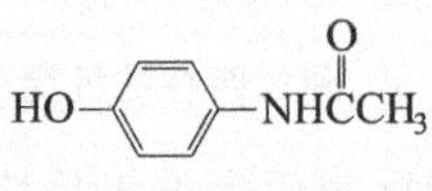

【化学名称】 *N*-(4-羟基苯基)乙酰胺。

【习惯名称】 扑热息痛。

【合成路线】 对乙酰氨基酚的合成方法很多，但关键是中间体对氨基酚的制备。

（1）以对氯硝基苯为原料水解制得对硝基苯酚后，用铁粉还原，生成对氨基苯酚，再用冰醋酸酰化制得本品（图 8-12）。

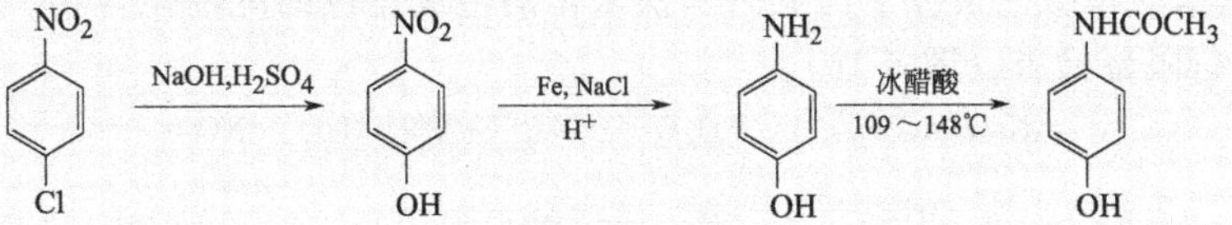

图 8-12 以对氯硝基苯为原料合成对乙酰氨基酚

（2）以硝基苯为原料氢化还原后，在酸性条件下转位得到中间体对氨基苯酚，再用冰醋酸酰化制得本品。此路线产率极高，可达 90% 左右，且成本低（图 8-13）。

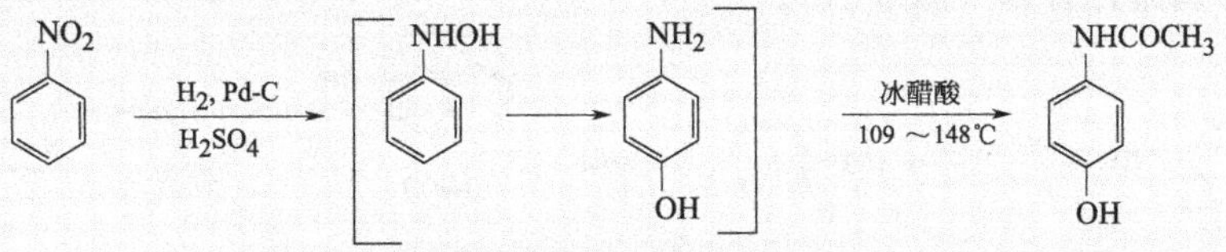

图 8-13 以硝基苯为原料合成对乙酰氨基酚

（3）以苯酚为原料在酸性和低温条件下，与亚硝酸钠反应，生成对亚硝基苯酚后用硫化钠还原，制得对氨基苯酚钠，再经酸化析出后使之乙酰化，即得本品（图 8-14）。

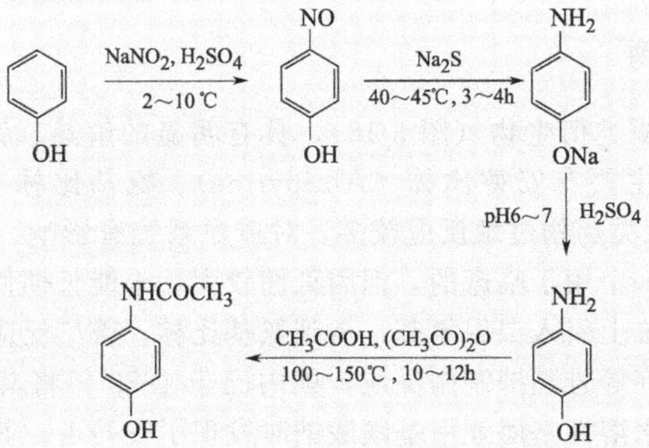

图 8-14 以苯酚为原料合成对乙酰氨基酚

【物理性质】 本品为白色结晶或结晶粉末；无臭，味微苦。熔点为 168～172℃。易溶于热水或乙醇，溶于丙酮，略溶于水。本品饱和水溶液 pH 为 6 时性质稳定。

【化学性质】

（1）本品结构中具有酚羟基，遇 $FeCl_3$ 溶液反应显蓝紫色。

（2）本品在酸性或碱性条件下可发生水解反应，生成对氨基苯酚和乙酸（图 8-15）。

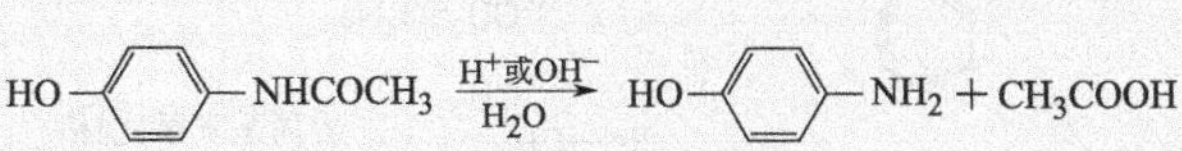

图 8-15 对乙酰氨基酚的水解

(3) 本品成品中可能含有少量中间体对氨基苯酚，或因贮存不当使得成品部分水解生成对氨基苯酚。由于对氨基苯酚毒性大，故药典规定其含量不得超过十万分之五。

① 对氨基苯酚在空气中容易氧化生成醌亚胺类化合物，颜色逐渐加深，由黄色变成红色至棕色，最后成黑色。

② 对氨基苯酚在碱性条件下与亚硝基铁氰化钠生成蓝色的配位化合物。可以用此法对对氨基苯酚进行限量检查（图 8-16）。

$$Na_2[Fe(CN)_5NO] + H_2O \longrightarrow Na_2[Fe(CN)_5H_2O] + NO$$

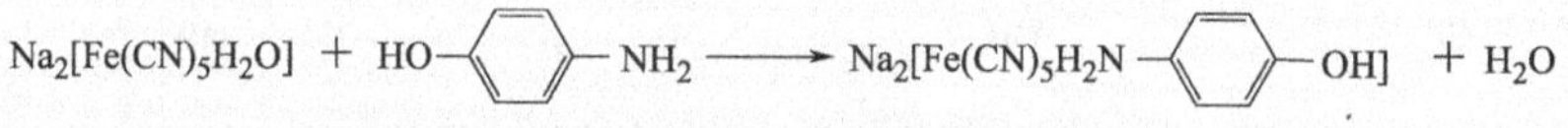

$$Na_2[Fe(CN)_5H_2O] + HO-\text{C}_6H_4-NH_2 \longrightarrow Na_2[Fe(CN)_5H_2N-\text{C}_6H_4-OH] + H_2O$$

图 8-16 对对氨基苯酚的限量检查

③ 对氨基苯酚在酸性条件下，与亚硝酸钠反应，生成重氮盐，再与碱性 β-萘酚试液偶合生成红色的偶氮化合物（图 8-17）。

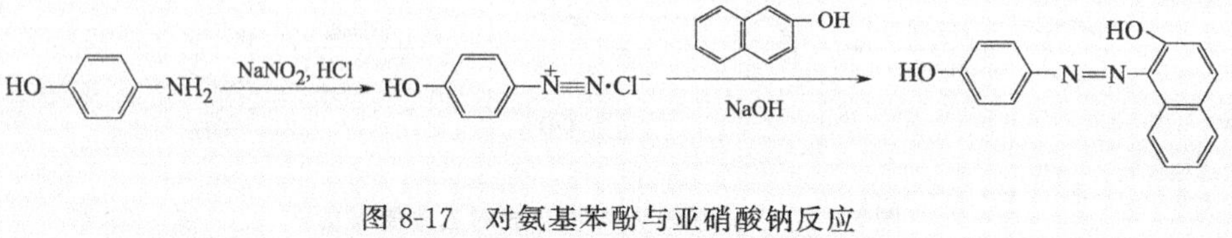

图 8-17 对氨基苯酚与亚硝酸钠反应

【主要用途】 临床上广泛用于感冒、发烧、头痛、关节痛、神经痛及痛经等症的治疗，正常剂量下对肝脏无损害，毒副作用也比较小。

三、吡唑酮类药物

这类药物是 5-吡唑酮类衍生物（图 8-18），具有明显的解热、镇痛和一定的抗炎作用，一般用于高热和镇痛。主要有安替比林（Antipyrine）、氨基比林（Aminopyrine）和安乃近*（Analgin）。由于该类药物过敏反应较多，对造血系统有影响，限制了它们在临床的应用。其中安替比林是第一个用于临床的，但因毒性较大，未能长期使用。此时将安替比林进行结构改造，在环的 4 位上引入二甲氨基，得到氨基比林，曾广泛应用于临床。由于引起白细胞减少及粒细胞缺乏症等骨髓抑制副反应，国内已于 1982 年将其淘汰。为了合成水溶性化合物，在 4 位上引入水溶性基团亚甲基磺酸钠时发现了安乃近，其解热镇痛作用迅速而强大，可制成注射液使用，但长期应用也会引起粒细胞缺乏等不良反应。后来又发现解热镇痛效果较好的异丙基安替比林（Isopropylantipyrine），因为毒性较低，常在解热镇痛药复方制剂中配伍使用。

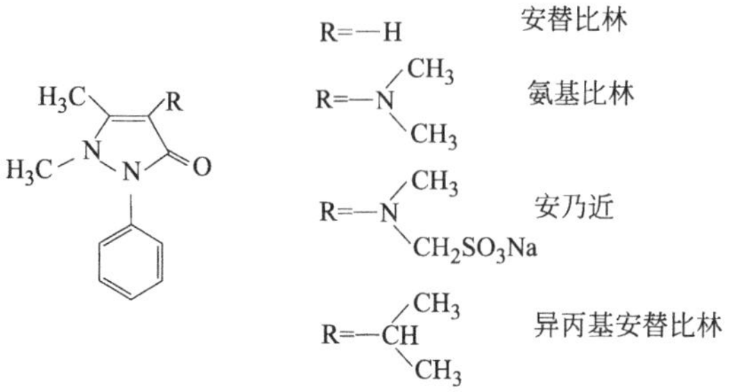

图 8-18 5-吡唑酮类衍生物化学结构

*安 乃 近

【化学结构】

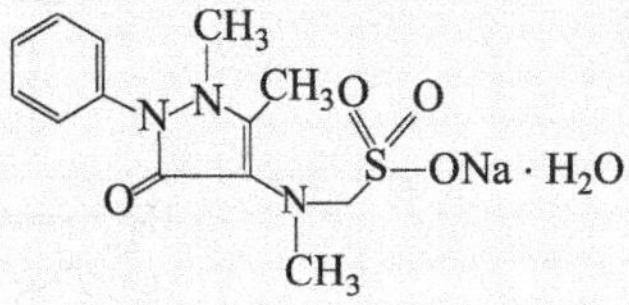

【化学名称】 [(1,5-二甲基-2-苯基-3-氧代-2,3-二氢-1H-吡唑-4-基)甲氨基]甲烷磺酸钠盐-水合物。

【物理性质】 本品为白色或略带微黄色的结晶或结晶性粉末；无臭，味微苦。在水中易溶，略溶于乙醇，几乎不溶于乙醚。

【化学性质】

(1) 本品溶于稀盐酸中，加次氯酸钠试液，产生瞬间消失的蓝色，加热煮沸后变成黄色（图 8-19）。

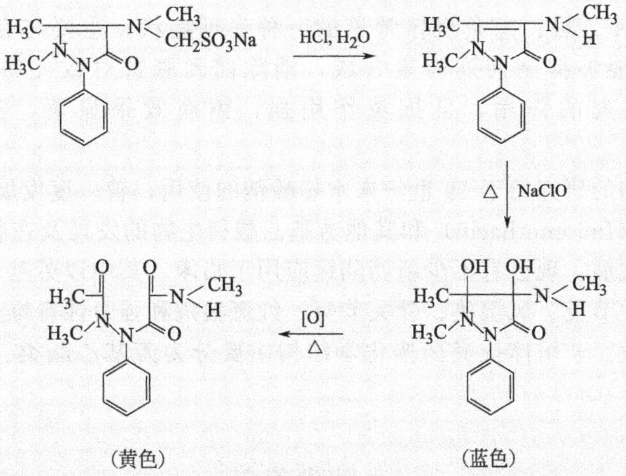

图 8-19 安乃近与次氯酸钠反应

(2) 本品水溶液的 pH 为 6.0～7.0，放置在空气中易氧化渐变成黄色，因此应避光密闭保存。

(3) 本品与稀盐酸共热后，产生二氧化硫和甲醛的特臭（图 8-20）。

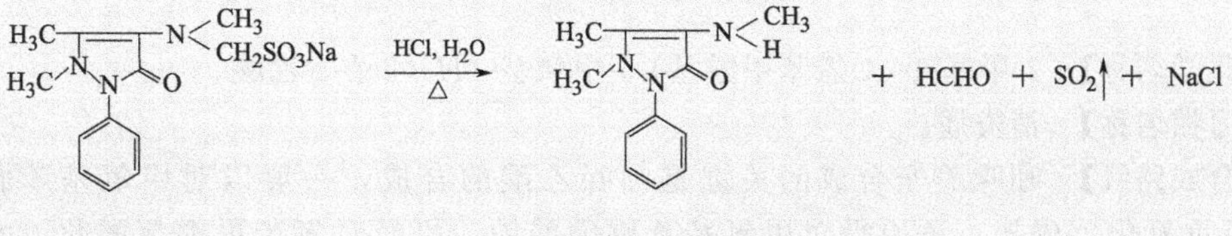

图 8-20 安乃近与盐酸反应

(4) 由于本品分子 4 位上的 N-亚甲基磺酸钠具有还原性，可被碘氧化（图 8-21）。

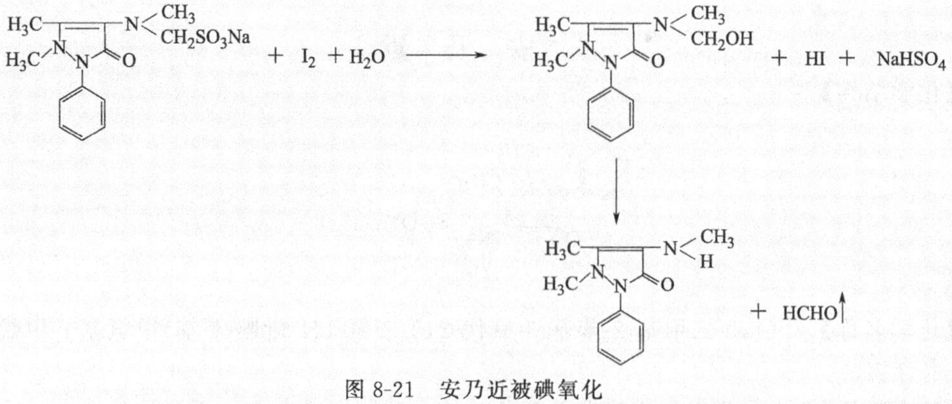

图 8-21 安乃近被碘氧化

【主要用途】 本品起效快而强,适用于儿童的退热。但该药物的解热镇痛作用与不良反应均较强,因此限制了它的临床应用。

第二节 非甾体抗炎药

局部组织红、肿、热、痛是机体常见的一种病理症状,主要与炎症介质前列腺素有关。非甾体抗炎药能够抑制前列腺素合成,消除前列腺素对致炎物质的增敏作用,故有解热、镇痛及抗炎的作用,且抗炎作用强,镇痛效果显著,安全性好,毒副作用小。

非甾体抗炎药物的研究始于 19 世纪末水杨酸钠的使用,曾一度发展缓慢。直到 20 世纪 60 年代吲哚美辛*(Indomethacin)和其他芳基乙酸衍生物的发现及在临床使用,推动了非甾体抗炎药的迅速发展,现已有不少新药陆续应用于临床。其中以芳基苯甲酸类较多,广泛用于风湿、类风湿关节炎、风湿热、骨关节炎、红斑狼疮和强直性脊椎炎等炎症,对感染性炎症也有一定的疗效。非甾体抗炎药按化学结构主要分为芳基乙酸类、芳基丙酸类及 1,2-苯并噻唑类。

*吲哚美辛

【化学结构】

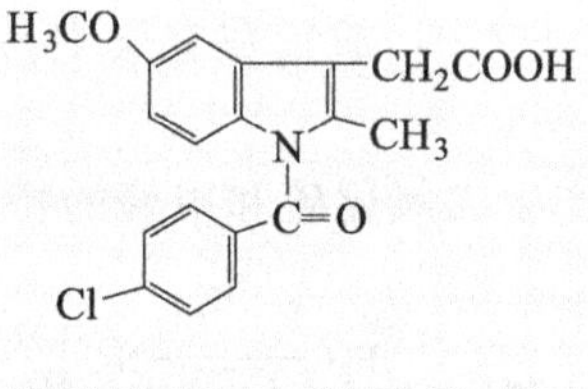

【化学名称】 2-甲基-1-(4-氯苯甲酰基)-5-甲氧基-1H-吲哚-3-乙酸。

【习惯名称】 消炎痛。

【合成路线】 吲哚美辛合成的关键是吲哚乙酸的合成,一般以对甲氧基苯胺为原料,经重氮化、成盐、还原得对甲氧基苯肼磺酸钠,再经对氯苯甲酰氯酰化、水解去保护基得 N-对氯苯甲酰对甲氧基苯肼,最后与 4-氧代戊酸环合得吲哚美辛(图 8-22)。

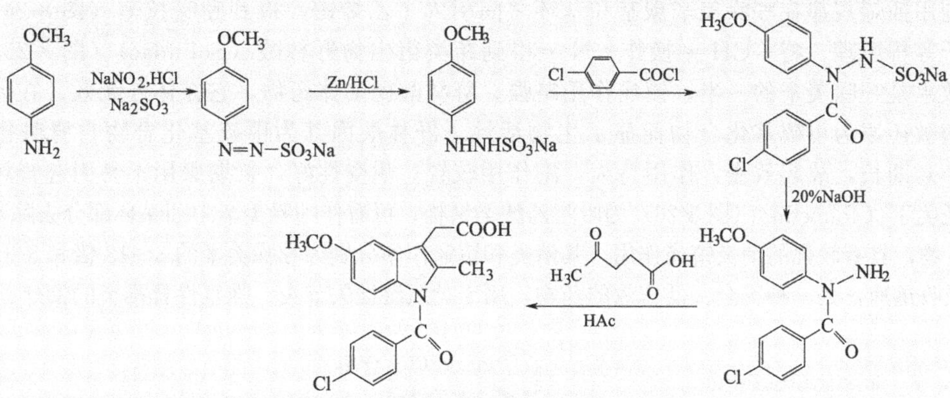

图 8-22　吲哚美辛的合成

【物理性质】　本品为类白色或微黄色结晶性粉末；几乎无臭，无味。溶于丙酮，略溶于乙醚、乙醇、甲醇及氯仿，微溶于苯，不溶于水，溶于氢氧化钠溶液。熔点为158～162℃。

【化学性质】

(1) 本品在空气中稳定，但遇光会逐渐分解，水溶液在 pH 2～8 时较稳定，但在强酸或强碱条件下水解，生成对氯苯甲酸和 5-甲氧基-2-甲基吲哚-3-乙酸。后者再脱羧生成 5-甲氧基-2,3-二甲基-1H-吲哚。5-甲氧基-2-甲基吲哚-3-乙酸和 5-甲氧基-2,3-二甲基-1H-吲哚可进一步被氧化生成有色物质，且随温度升高，水解变色更快（图 8-23）。

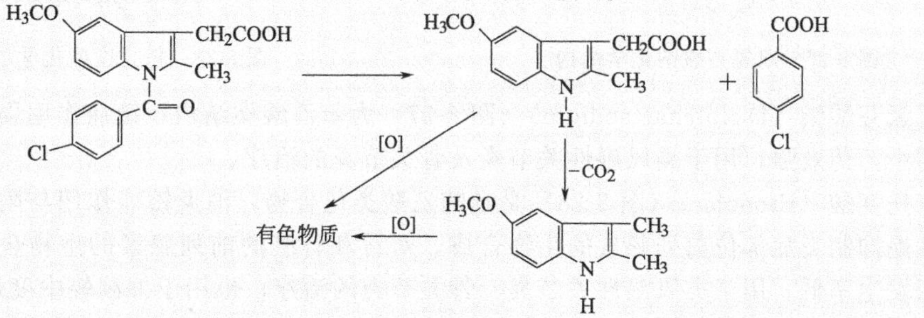

图 8-23　吲哚美辛的分解

(2) 本品的稀碱溶液与重铬酸钾试液共热后，用硫酸酸化并缓缓加热，显紫色；如与亚硝酸钠溶液共热，用盐酸酸化显绿色，放置后，渐变黄色。

【主要用途】　本品对缓解炎症疼痛作用明显，是最强的前列腺素合成酶抑制剂之一。因副作用较大，主要作为对水杨酸类有耐受性、疗效不显著时的替代药物，也可用于急性痛风和炎症发热。

一、芳基乙酸类药物

5-羟色胺是炎症介质之一，它在体内的合成与色氨酸有关。风湿病人具有大量的色氨酸代谢产物，这些代谢物中都有吲哚结构。吲哚乙酸具有抗炎作用，因此对吲哚乙酸类进行了广泛的研究，以寻求有效的抗炎药物，由此发展了芳基乙酸类药物。

从吲哚乙酸结构改造着手，在 350 个吲哚类衍生物中发现了吲哚美辛具有很强的抗炎活性，引起了人们极大的兴趣，并合成了大量衍生物。在构效关系研究中发现，3-羧基是抗炎活性所必需的，羧基若用醛、醇、酯或酰基取代，则活性降低。抗炎活性强度与酸性强度成正比，酸性强则抗炎活性增大。

利用插烯规律在吲哚美辛羰基和苯环之间引入了乙烯键,得到吲哚拉辛(图8-24)。利用电子等排原理,将—CH=换作—N=得到茚类衍生物舒林酸(Sulindac)(图8-25),其抗炎效果是吲哚美辛的一半,镇痛作用略强。舒林酸属前体药物,它在体外无效,在体内经肝代谢被还原为甲硫基化合物而显示生物活性。舒林酸因其为甲硫基化合物自肾脏排泄较慢,半衰期长,故起效慢,作用持久,副作用较轻,耐受性好,长期服用不易引起肾坏死。

托美丁(Tolmetin)(图8-26)为吡咯乙酸类结构,可看作吲哚美辛中吲哚环部分去除苯环后的衍生物,具有较强的消炎镇痛作用,其消炎和镇痛作用分别为吲哚美辛的3~13倍和8~15倍,口服吸收迅速,是一种安全、低速效的药物,用于类风湿性关节炎、强直性脊椎炎的治疗。

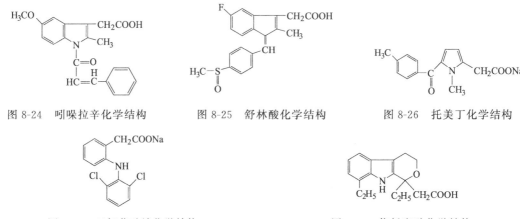

图8-24 吲哚拉辛化学结构　　图8-25 舒林酸化学结构　　图8-26 托美丁化学结构

图8-27 双氯芬酸钠化学结构　　图8-28 依托度酸化学结构

双氯芬酸钠(Diclofenac sodium)(图8-27)为苯乙酸类结构,镇痛作用强于吲哚美辛,副作用小,药效强,用于类风湿性关节炎及骨关节炎的治疗。

依托度酸(Etodolac)(图8-28)是吡喃乙酸类化合物,消炎镇痛作用与阿司匹林相同,选择性地抑制炎症部位前列腺素的生物合成,对胃和肾脏的前列腺素的生物合成没有影响,副作用发生率低。用于类风湿性关节炎、骨关节炎的治疗,也用于抑制轻中度疼痛。

二、芳基丙酸类药物

芳基丙酸类抗炎药(图8-29)种类较多,近年来还不断有新的药物出现,是进展较快的一类非甾体抗炎药。如布洛芬*(Ibuprofen)、氟比洛芬(Flurbiprofen)、非诺洛芬(Fenoprofen)、酮洛芬(Ketoprofen)、萘普生(Naproxen)等。

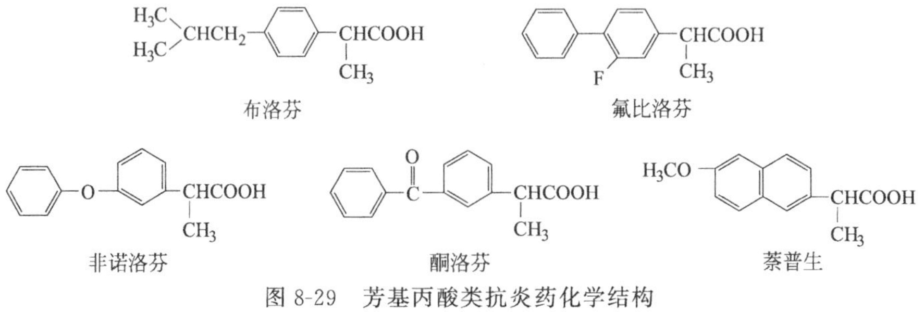

图8-29 芳基丙酸类抗炎药化学结构

芳基丙酸类药物具有如图8-30所示的通式。

构效关系研究表明:羧酸基应连接在一个具有平面结构的芳香核上,其间相距一个或一个以上的碳原子,羧酸基的α位应引入一个甲基或乙基,以限制羧酸基的自由旋转,使其构型适合与受体或有关酶结合，以增强其消炎镇痛作用。由于α-甲基的引入，从而产生了不对称中心，布洛芬的两个光学异构体活性不同，以 S-（+）-构型的消炎作用强，因为这种异构体抑制前列腺素合成酶的作用强。芳环上的取代基换以间位的 F、Cl 等吸电子取代基，抗炎作用好，间位取代基的存在可能也有利

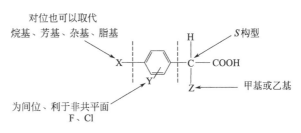

图 8-30 芳基丙酸类药物结构通式

于另一个疏水性取代基 Ar 处于与苯环非共平面位置，这样有利于和受体结合，加强了活性。有时也利于间位引入第二个疏水性平面，以增强活性。另一个疏水性取代基 Ar 对于产生抗炎作用较为重要，Ar 一般处于α-甲基乙酸基的对位，其结构类型多样，可以是烷基、芳基，也可以是环己基、烯丙氧基等。

α-芳基丙酸类药物都含有一个手性碳原子。由于药物在体内对酶的抑制作用，膜转移以及与受体的结合等均与药物的立体化学有关，故这类药物的对映体在生理活性、毒性、体内分布及代谢等方面均有差异。通常它们的 S-异构体比 R-异构体活性高，如萘普生 S-异构体比 R-异构体活性强 35 倍，布洛芬 S-异构体比 R-异构体活性强 28 倍。

布洛芬目前以消旋体给药，而它的活性成分是 S-异构体，无效的 R-异构体在消化道吸收过程中酶作用下可转变为活性 S-异构体，药物在消化道滞留的时间越长，布洛芬的 $S:R$ 之比就越大。S-布洛芬在血浆中浓度较高，除代谢转化外，还与 R-异构体具有较高的立体选择性和肾清除率有关。有人曾主张布洛芬可以用消旋体给药无需用单一 S-异构体给药，但进一步研究表明这种代谢转化过程在很大程度上取决于病人机体的条件。正因为如此，S-异构体已于 1994 年推上市场。S-布洛芬对慢性炎症和风湿病人的疗效与消旋体相当，但剂量仅为消旋体的 1/2。

*布 洛 芬

【化学结构】

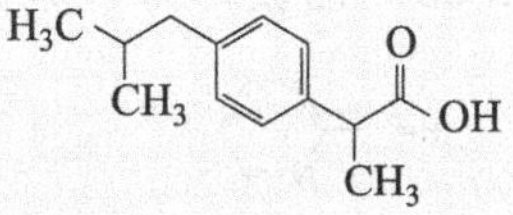

【化学名称】 2-(4-异丁基苯基)丙酸。

【习惯名称】 异丁苯丙酸。

【合成路线】 以异丁基苯为原料，酰化反应得到 4-异丁基苯乙酮，再与氯乙酸乙酯进行缩合反应生成 3-(4′-异丁基苯)-2,3-环氧丁酸乙酯，经水解、脱羧、重排为 2-(4′-异丁基苯)丙醛，最后在碱性溶液中用硝酸银氧化得到布洛芬（图 8-31）。

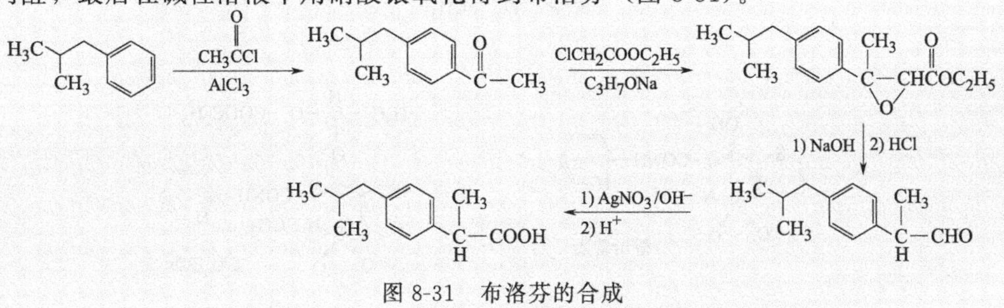

图 8-31 布洛芬的合成

【物理性质】 本品为白色结晶性粉末,稍有特异臭。本品几乎不溶于水,可溶于丙酮、乙醚、三氯甲烷、氢氧化钠或碳酸钠水溶液。

【化学性质】

本品与氯化亚砜试液作用后,与乙醇反应生成酯。在碱性条件下,加盐酸羟胺试液,生成羟肟酸,然后在酸性条件下,加氯化铁试液生成红色至暗紫色的羟肟酸铁(图8-32)。

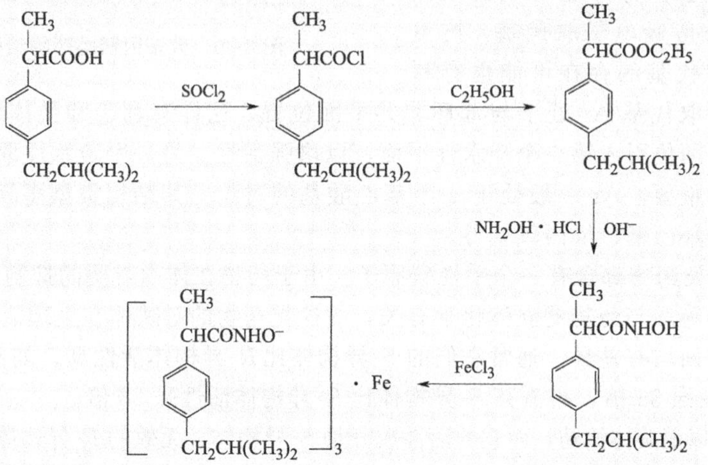

图 8-32 布洛芬的化学反应

【主要用途】 临床上广泛应用于类风湿性关节炎、骨关节炎、强直性脊椎炎、神经炎等,并可缓解术后疼痛、牙痛、痛经、软组织疼痛等。一般病人耐受性良好,治疗期间血液常规及生化值均未见异常。

三、1,2-苯并噻嗪类药物

1,2-苯并噻嗪类抗炎药物(图8-33)也被称为昔康类非甾体抗炎药,具有4-羟基-1,2-

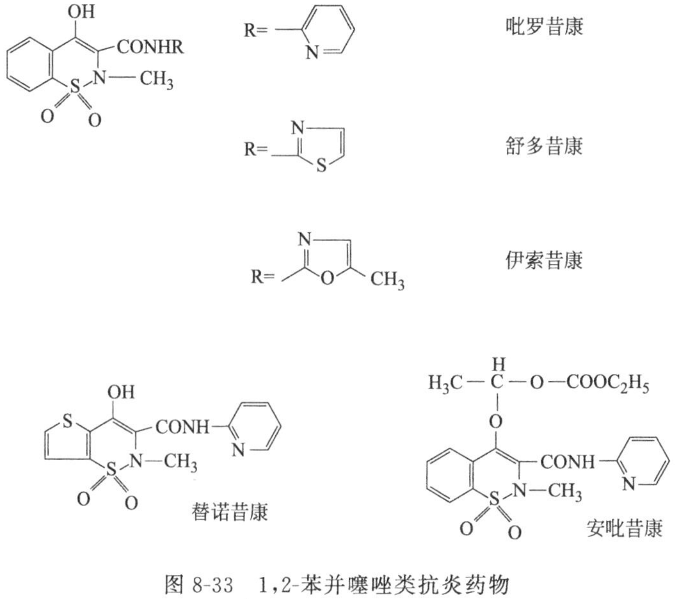

吡罗昔康

舒多昔康

伊索昔康

替诺昔康

安吡昔康

图 8-33 1,2-苯并噻嗪类抗炎药物

苯并噻嗪-3-(N-芳基)羧酰胺-1,1-二氧的基本结构,其中 1,2-苯并噻嗪酸性烯醇式是保持抗炎活性的必需结构。此类药物结构中含有烯羟基,不含羧基,但具有酸性,解离常数在 4~6 之间,较一般非甾体抗炎药的胃肠道刺激反应小。研究表明,该类药物对 COX-2 的抑制作用比 COX-1 的作用强,有一定的选择性。此类药物包括吡罗昔康*(Piroxicam)、舒多昔康(Sudoxicam)、伊索昔康(Isoxicam)、替诺昔康(Tenoxicam)等,这些药物抗炎作用较强、毒性较小、半衰期较长。其中最早发现用于临床的吡罗昔康的抗炎活性与吲哚美辛相似;镇痛作用比布洛芬强,与阿司匹林相似;且具有良好的耐受性。安吡昔康(Ampiroxicam)为吡罗昔康的前药,口服后在体内被酶水解转化为吡罗昔康产生作用,故此药作用与吡罗昔康相当,副作用比吡罗昔康低。

*吡罗昔康

【化学结构】

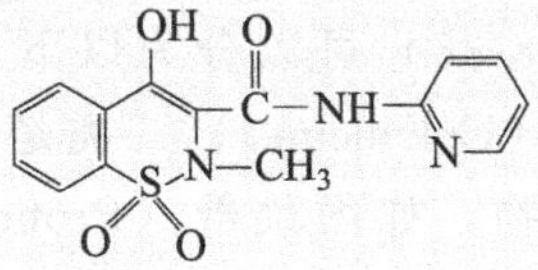

【化学名称】 2-甲基-4-羟基-N-(2-吡啶基)-2H-1,2-苯并噻嗪-3-甲酰胺-1,1-二氧化物。

【习惯名称】 炎痛喜康。

【合成路线】 以糖精钠为原料,与 α-氯代乙酸乙酯在 DMF 中反应得到糖精的 N-乙氧羰甲基衍生物,经重排生成苯并噻嗪衍生物,再用硫酸二甲酯甲基化,最后用 α-氨基吡啶酰胺化得吡罗昔康(图 8-34)。

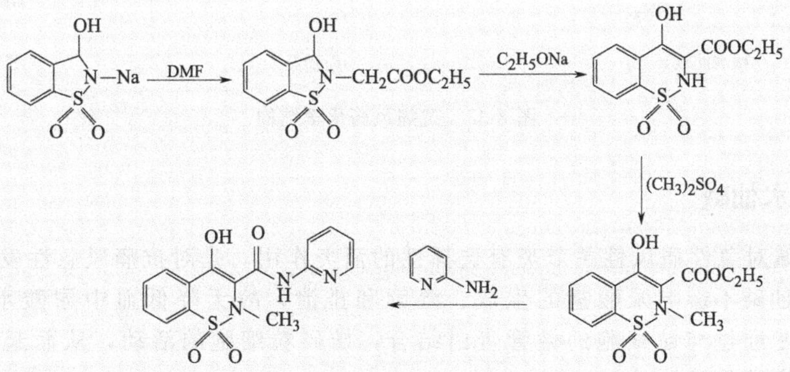

图 8-34 吡罗昔康的合成

【物理性质】 本品为类白色或微黄绿色的结晶性粉末;无臭,无味。易溶于氯仿,略溶于丙酮,微溶于乙醇或乙醚,几乎不溶于水,溶于酸。熔点为 198~202℃,熔融时同时分解。

【化学性质】

(1) 由于分子中含有烯醇式羟基结构,显弱酸性,因此易溶于碱。

(2) 鉴别反应:本品的氯仿溶液加 $FeCl_3$ 试液,显玫瑰红色。

【主要用途】 本品抗炎作用略强于吲哚美辛,具有明显的镇痛、抗炎及一定的消肿作用,副作用较小。临床用于风湿性和类风湿性关节炎,也可用于术后、创伤后疼痛及急性痛风等治疗。

第三节 抗痛风药物

痛风是由于体内嘌呤代谢紊乱或尿酸排泄减少而引起的一种疾病。痛风主要表现在尿酸过多，反复发作性关节炎及肾脏损害等。

人体的尿酸来源是体内合成的嘌呤类物质，经次黄嘌呤及黄嘌呤转变的核酸分解及食物中嘌呤类分解而成。作为人体代谢的正常产物，尿酸进一步代谢生成尿素和乙醛酸。由于尿酸水溶性很小，当体内尿酸的生成增加或排泄减少时，可达到尿酸水平增加；当尿酸盐浓度超过其饱和溶解度时，便可沉积于关节、滑囊、软骨、肾脏等组织中，刺激组织引起痛风性关节炎、痛风性肾病和肾尿酸盐结石等。

目前，用于治疗痛风的药物主要为抗急性痛风性关节炎和抗血中尿酸过多的药物，大多数强效的非甾类抗炎药能缓解痛风的疼痛症状，减轻炎症，如吲哚美辛可在 2～4h 内缓解疼痛。一般抗痛风药（图 8-35）可以分为以下三类：一类是用药物控制尿酸盐对关节造成的炎症，如秋水仙碱（Colchicine）；二类是用非甾体抗炎药来缓解急性痛风引起的疼痛，增加尿酸排泄的药物，如丙磺舒（Probenecid）；三类是抑制尿酸生成的药物，如别嘌醇（Allopurinol）。后两种药物可以减少血液中尿酸的水平，用于治疗慢性痛风。

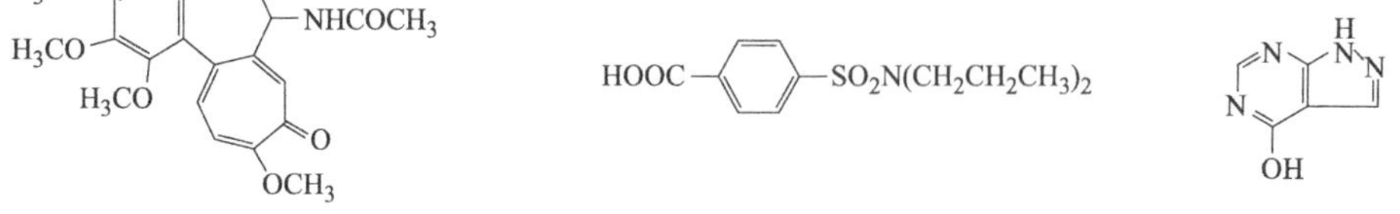

秋水仙碱　　　　　　　　　丙磺舒　　　　　　　　　别嘌醇

图 8-35　抗痛风药化学结构

一、秋水仙碱

秋水仙碱对急性痛风性关节炎有选择性的消炎作用，是对抗痛风急性发作的有效预防药。秋水仙碱不影响尿酸盐的生成、溶解和排泄，故无降低血中尿酸水平的作用，其主要作用是通过与粒细胞的微管蛋白结合，妨碍粒细胞的活动，从而起到消炎和抑制粒细胞浸润的作用。

二、丙磺舒

丙磺舒抑制尿酸盐在肾小管的再吸收，增加尿酸的排泄，降低血中尿酸的浓度，可缓解或防止尿酸盐结晶的生成，减少关节的损伤，亦可促进已形成的尿酸盐的溶解，无抗炎、镇痛作用，用于慢性痛风的治疗。

三、别嘌醇

别嘌醇为别黄嘌呤的同分异构体，是次黄嘌呤的类似物，也是唯一在临床上应用的黄嘌呤氧化酶抑制剂。用药后可阻断次黄嘌呤及黄嘌呤生成尿酸的过程，结果使血液中尿酸的浓度降低。主要用于确定性痛风患者的治疗，特别是同时有尿石形成者。

思 考 题

1. 阿司匹林的生产中可能带入的杂质是什么？怎样对杂质进行鉴别？
2. 对乙酰氨基酚保存时颜色加深的主要原因是什么？
3. 写出阿司匹林的合成路线。
4. 写出以异丁基苯为原料合成布洛芬的路线。
5. 对乙酰氨基酚在生产中可能带入的杂质是什么？怎样对杂质进行鉴别？

第九章 抗过敏和抗溃疡药

学习目标

1. 掌握苯海拉明、氯苯那敏、盐酸赛庚啶、阿司咪唑、西咪替丁、雷尼替丁、奥美拉唑的结构、性质以及合成路线。
2. 熟悉抗过敏药物和抗溃疡药物的结构类型和作用机制。
3. 了解 H_2 受体的发展及现状。

组胺（Histamine）是一种重要的生物活性物质，可参与多种复杂的生理过程，当机体受到某种刺激引发抗原-抗体反应时，引起肥大细胞的细胞膜通透性改变，释放出组胺，与组胺受体作用产生病理生理效应。组胺的化学名为 4(5)-(2-氨乙基)咪唑，分子结构如图 9-1。

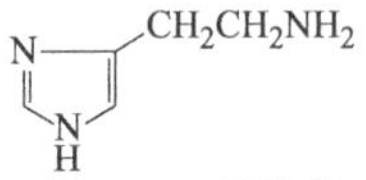

图 9-1 组胺的化学结构

组胺受体目前有 H_1、H_2 和 H_3 三个亚型，其生理作用各不相同。H_1 受体激活后，血管舒张，毛细血管渗透性增强，导致血浆渗出，局部组织红肿。H_2 受体兴奋时促进胃酸分泌，还能兴奋心脏，抑制子宫收缩。H_3 受体既可作为自身受体，抑制组胺的释放和合成，也作为异身受体，调控多种其他神经递质的释放，因此组胺 H_3 受体在中枢和外周器官有着重要的生理功能，对心功能、胃酸分泌、过敏反应、睡眠和觉醒、认知和记忆、惊厥抽搐等都有调节作用。

组胺 H_1 和 H_2 受体拮抗剂临床上主要用于治疗过敏和胃溃疡疾病，是本章介绍的主要内容。同时考虑到药物分类体系的完整性，其他抗过敏药和抗溃疡药也将一并在本章进行介绍。

第一节 抗过敏药物

一、H_1 受体拮抗剂

1993 年以来，陆续上市了一批经典的抗过敏药，它们按化学结构可分为乙二胺类、氨烷基醚类、丙胺类和三环类、哌嗪类、哌啶类等。

1. 乙二胺类

芬苯扎胺（Phenbezamine，安妥根）是第一个有临床应用价值的乙二胺类抗组胺药（图 9-2）。在此基础上用吡啶和噻吩对苯环进行生物电子等排交换，得到了活性更大和副作用更小的抗过敏药。如曲吡那敏（Tripelennamine）的抗组胺作用强而持久，且副作用较小；西尼二胺（Thenyldiamine）则更优于曲吡那敏。

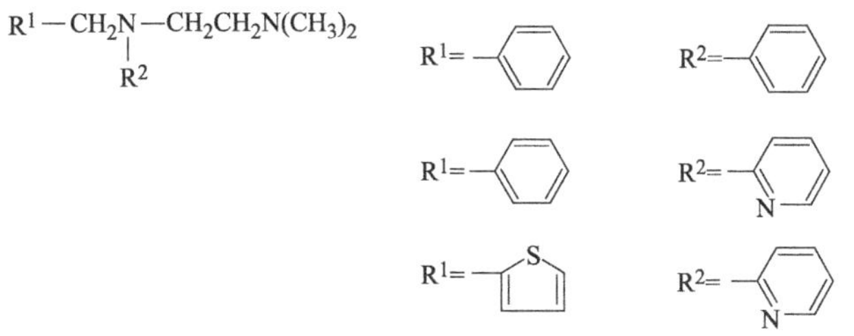

$$R^1-CH_2N-CH_2CH_2N(CH_3)_2$$
$$\quad\quad\quad\; |$$
$$\quad\quad\quad R^2$$

R¹ = 苯基, R² = 苯基   芬苯扎胺

R¹ = 苯基, R² = 2-吡啶基   曲吡那敏

R¹ = 噻吩基, R² = 2-吡啶基   西尼二胺

图 9-2   乙二胺类药物化学结构

将乙二胺结构环化成哌嗪环后，同样具有很好的抗组胺活性，且作用时间较长，如氯环利嗪（Chlorcyclizine）、布克利嗪（Buclizine）及西替利嗪（Cetirizine）等（图 9-3）。西替利嗪分子中具有两性离子，不易穿透血脑屏障，大大减少了镇静作用，现归类为非镇静 H_1 拮抗剂。

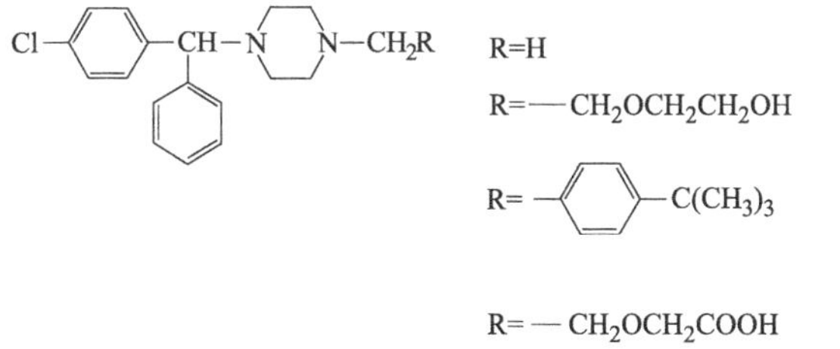

R=H   氯环利嗪

R=—CH₂OCH₂CH₂OH   羟嗪

R=—C₆H₄—C(CH₃)₃   布克利嗪

R=—CH₂OCH₂COOH   西替利嗪

图 9-3   乙二胺结构环化成哌嗪环药物化学结构

2. 氨烷基醚类

在上述药物结构基础上，用 Ar_2CHO- 代替乙二胺类 Ar_2CHN-，发现了氨烷基醚类 H_1 受体拮抗剂，如苯海拉明*（Diphenhydramine）。

*盐酸苯海拉明

【化学结构】

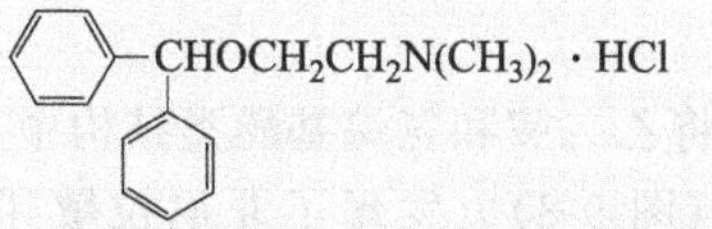

$$(C_6H_5)_2CHOCH_2CH_2N(CH_3)_2 \cdot HCl$$

【化学名称】 化学名为 2-二苯甲氧基-N,N-二甲基乙胺盐酸盐。

【合成路线】 用氯苄为起始原料，在无水氯化锌催化下与苯反应得二苯甲烷，再经硝酸氧化、锌粉还原成二苯甲醇，再与 β-氯乙醇脱水成醚，二甲胺加压胺化得苯海拉明（图 9-4），最后用甲苯和盐酸控制 pH 5～6 成盐。

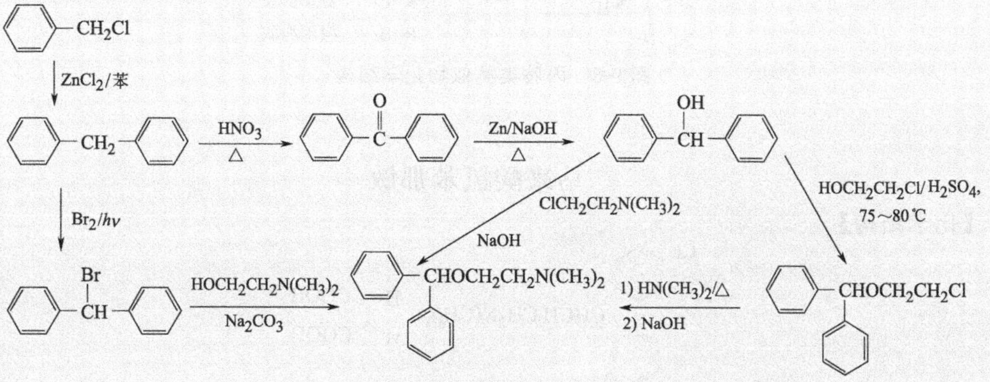

图 9-4   苯海拉明的合成

【物理性质】 白色结晶性粉末；无臭，味苦。在水中极易溶解，乙醇或氯仿中易溶，在丙酮中略溶，在乙醚或苯中微溶解。水溶液中呈中性，遇酸易水解。熔点 167~171℃。

【化学性质】 纯品对光稳定，当含有二苯甲醇等杂质时，遇光可渐变色。在碱性溶液中稳定。

【主要用途】 本品能竞争性阻断组胺 H_1 受体而产生抗组胺作用，中枢抑制作用显著。有镇静、防晕动和止吐作用，可缓解支气管平滑肌痉挛。临床上主要用于荨麻疹、枯草热、过敏性鼻炎和皮肤瘙痒等皮肤、黏膜变态性疾病；预防晕动病及治疗妊娠呕吐。

为了克服苯海拉明嗜睡和中枢抑制的缺点，将具有中枢兴奋作用的嘌呤衍生物结合成盐，如8-氯茶碱（8-Chlorotheophylline）与苯海拉明形成的盐称为茶苯海明（Dimenhydrinate，晕海宁，乘晕宁）（图9-5），常用于晕动病。

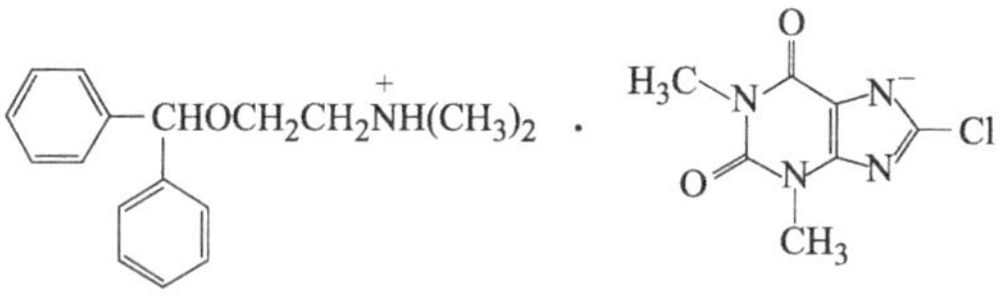

图 9-5 茶苯海明化学结构

在氨烷基醚类的结构改造中发现，不对称性原子的构型对活性影响较大，手性碳原子构型的变化可获得若干个更优的抗过敏药，如卡比沙明（Carbinoxamine）（图9-6）和氯马斯汀（Clemastine）（图9-7）。

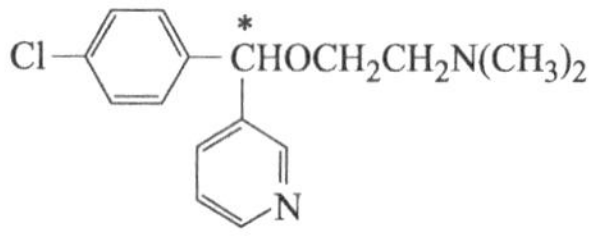

图 9-6 卡比沙明化学结构

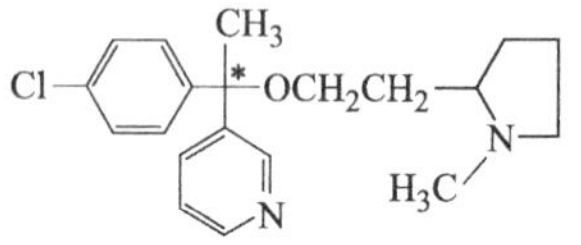

图 9-7 氯马斯汀化学结构

3. 丙胺类

运用生物电子等排原理，将乙二胺和氨烷基醚类结构中 N、O 用—CH—替代，获得一系列芳香基取代的丙胺类类似物（图9-8）。发现了非尼拉敏［Pheniramine，屈米通（Trimeton）］，氯取代苯基的类似物氯苯那敏*（Chlorphenamine）和溴代类似物溴苯那敏（Brompheniramine）。

R=H　非尼拉敏
R=Cl　氯苯那敏
R=Br　溴苯那敏

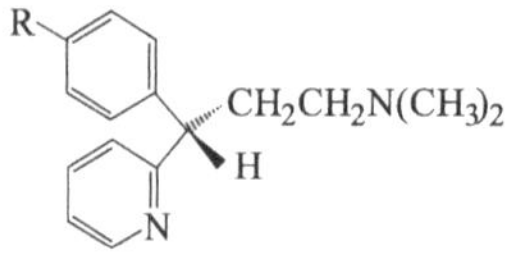

图 9-8 丙胺类类似物化学结构

*马来酸氯苯那敏

【化学结构】

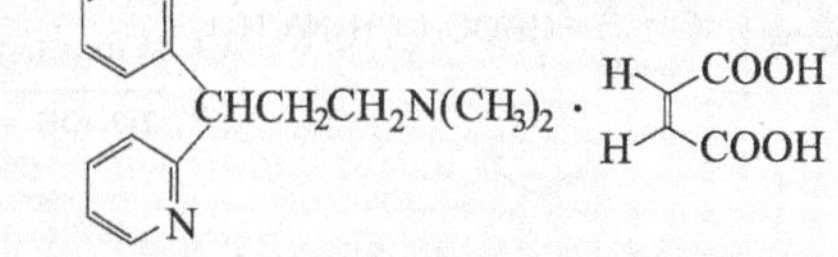

【化学名称】 （±）-3-(4-氯苯基)-N,N-二甲基-3-(2-吡啶基)丙胺顺丁烯二酸盐。

【习惯名称】 扑尔敏，氯屈米通。

【合成路线】 可从 2-甲基吡啶出发，经侧链氯化得 2-氯甲基吡啶，然后与苯胺高温缩合，经 Sandmeyer 反应，得 2-对氯苄基吡啶，再与溴代乙醛缩二乙醇在氨基钠存在下，采用"一锅炒"方法，得氯苯那敏。也可将 2-对氯苄基吡啶与二甲氨基氯乙烷用强碱或相转移反应直接缩合，制备氯苯那敏（图 9-9）。

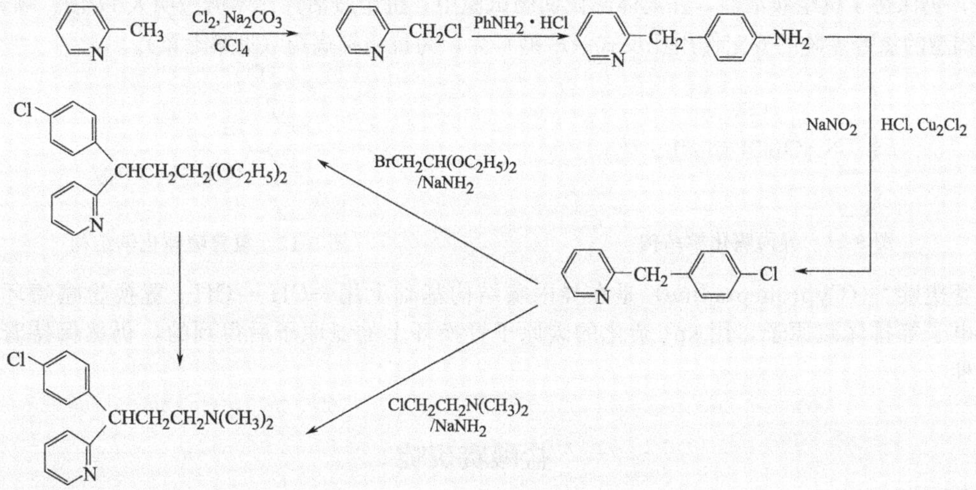

图 9-9 氯苯那敏的合成

【物理性质】 本品为白色结晶性粉末；无臭，味苦。在水、乙醇或氯仿中易溶，微溶于乙醚及苯。熔点 131～135℃，有升华性。其 1％水溶液 pH 4.0～5.0。

【主要用途】 适于日间服用，用于治疗枯草热、荨麻疹、过敏性鼻炎、结膜炎等。也用在多种复方制剂和化妆品中。易致中枢兴奋，可诱发癫痫，癫痫病人禁用。

在对丙胺类化合物的结构改造研究中发现引入不饱和双键得到的不饱和类似物同样有很好的抗组胺活性。如曲普利啶（Triprolidine）和阿伐斯汀（Acrivastine）（图 9-10），但所得的顺、反几何异构体的 H_1 受体拮抗活性显著不同，E 型活性一般高于 Z 型。如曲普利啶作用强度与氯苯那敏相仿，但 E 型体对豚鼠回肠 H_1 受体的亲和力比 Z 型体大 1000 倍。

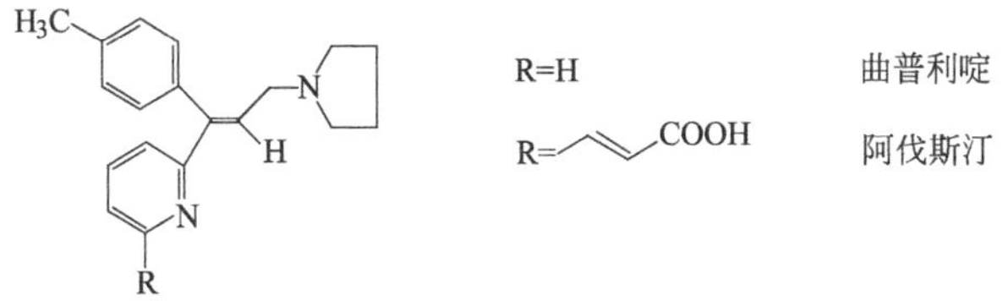

图 9-10 曲普利啶和阿伐斯汀化学结构

阿伐斯汀是在 E 型曲普利啶的吡啶环上增加一个亲水的丙烯酸基团而得到的，因为分子是两性离子化合物，故难以通过血脑屏障，中枢副作用较小。虽然阿伐斯汀体外抑制豚鼠回肠作用弱于曲普利啶，但体内抑制支气管痉挛作用（$ED_{50}=0.9mg/kg$）比曲普利啶（$ED_{50}=8.8mg/kg$）强，又无镇静作用，属非镇静 H_1 受体拮抗剂。临床证明，它对枯草热、风疹热和皮肤潮红有效。

4. 三环类

将乙二胺类、氨烷基醚类和丙胺类 H_1 受体拮抗剂的两个芳环部分通过不同基团以邻位相连，形成三环结构，再运用生物电子等排方法加以修饰，已经成功地获得了很多新的三环类抗过敏药。

通过硫原子相连的吩噻嗪类化合物具有拮抗 H_1 受体作用,而侧链分支的异丙嗪(Promethazine,非那根)(图 9-11)则增加了抗组胺作用,比苯海拉明的作用强而持久。由于结构上类似于抗精神病药氯丙嗪(Chlorpromazine),镇静和安定副作用较明显。吩噻嗪母核的氮原子被 sp^2 杂化的碳原子代替后,得反式(E 型)构型的氯普噻吨(trans-Chlorprothixene,又名泰尔登)(图 9-12),仍保持了抗组胺活性,在离体豚鼠回肠试验中,抗组胺活性比苯海拉明大 17 倍。顺式(Z 型)构型的氯普噻吨的安定作用比反式(E 型)大,为抗精神病药(见第七章)。

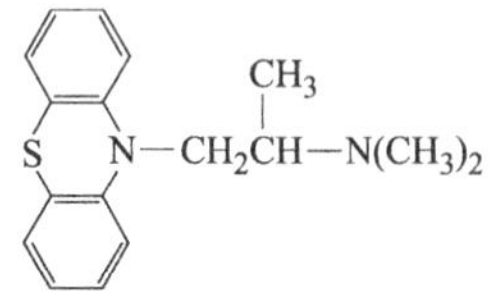

图 9-11 异丙嗪化学结构

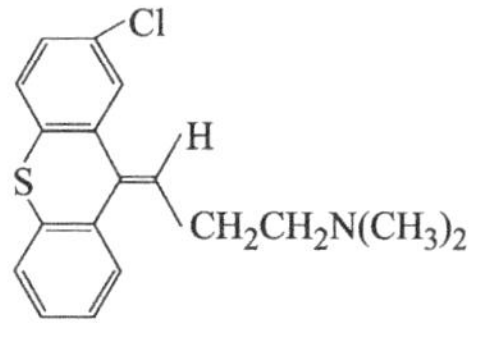

图 9-12 氯普噻吨化学结构

赛庚啶*(Cyproheptadine)是在异丙嗪结构基础上用—CH=CH—置换吩噻嗪环上的生物电子等排体硫原子,用 sp^2 杂化的碳原子置换环上的氮原子后得到的,仍然保持着抗组胺活性。

*盐酸赛庚啶

【化学结构】

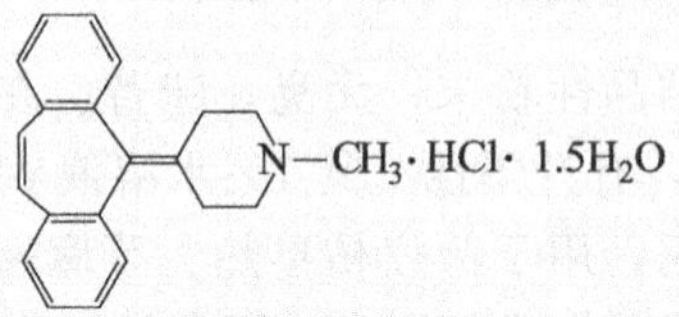

【化学名称】 1-甲基4(5H-二苯并[a,d]环庚三烯-5-亚基)哌啶盐酸盐倍半水合物。

【合成路线】 工业生产中采用苯乙酸与邻苯二甲酸酐反应得亚苄基酞,经氢氧化钾水解、锌粉还原、脱水、氢化、环合等反应先制得二苯并环庚酮,再经溴代、脱溴化氢、格氏反应和脱水反应而制得(图 9-13)。

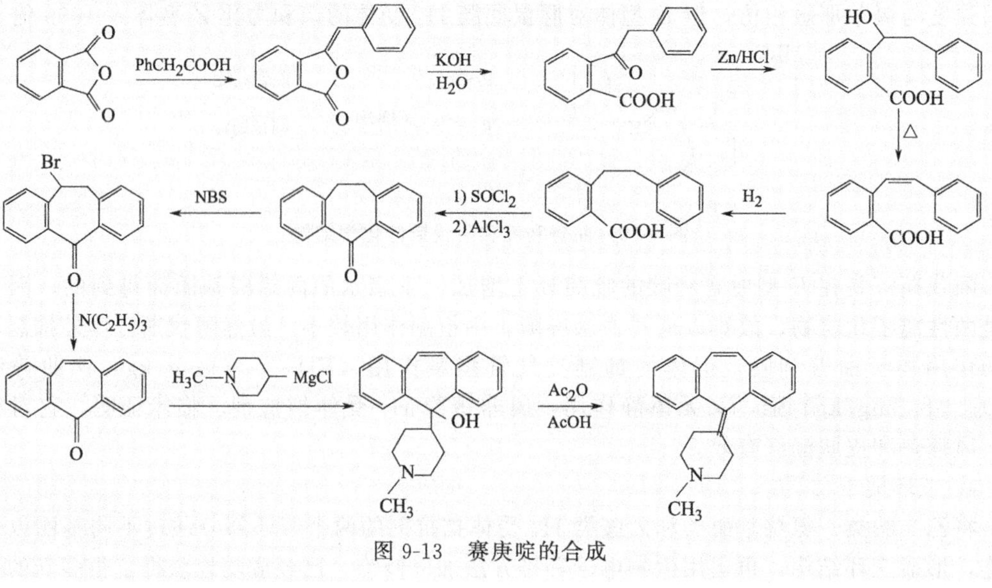

图 9-13 赛庚啶的合成

第九章 抗过敏和抗溃疡药

【物理性质】 本品为白色或微黄色结晶性粉末；几乎无臭，味微苦。在甲醇中易溶，氯仿中溶解，乙醇中略溶，水中微溶，乙醚中几乎不溶。熔点252.6~253.6℃（分解）。

【主要用途】 治疗荨麻疹、湿疹、过敏性和接触性皮炎、皮肤瘙痒、过敏性鼻炎、支气管哮喘等。它还有抗5-羟色胺和抗胆碱作用，并可抑制醛固酮和促肾上腺皮质激素的分泌，亦用于治疗偏头痛、肾上腺皮质功能亢进症及肢端肥大症等。

富马酸酮替芬（Ketotifen fumarate）（图9-14）是赛庚啶的七元环—CH=CH—部分用—CH$_2$CO—替代，把靠近羧基侧的苯环换以噻吩环而得，临床上用其富马酸盐。本品既是H$_1$受体拮抗剂，又是过敏介质释放抑制剂，能抑制支气管黏膜下肥大细胞释放过敏介质，还能抑制嗜碱性细胞和中性粒细胞释放组胺，具有很强的抗过敏作用，对内源性及外源性哮喘有防治作用，对过敏性鼻炎、皮炎和结膜炎及荨麻疹等均有效。但本品有较强的中枢抑制、嗜睡副作用。

赛庚啶的—CH=CH—用—CH$_2$CH$_2$—替代，不影响抗组胺活性，仅降低抗5-羟色胺活性，若同时将其中一个苯环用吡啶环替换，所得的生物电子等排体为阿扎他定（Azatadine）（图9-15）。临床上使用它的马来酸盐，其H$_1$受体拮抗作用为马来酸氯苯那敏的3.4倍。

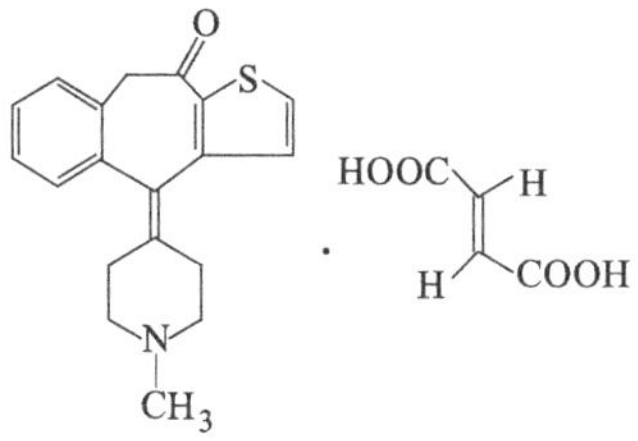

图9-14 富马酸酮替芬化学结构 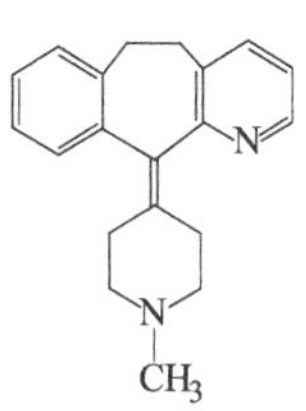　　图9-15 阿扎他定化学结构

氯雷他定（Loratadine）（图9-16），是在阿扎他定的苯环上引入氯原子，并将甲基部分换以甲酸乙酯而成，它是强效、长效、选择性对抗外周H$_1$受体的非镇静类H$_1$受体拮抗剂，无抗胆碱能活性和中枢神经抑制作用。临床上日服一次10mg，治疗过敏性鼻炎、慢性荨麻疹及其他过敏性皮肤病。

氯雷他定在体内产生的主要代谢产物是氮原子上去除甲酸乙酯，该产物具有较强的抗组胺作用，H$_1$受体选择性更好，现已开发成新的抗组胺药地氯雷他定（Desloratadine，地洛他定）（图9-16）。

5. 哌啶类

哌啶类具有对H$_1$受体选择性高、无镇静作用、与组胺作用分离等特点，称为非镇静抗过敏药。前述的阿伐斯汀、西替利嗪和氯雷他定都属于该类药物。抗组胺药物有无中枢副作用取决于药物的结构及其药动学特征。阿伐斯汀和西替利嗪就是通过引入亲水性基团，使药物难以通过血脑屏障，克服中枢镇静的副作用的。而氯雷他定则对外周H$_1$受体有较高的选择性，故可避免中枢副作用。

特非那定（Terfenadine）（图9-17）是从中枢抑制药研究中发现的一个新型的外周组胺H$_1$受体选择性拮抗剂，由于不进入大脑，故无中枢镇静作用，不影响精神运动行为。体外试验证明本品对α、β、M或H$_2$受体的亲和力很低；动物实验表明本品具微弱或几乎没有抗5-羟色胺、抗胆碱和抗肾上腺能活性；与受体结合、解离均较缓慢，药效持久。临床用于治疗过敏性鼻炎、皮肤病（如荨麻疹）和哮喘。特非那定分子中丁醇羟基的碳原子为（S）构型的异构体（S）-特非那定，具高活性，已上市应用。

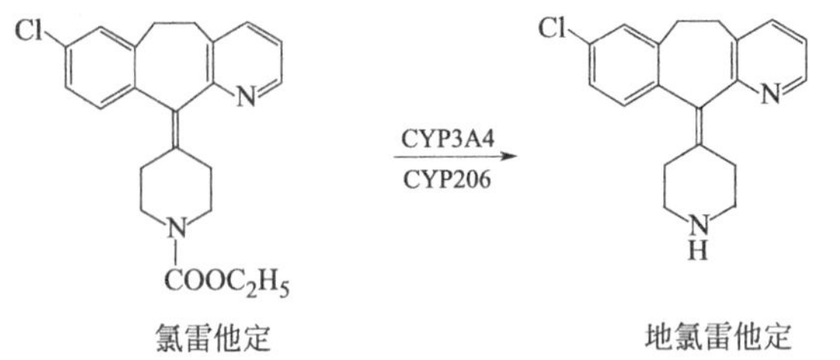

图 9-16 氯雷他定和地氯雷他定化学结构

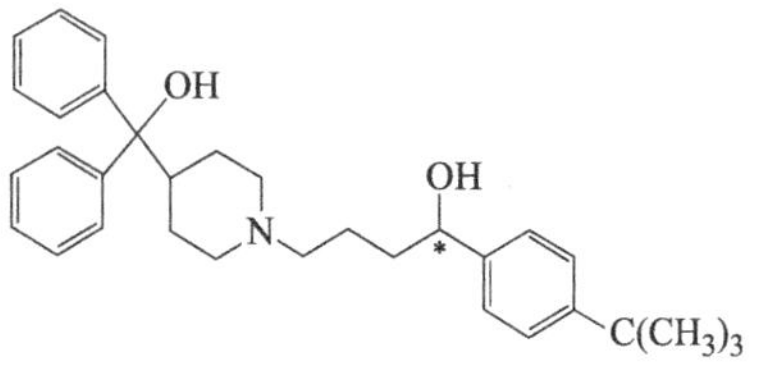

图 9-17 特非那定化学结构

特非那定在体内 99.5% 很快被代谢成羧酸化合物和二苯基-4-哌啶甲醇。后者无抗 H_1 活性，而羧酸代谢物具较强的抗组胺活性，之后被开发为新的抗组胺药非索那定（Fexofenadine）（图 9-18），其抑制组胺引起的豚鼠回肠收缩的强度约为特非那定的 1/3。特非那定的蛋白结合作用以及上述的代谢产物可能是它在外周组织中发挥作用的原因。

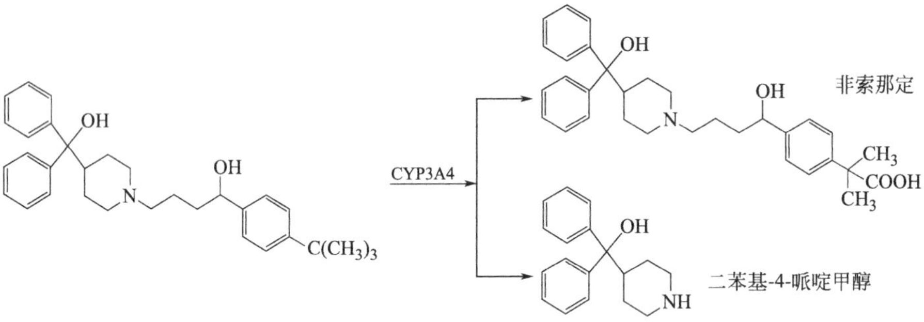

图 9-18 特非那定的代谢

依巴斯汀（Ebastine）（图 9-19）是特非那定分子中二苯羟甲基替换为二苯甲氧基的生物电子等排体，也是一个比特非那定更有效且作用持续时间更长的非镇静抗过敏药。临床剂量 10mg/d，可治疗各种过敏性疾病。

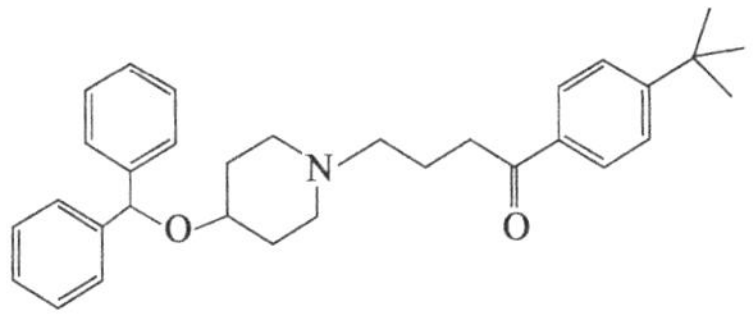

图 9-19 依巴斯汀化学结构

阿司咪唑*（Astemizole）属咪唑取代哌啶类药物，是一个 H_1 受体拮抗作用强，维持时间长，不易通过血脑屏障，中枢作用低，无局麻、无抗胆碱作用。

*阿司咪唑

【化学结构】

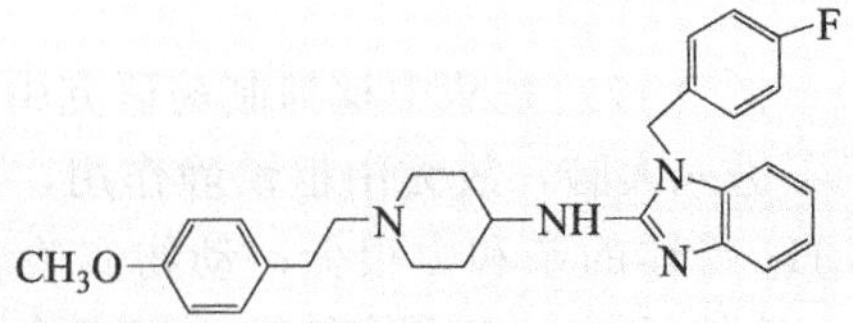

【化学名称】 1-[(4-氟苯基)甲基]-N-[1-[2-(4-甲氧苯基)乙基]4-哌啶基]-1H-苯并咪唑-2-胺。

【合成路线】 将对氟苄胺与邻硝基氯苯缩合,用雷氏镍催化氢化得 2-(对氟苯甲氨基)苯胺,再与 4-异硫氰基-1-哌啶甲酸乙酯缩合,在二氧化汞和硫的作用下环合可制得取代的 2-氨基苯并咪唑衍生物。然后经水解、脱胺后,与对(2-溴乙基)苯甲醚缩合得到本品(图 9-20)。

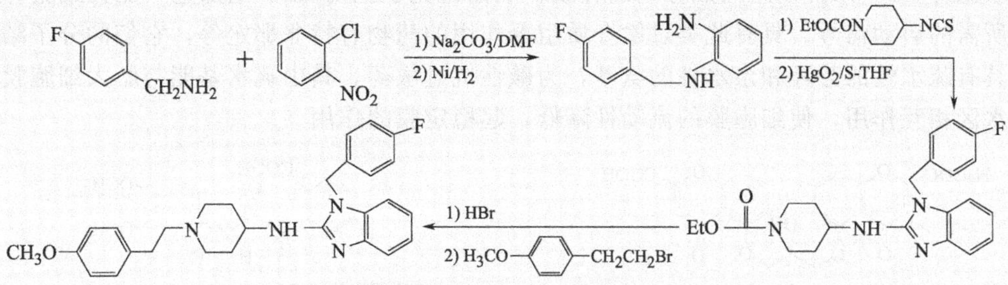

图 9-20 阿司咪唑的合成

【物理性质】 本品为白色结晶,无臭。与有机溶剂混溶,几乎不溶于水。熔点 149.1℃。

【主要用途】 本品为强效、长效的 H_1 受体拮抗剂,临床剂量 10mg/d,用于治疗过敏性鼻炎和结膜炎、慢性荨麻疹和其他过敏性反应症状。

6. 组胺 H_1 受体拮抗剂的构效关系

H_1 受体拮抗剂结构大多数类似于乙二胺类、胺烷基醚类和丙胺类药物,可用如图 9-21 所示通式表示。

(1) Ar^1 为苯环、杂环或取代杂环,Ar^2 为另一个芳环或芳甲基,Ar^1 和 Ar^2 可桥连成三环类化合物。Ar^1 和 Ar^2 的亲脂性及它们的空间排列与活性相关,已知很多药物光学和几何异构体抗组胺活性不同。

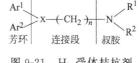

图 9-21 H_1 受体拮抗剂结构通式

(2) NR^1R^2 一般是叔胺,也可以是环系统的一部分,常见的是二甲氨基和四氢吡咯基。

(3) X 是 sp^2 或 sp^3 杂环的碳原子、氮原子或连氧的 sp^3 碳原子。

(4) 连接段碳链 $n=2\sim3$,通常 $n=2$。叔胺与芳环中心的距离一般为 50~60nm。

二、过敏介质释放抑制剂

抗原抗体反应除使靶细胞释放组胺之外,还能释放其他过敏介质,如白三烯、缓激肽、血小板活化因子等,这些体内活性物质均可以引发各种过敏反应,如单用 H_1 受体拮抗剂仍不能有效抑制过敏反应,则该过敏反应还有可能与其他过敏介质有关。

除抗原抗体反应可以使靶细胞释放组胺外,某些化合物也能促使靶细胞释放组胺,这与过敏反应无关。这些化合物称为组胺释放剂,如能损伤组织的化学物质(蛇毒、蜂毒等)、大分子化合物(右旋糖酐等)、某些药物(氯筒箭毒等)。因此抑制过敏反应可以从多方面考虑。

过敏介质释放抑制剂能稳定肥大细胞膜,减少抗原攻击肥大细胞引起的过敏介质的游离和释放。

色甘酸钠(Disodium cromoglicate)(图 9-22)可通过抑制磷酸二酯酶,使细胞内 cAMP 水平升高,抑制 Ca^{2+} 进入细胞内,增加细胞膜稳定性,从而抑制颗粒膜与浆膜的融合,阻止过敏介质的释放。该药用于治疗过敏性哮喘、过敏性鼻炎和季节性枯草热等。

曲尼司特（Tranilast）（图 9-23）作用机理与色甘酸钠相似。这两种药物分子中均含有羧基，为酸性抗过敏药。

酮替芬不仅具有 H_1 受体拮抗剂作用，还有阻止过敏介质释放的作用。通过抑制肥大细胞摄取胞外 Ca^{2+} 来抑制胞内贮存钙的释放，从而避免了胞内 Ca^{2+} 增加这一肥大细胞释放组织胺所需的启动信号。具有此类过敏介质阻释作用的药物有特非那定等，它们的分子结构中一般具有疏水性的芳环和亲水性的氨基，为碱性抗过敏药，其中疏水基能与肥大细胞膜磷脂的疏水区相互作用，使细胞膜的流动性降低，起稳定膜的作用。

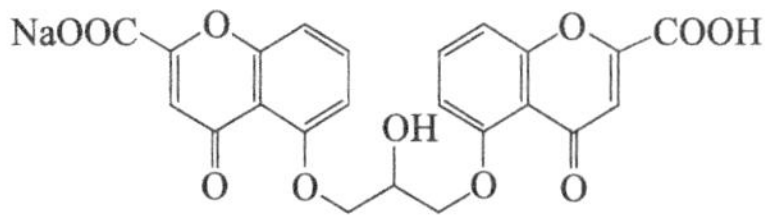

图 9-22　色甘酸钠化学结构 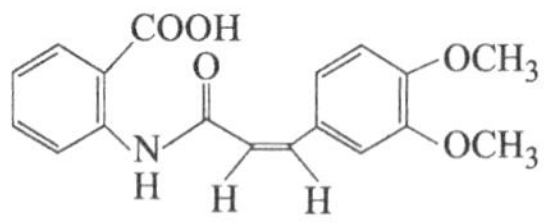　　　　　图 9-23　曲尼司特化学结构

三、白三烯拮抗剂以及激肽拮抗剂

除了 H_1 受体拮抗剂可作为抗组胺药治疗过敏反应外，白三烯、缓激肽、血小板活化因子等过敏介质的拮抗剂也能作为抗过敏药。

扎鲁司特（Zafirlukast）（图 9-24）是以天然白三烯为模型化合物，经化学结构改造发展起来的。它是有效的白三烯 D_4 拮抗剂，亲和力约为天然配基的 2 倍，对白三烯 D_4 激发的支气管收缩具有保护作用，可作为轻中度哮喘的有效治疗药物。

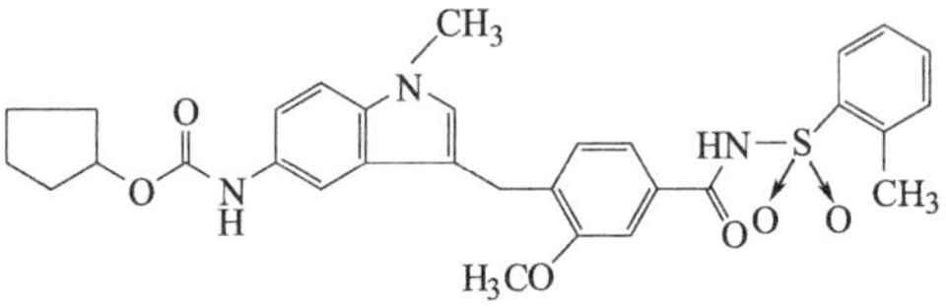

图 9-24　扎鲁司特化学结构

普仑司特（Pranlukast）（图 9-25）为特异性半胱氨酰白三烯受体拮抗剂，药理作用和临床应用同扎鲁司特。

齐留通（Zileuton）（图 9-26）主要作用是选择性地抑制 5-脂氧合酶，从而抑制白三烯的合成，同时还能抑制过敏反应引起的嗜酸性细胞向肺部的浸润。给药后可产生快速支气管扩张作用，明显降低血中嗜酸性细胞的水平。具有减弱诱发性支气管痉挛、扩张支气管和抗炎作用，可作为哮喘的长期用药。

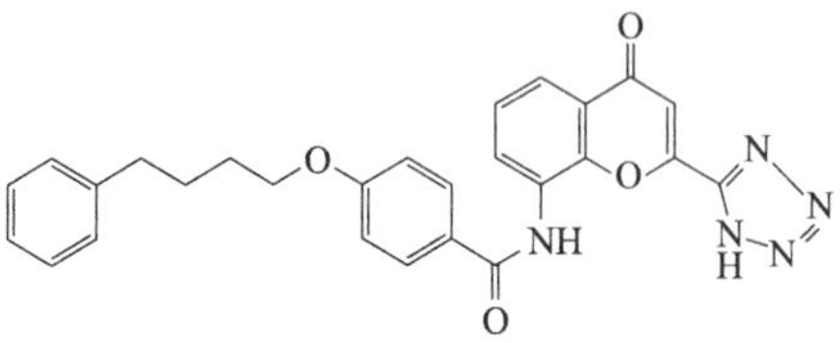

图 9-25　普仑司特化学结构 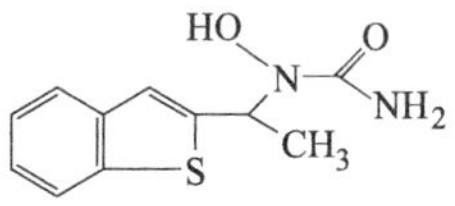　　　　　图 9-26　齐留通化学结构

激肽为内源性活性物质，包括缓激肽和胰激肽（图 9-27）。缓激肽和胰激肽分别为直链的九肽和十肽。胰激肽是赖氨酰缓激肽，即在肽链的 NH_2 一端有一额外的赖氨酸。这两个寡肽由激肽原经酶水解生成，胰蛋白酶、纤维蛋白溶解酶和蛇毒等可催化水解激肽原。激肽与炎症和过敏反应等多种病理反应有关，还与气管平滑肌收缩、黏液分泌和血管通透性增加

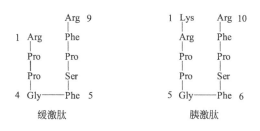

图 9-27 激肽

有关，因此激肽受体拮抗剂可以成为有效的抗过敏、抗炎症和治疗哮喘的药物。

现已发现缓激肽 B_2 是主要的过敏介质，B_2 受体拮抗剂已成为治疗气喘的潜在药物。激肽经过结构修饰可得到肽拟似物，能选择性地与激肽受体结合，产生拮抗活性。肽拟似物有口服无效，体内半衰期短，易产生过敏反应等缺点。

第二节 抗溃疡药物

消化性溃疡发生在幽门和十二指肠处，是由胃液的消化作用引起的胃黏膜损伤。近代通过对胃壁细胞分泌胃酸的过程研究，出现了抗酸药、H_2 受体拮抗剂、质子泵抑制剂，本节只介绍 H_2 受体拮抗剂、质子泵抑制剂。

一、H_2 受体拮抗剂

20 世纪 60 年代中期，发现组胺 H_2 受体是胃壁细胞内促进胃酸分泌活体后，对以拮抗 H_2 受体的抗胃溃疡新药进行了大量的研究，相继发现了咪唑类、呋喃类、噻唑类等 H_2 受体拮抗剂。

1. 咪唑类

西咪替丁*（Cimetidine）是上市最早的 H_2 受体拮抗剂（图 9-28），很快成为治疗胃溃疡的首选药。它是以组胺为先导化合物，保留其咪唑环，通过一系列的分子结构改造得到的。

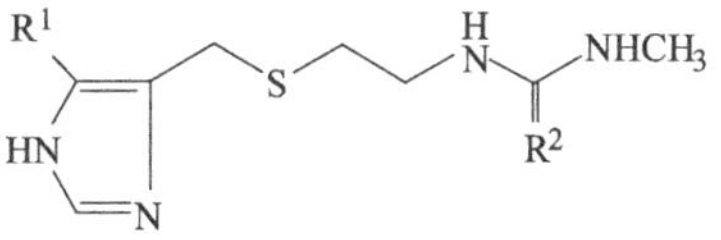

$R^1=H$，$R^2=S$　硫代布立马胺
$R^1=Me$，$R^2=S$　甲硫米特
$R^1=Me$，$R^2=NCN$　西咪替丁

图 9-28 咪唑类 H_2 受体拮抗剂化学结构

西咪替丁具有一定的极性和亲水性质，限制了它对生物膜的穿透作用，故如何提高药物脂溶性，改善药代动力学的性质显得尤为重要。

采用前药方法，对咪唑环的 N-1 和 N-3 进行丁酰氧甲基化和烷氧羰基化，可达到增加活性的目的。另一种方法是改造氢键键合的极性基团，用脂水分配系数大的取代异胞嘧啶基团代替氰胍基团获得奥美替丁（Oxmetidine）（图 9-29）。后者的脂溶性提高，分配系数增加 50 倍，其抑制胃酸分泌作用增加 15 倍，且维持时间更长，但有 H_1 拮抗副作用。

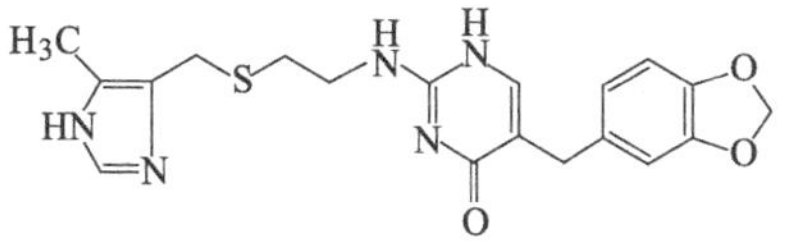

图 9-29 奥美替丁化学结构

*西咪替丁

【化学结构】

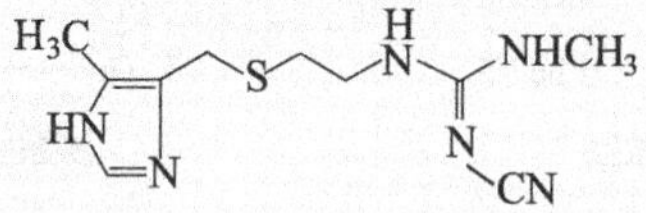

【化学名称】 N-氰基-N'甲基-N''-[2-{[(5-甲基-1H-咪唑-4-基)甲基]硫代}乙基]胍。

【习惯名称】 甲氰咪胍,泰胃美。

【合成路线】 本品的合成方法有多种(图9-30),均涉及三个重要的中间体片段:5-甲基-4-咪唑甲醇(Ⅱ)(或4-氯甲基-5-甲基咪唑)、巯基乙胺和氰基胍。

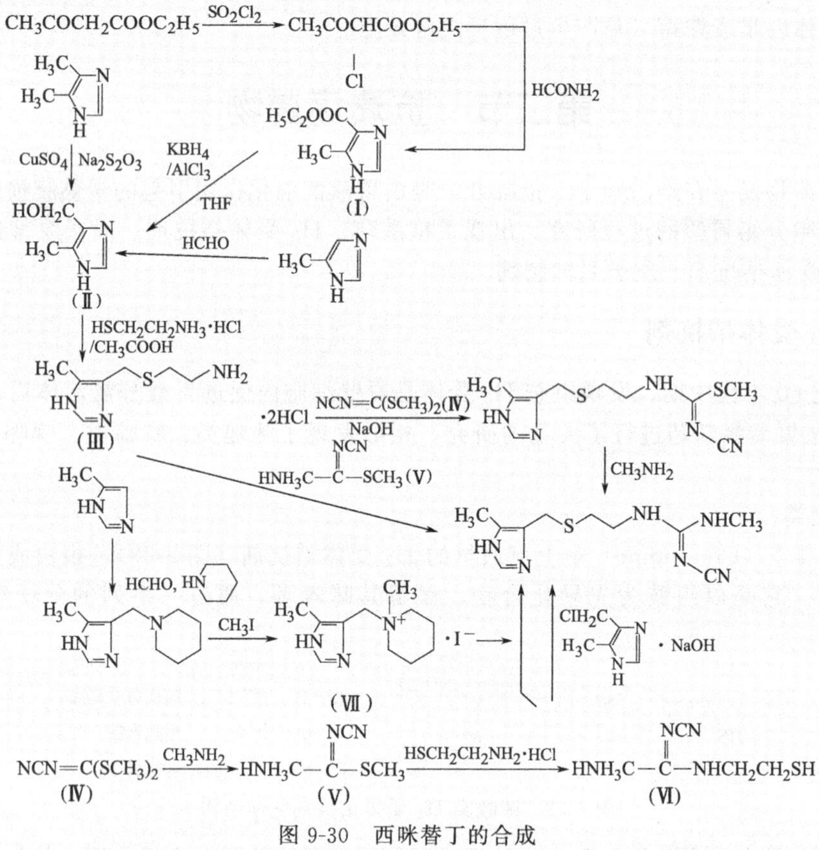

图9-30 西咪替丁的合成

第一种方法是采用5-甲基-4-咪唑甲醇(Ⅱ)和2-巯基乙胺脱水制备。关键中间体5-甲基-4-咪唑甲醇(Ⅱ)可用乙酰乙酸乙酯与二氯亚砜反应后与甲酰胺环合得5-甲基-4-咪唑甲酸乙酯(Ⅰ),再在四氢呋喃中用硼氢化钾、三氯化铝还原而制得;也可用5-甲基咪唑与甲醛进行羟甲基化,或用 $Na_2S_2O_3/CuSO_4$ 氧化4,5-二甲基咪唑制备Ⅱ。然后在乙酸中将Ⅱ与2-巯基乙胺盐酸盐缩合制成硫醚化合物Ⅲ,再与氰亚胺二硫代碳酸二甲酯(Ⅳ)缩合,甲胺取代得西咪替丁。

第二种方法是通过中间体4-氯甲基-5-甲基咪唑和 N-氰基-N'甲基-N''(2-巯基乙基)胍(Ⅵ)进行烷基化反应制备。关键中间体Ⅵ是由氰亚胺二硫代碳酸二甲酯(Ⅳ)与甲胺反应得 N-氰基-N,S-二甲基异硫脲(Ⅴ)后,Ⅴ与2-巯基乙胺盐酸盐反应制得的。

用 5-甲基-4-咪唑甲硫基乙胺（Ⅲ）直接与 N-氰基-N,S-二甲基异硫脲（Ⅴ）反应也可制得西咪替丁，此路线为汇聚法，总收率较高。

Ⅵ与 4-哌啶甲基-5-甲基咪唑甲铵盐（Ⅶ）反应也可制备本品。Ⅶ可用 4-甲基咪唑经 Mannich 反应并用碘甲烷成季铵盐制得。

【物理性质】 本品几乎无臭，味苦。易溶于甲醇、稀盐酸，溶于乙醇，微溶于水。本品有 A、B、C、Z、H 等晶型，不同晶型的产品物理常数不同。从有机溶剂中可得 A 型晶，熔点 139～144℃，其生物利用度及疗效最佳。生产中用水结晶可降低成本，但产品为混晶型，熔点 136～144℃，影响产品质量和疗效。

【主要用途】 本品能抑制基础胃酸分泌和各种刺激引起的胃酸分泌，对夜间胃酸分泌也有强的抑制作用，亦可防止应激状态下的胃黏膜出血和胃黏多糖成分减少。临床应用中发现中断用药后复发率高，故需维持治疗。长期应用抑制雄激素作用，可引起男性轻微性功能障碍和乳房发育，妇女溢乳，还可引起精神紊乱等副作用。

2．呋喃类

将西咪替丁结构中的甲基咪唑环换成二甲基氨基甲基呋喃环；氰基亚氨基换成硝基次甲基，成为雷尼替丁*（Ranitidine），抑制胃酸分泌的作用强于西咪替丁，副作用也低。

*盐酸雷尼替丁

【化学结构】

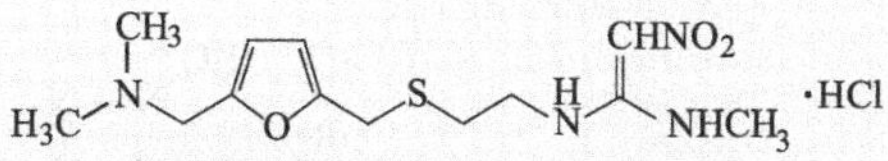

【化学名称】 N-{2-[({5-[(二甲氨基)甲基]-2-呋喃基}甲基)硫代]乙基}-N′-甲基-2 硝基-1,1-乙烯二胺盐酸盐。

【商品名称】 善胃得。

【物理性质】 本品为类白色至淡黄棕色结晶性粉末，有异臭，味微苦带涩，极易潮解。水或甲醇中易溶，乙醇中略溶，丙酮中几乎不溶。熔点 127～143℃。本品晶型有两种，Ⅱ型吸湿性小，其片剂质量稳定。

【合成路线】 本品是利用 2-氯甲基-5-二甲氨基甲基呋喃与 2-巯基乙胺进行烷基化制得 2-[{5-[(二甲氨基)甲基]呋喃甲基}硫代]乙胺后，再与 N-甲基-1-甲硫基-2-硝基乙烯胺反应而制得的。也可用 2-氯甲基-5-二甲氨基甲基呋喃中间体与 N-甲基-N(2-巯乙基)-2 硝基乙烯脒直接缩合制得（图 9-31）。

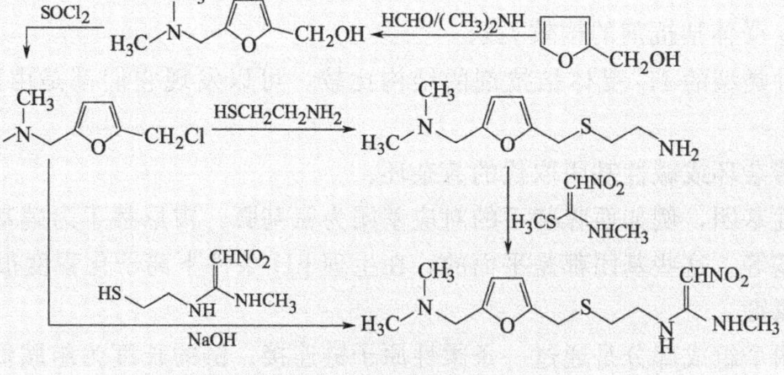

图 9-31 雷尼替丁的合成

【主要用途】 雷尼替丁是竞争性 H_2 受体拮抗剂，抑制胃酸分泌的强度约为西咪替丁的 4～10 倍，治疗消化性溃疡优于西咪替丁，对 H_1 受体和胆碱受体均无拮抗作用，在高血钙状态下降低血浆 Ca^{2+} 浓度。无抗雄激素作用，对内分泌的影响小，未见西咪替丁那样的中枢副作用。

3. 噻唑类

西咪替丁的咪唑环由胍基噻唑环替代时称为硫替丁（Tiotidine）（图 9-32），其拮抗 H_2 受体作用可提高 10 倍。

法莫替丁（Famotidine）为噻唑类 H_2 受体拮抗剂的代表药，也是硫替丁的类似物，其氢键键合的极性基团为氨磺酰脒基。本品是目前选择性高和作用强的首选 H_2 受体拮抗剂。

乙溴替丁（Ebrotidine）是具有胃黏膜保护作用的新一代 H_2 受体拮抗剂。本品具抗幽门螺杆菌的活性，而雷尼替丁无该活性。

4. 哌啶甲苯类

将雷尼替丁结构中呋喃的氧从芳环内移到芳环外，可得到一系列强效长效药物，如兰替丁（Lamtidine）、洛克替丁（Loxtidine）、罗沙替丁（Roxatidine）、拉呋替丁（Lafutidine）（图 9-33）。

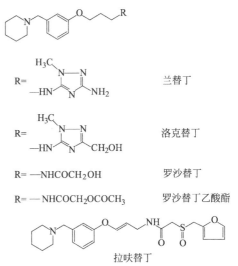

图 9-32 噻唑类药物化学结构　　图 9-33 哌啶甲苯类药物化学结构

5. 组胺 H_2 受体拮抗剂的构效关系

将上述几种类型的 H_2 受体拮抗剂的结构比较，可以发现它们都是由图 9-34 所示三部分组成。

（1）碱性芳杂环或碱性基团取代的芳杂环。

（2）平面性基团，例如西咪替丁的对应基团为氰基胍，雷尼替丁为硝基脲，法莫替丁则为氨基磺酰脒基等。这些基团都是平面的，在生理 pH 条件下离子化程度很低，能和受体形成一个以上的氢键。

（3）上述两个组成部分是通过一条柔性原子链连接。链的长度为组胺侧链的 2 倍，即 4 个原子。链的长度与拮抗作用无关。

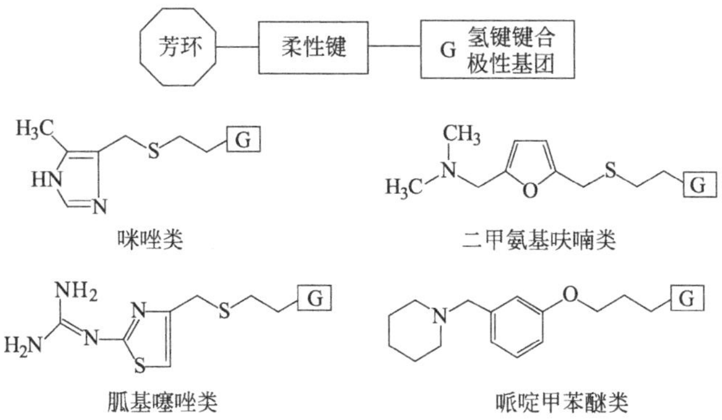

图 9-34 H₂ 受体拮抗剂的构效关系

二、质子泵抑制剂

质子泵即 H^+,K^+-ATP 酶。该酶是一种存在于胃壁伸入到分泌细管膜的微绒毛内的跨膜蛋白，可以使氢离子和钾离子交换。质子泵抑制剂是抑制胃酸分泌的最后一个环节，能够抑制各种因素引起的胃酸分泌，效果明显优于 H₂ 受体拮抗剂。

奥美拉唑*（Omeprazole）为第一个上市的质子泵抑制剂，对基础胃酸分泌和由组胺、五肽胃泌素、乙酰胆碱、食物及刺激迷走神经等引起的胃酸分泌皆有强而持久的抑制作用。对 H₂ 受体拮抗剂不能抑制的由二丁基环腺苷酸刺激引起的胃酸分泌也有很强的抑制作用。在治疗胃和十二指肠溃疡的愈合率、症状缓解程度、疗程长短、耐受性和复发率方面均优于 H₂ 受体拮抗剂西咪替丁和雷尼替丁。

质子泵抑制剂发展很快，已有许多新型结构类型又具不同作用机理的化合物正在研究开发中，相继也有药品上市，如兰索拉唑（Lansoprazole）、泮托拉唑（Pantoprazole）、艾索美拉唑（Esomeprazole）等（图 9-35）。

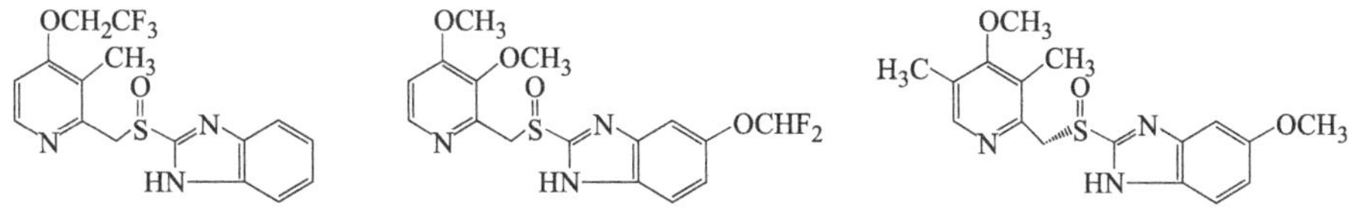

图 9-35 质子泵抑制剂化学结构

*奥美拉唑

【化学结构】

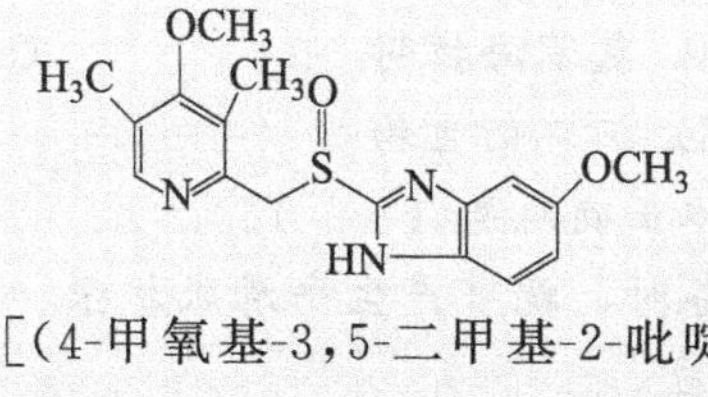

【化学名称】 5-甲氧基-2{[(4-甲氧基-3,5-二甲基-2-吡啶基)甲基]亚硫酰基}-1H-苯并咪唑。

【习惯名称】 洛塞克，奥克。

【合成路线】 通过 2-巯基-5-甲氧基苯并咪唑与 3,5-二甲基-2-氯甲基-4-甲氧基吡啶反应得到关键中间体（Ⅰ），再以间氯过氧苯甲酸将硫醚氧化成亚砜即得（图 9-36）。

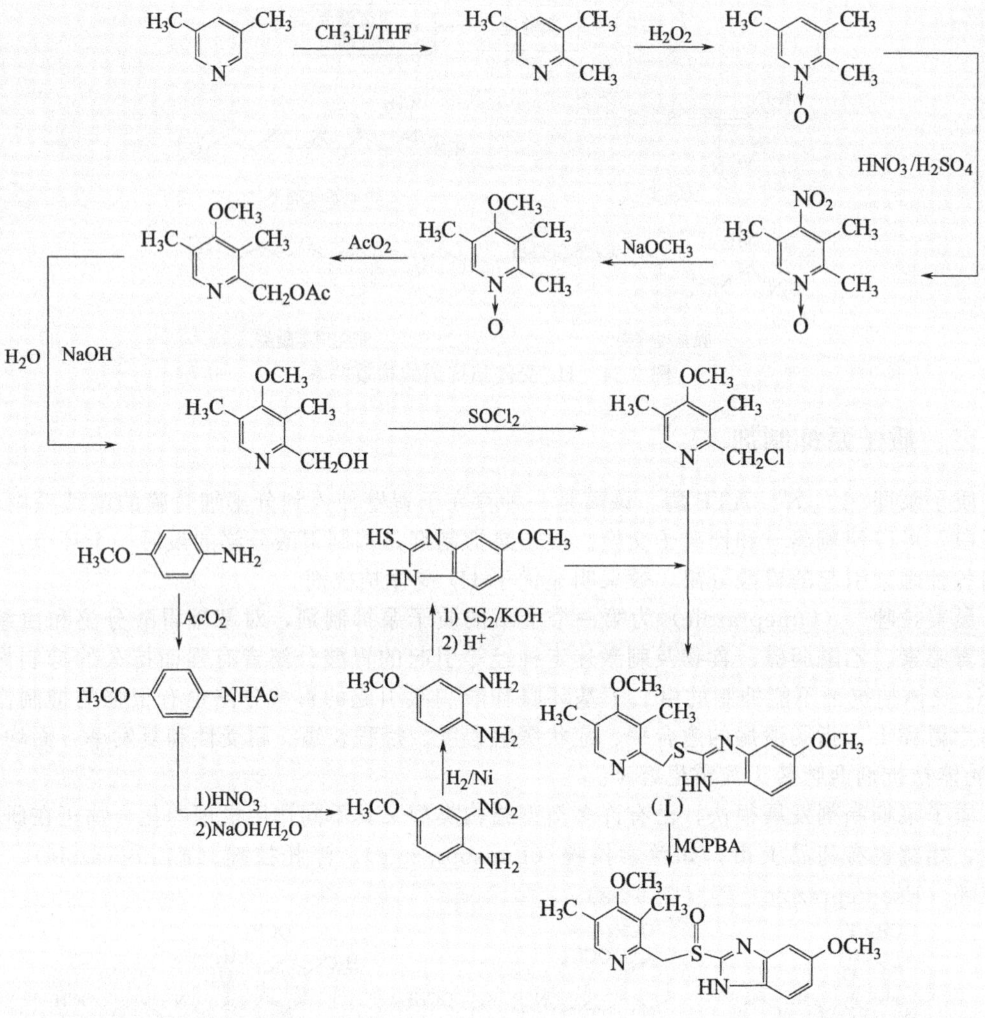

图 9-36 奥美拉唑的合成

思 考 题

一、选择题

A 型题

1. 下列属于乙二胺类的抗过敏药物是（　　）。
   A. 曲吡那敏　　　　　　B. 氯苯海拉明　　　　　　C. 氯苯那敏
   D. 丙胺　　　　　　　　E. 三环衍生物

2. 下面关于组胺和组胺受体正确的是（　　）。

A. H_1 受体被组胺分子兴奋时，就可产生平滑肌扩张、毛细血管收缩、管壁通透性减小、腺体分泌减少等效应

B. H_2 受体被组胺分子兴奋时，激活腺苷环化酶，产生 cAMP 和钙离子激活胃壁细胞的质子泵，分泌胃酸和胃蛋白酶

C. H_3 受体主要分布在中枢神经系统，组胺作为神经递质，参与血压、心率和体温的控制

D. 组胺是通过血流到达它们的作用部位,是一个全身性激素
E. H_1 受体拮抗剂临床用作抗过敏药,H_2 受体拮抗剂用作抗溃疡药

B 型题

[3～7]

A. 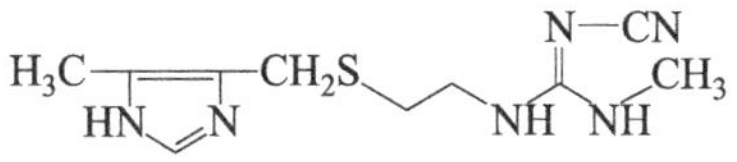 (结构式) B. 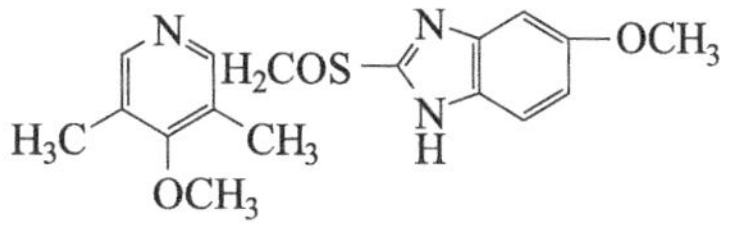 (结构式)

C. 两者均有   D. 两者均无

3. 抗组织胺的药物是（   ）。
4. H_1 受体拮抗剂是（   ）。
5. 抑制胃酸分泌的是（   ）。
6. H_2 受体拮抗剂是（   ）。
7. 质子泵抑制剂是（   ）。

X 型题

8. 下列属于常用抗溃疡药的是（   ）。

A. 钙拮抗剂   B. α受体阻断剂   C. H_2 受体拮抗剂
D. 质子泵抑制剂   E. H_1 受体拮抗剂

二、合成题

1. 选取适当的原料合成奥美拉唑。
2. 合成西咪替丁。
3. 合成苯海拉明。
4. 合成扑尔敏（氯苯那敏）。

三、简答题

1. 组胺受体有哪些亚型？分布在什么部位？与组胺结合会分别产生哪些生理活性？
2. 抗过敏药物有哪几种类型？分别举例。
3. 经典 H_1 受体拮抗剂的构效关系是什么？

第十章 抗菌药及抗病毒药物

学习目标

1. 掌握诺氟沙星、硝酸益康唑、异烟肼、阿昔洛韦、齐多夫定、利巴韦林药物的结构及性质。
2. 熟悉环丙沙星、酮康唑、对氨基水杨酸钠、更昔洛韦、金刚烷胺的化学结构。
3. 了解各类抗菌药物和抗病毒药物的发展状况。

第一节 抗菌药物

抗菌药是指一类抑制或杀灭病原性微生物的药物。包括抗生素、磺胺类药物、喹诺酮类药物、抗真菌药物、抗结核药物等。本节主要讨论喹诺酮类药物、抗真菌药物及抗结核药物。

一、喹诺酮类抗菌药物

喹诺酮类药物的研究始于1962年萘啶酸（Nalidixic acid）的发现，经过30多年的研究发展，该类药物已上市十几个品种，成为仅次于头孢类抗生素的抗菌药。目前认为该类药物可分为三代：

第一代是以萘啶酸（图10-1）和吡咯酸（Piromidic acid）（图10-2）为代表，仅对革兰阴性菌有效，对革兰阳性菌和绿脓杆菌无效。

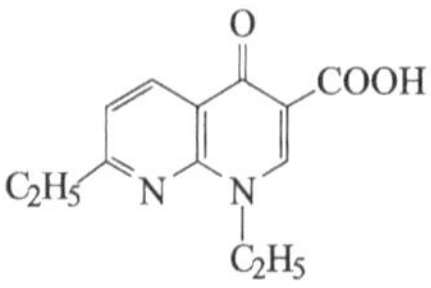

图10-1 萘啶酸化学结构 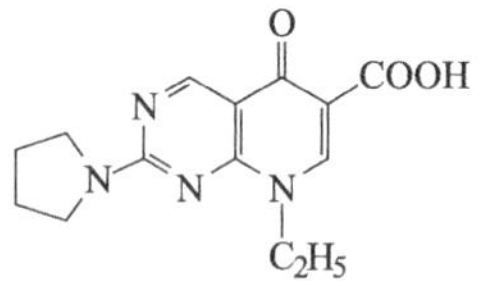　　图10-2 吡咯酸化学结构 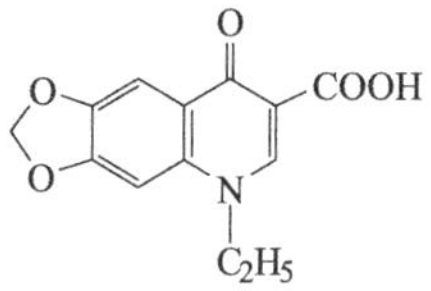　　图10-3 西诺沙星化学结构

第二代是以西诺沙星（Cinoxacin）（图10-3）和吡哌酸（Pipemidic acid）（图10-4）为代表，只对革兰阳性菌有效。

第三代是以诺氟沙星*（Norfloxacin）、环丙沙星（Ciprofloxacin）（图10-5）和氧氟沙星（Ofloxacin）（图10-6）为代表，对革兰阳性和阴性菌均有效。

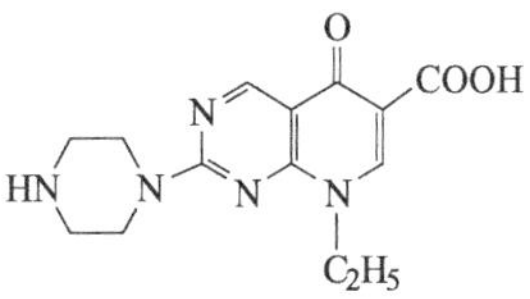

图10-4 吡哌酸化学结构 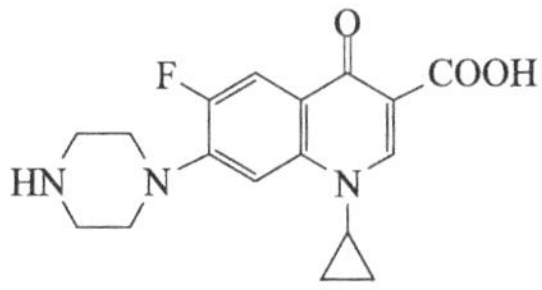　　图10-5 环丙沙星化学结构 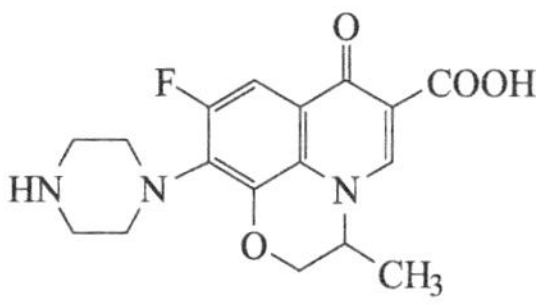　　图10-6 氧氟沙星化学结构

诺氟沙星的上市是喹诺酮类抗菌药的重要突破,并且使人们对该类药物的构效关系有了进一步的认识。二氢吡啶酮部分是药效基本结构,二氢吡啶酮环可以与苯环、杂环稠合。氟原子及哌嗪环也是抗菌活性所必需的基团。

喹诺酮类抗菌药物的作用机制为抑制细菌 DNA 的旋转酶和拓扑异构酶Ⅳ,DNA 旋转酶对细菌的复制、转录和修复起决定作用,而拓扑异构酶Ⅳ则是在细胞壁的分裂中,对细菌染色体的分裂起关键作用。喹诺酮类药物通过抑制上述两种酶,使细菌处于一种超螺旋状态,从而防止细菌的复制。

*诺氟沙星

【化学结构】

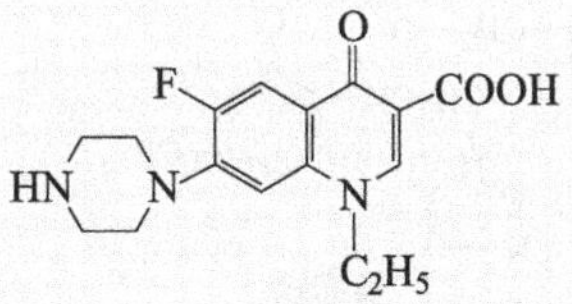

【化学名称】 1-乙基-6-氟-4-氧代-1,4-二氢-7-(1-哌嗪基)-3-喹啉羧酸。

【合成路线】 以 3-氯-4-氟苯胺和乙氧甲烯基丙二酸二乙酯为原料,经缩合后加热高温环合,再在 DMF 中与硫酸二乙酯反应生成 N-乙基化产物,然后水解反应后与哌嗪缩合得本品(图 10-7)。

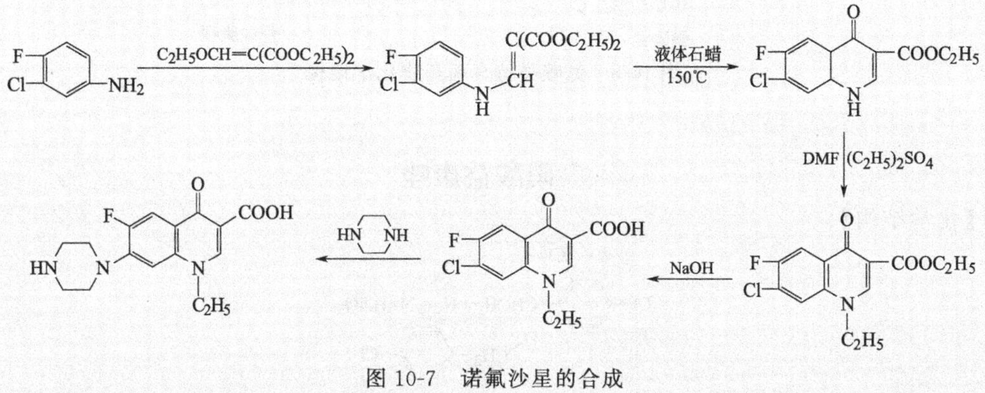

图 10-7 诺氟沙星的合成

【物理性质】 本品为白色或淡黄色结晶性粉末;无臭,味微苦。空气中能吸收水分,二甲基甲酰胺中略溶,水或乙醇中微溶,乙酸、盐酸或氢氧化钠溶液中易溶。熔点为 218~224℃。

【化学性质】

(1) 本品具有羧基结构,具有酸性,与碱液反应生成盐。

(2) 取本品少许于干燥的试管中,加入少许丙二酸与乙酐,在 80~90℃ 水浴中保温 5~10min 后,显红棕色。

(3) 本品属于含氟化合物,可用氟化物鉴别反应鉴别本品。

【主要用途】 临床用于泌尿道、肠道、耳鼻喉科、妇科、外科和皮肤科等感染的治疗。

二、抗真菌药物

真菌(霉菌)感染是一种常见的疾病。真菌感染通常分为两种情况:一种是浅表真菌感染，真菌主要侵袭皮肤、黏膜及指甲等浅部，可引起癣病；另一种是深部真菌感染，真菌侵入组织及内脏器官，引起炎症、坏死及脓疡。

抗真菌药物可分为合成抗真菌药物和抗真菌抗生素。合成抗真菌药物又可分为烯酸类、酚类和氮唑类，抗真菌抗生素分为多烯类和非多烯类。

（一）合成抗真菌药物

合成抗真菌药物目前临床应用最多的是氮唑类（图 10-8）。它以 20 世纪 60 年代末发现的克霉唑（Clotrimazole）为代表，近年发展迅速。这类药物不仅可用于浅表性真菌感染的治疗，而且也可口服用于全身性真菌感染的治疗。主要包括益康唑（Econazole）、氟康唑（Fluconazole）、酮康唑（Ketoconazole）和伊曲康唑（Itraconazole）等。

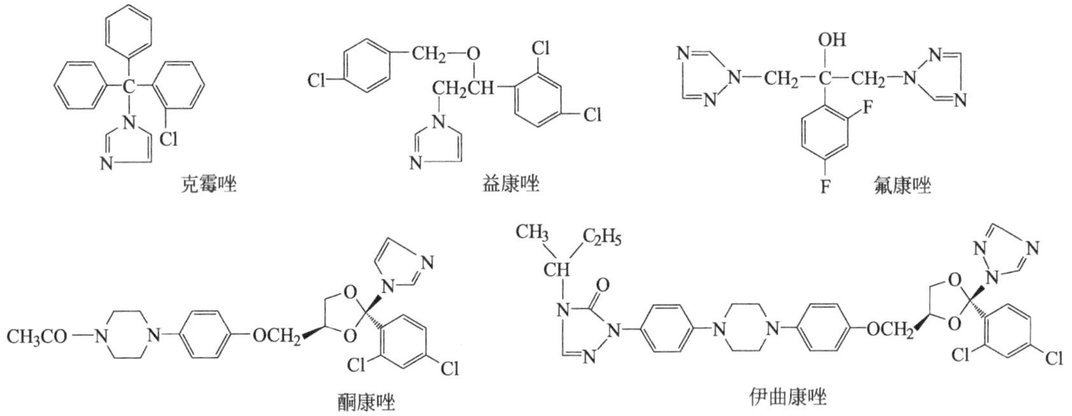

图 10-8 氮唑类抗真菌药物化学结构

*硝酸益康唑

【化学结构】

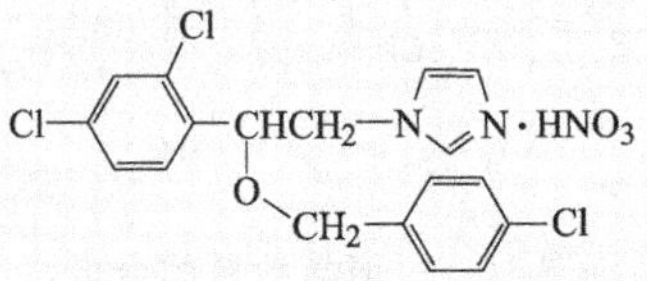

【化学名称】 1-[2,4-二氯-β-(4-氯苄氧基)苯乙基]咪唑硝酸盐。

【合成路线】 以间二氯苯和氯乙酰氯为原料经傅-克酰化反应后用四氢铝锂还原羰基为羟基化合物，再与咪唑缩合后与4-氯氯苄反应，最后与硝酸成盐得本品（图10-9）。

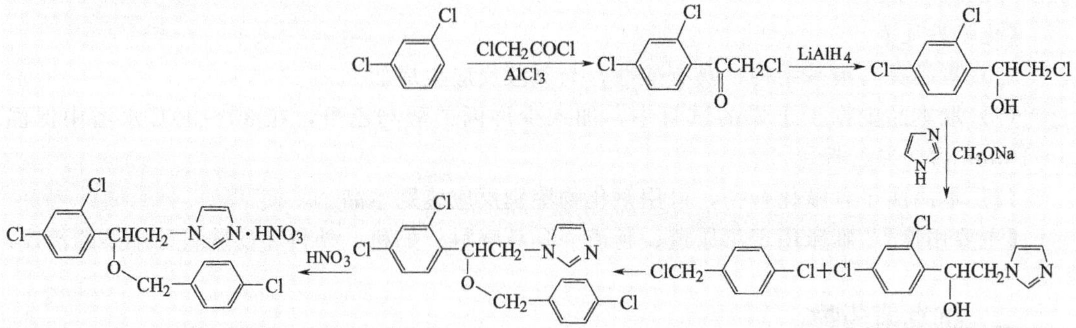

图 10-9 硝酸益康唑的合成

【物理性质】 本品为白色结晶性粉末,极微溶于水,溶于多种有机溶剂。熔点 164~165℃。

【化学性质】 本品为外消旋体,左旋体与右旋体的活性相同。本品在冷却下与硫酸二苯胺反应显深蓝色。

【主要用途】 本品为广谱抗真菌药。临床主要用于念珠菌引起的阴道炎和皮肤癣。

(二) 抗真菌抗生素

抗真菌抗生素按化学结构分为多烯和非多烯两类药物。多烯类药物主要用于深部真菌感染,药物的结构所含碳原子数目为 12~14 到 35~37 的大环内酯类,一般含有 4~7 个共轭双键。非多烯类药物主要对浅表真菌感染有效。

非多烯类代表药物有灰黄霉素 (Griseofulvin) 和西卡宁 (Siccanin)。多烯类代表药物有两性霉素 B (Amphotericin) 和制霉菌素 (Nystatin) (图 10-10)。

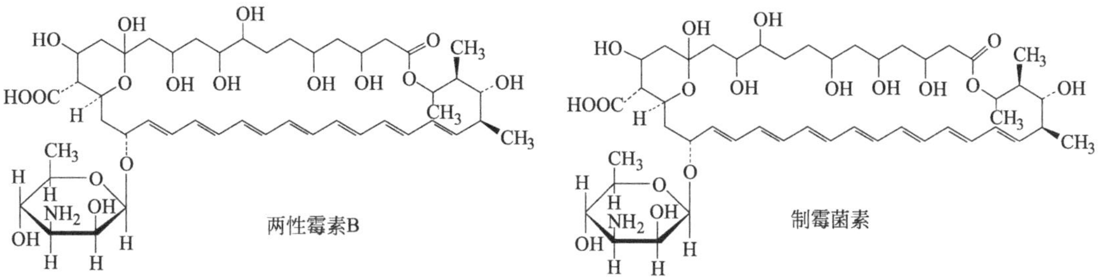

图 10-10 非多烯类和多烯类代表药物

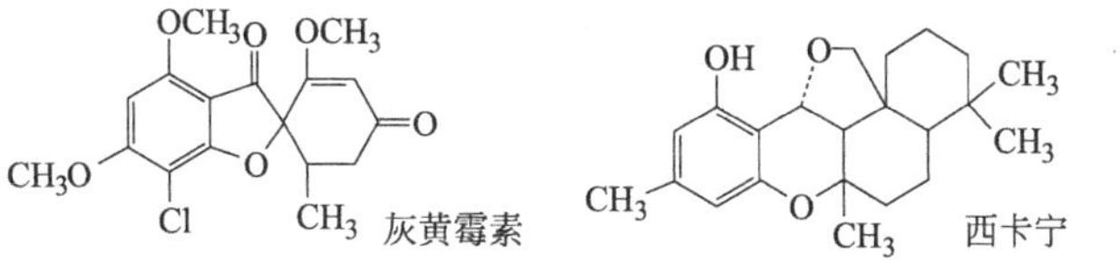

三、抗结核药物

结核病是由结核杆菌感染引起的一种常见病,机体内的各组织器官均有可能感染结核菌,但是以肺部感染的疾病最为常见。肺结核是一种非常可怕的传染病,人们对其曾经一度束手无策,直到链霉素 (Streptomycin) 被发现,才改变无药可医的局面。根据苯甲酸钠和水杨酸能促进结核杆菌的呼吸,根据代谢拮抗原理,于 1946 年发现了合成抗结核药物对氨基水杨酸钠 (Sodium aminosalicylate)。1950 年找到了抗结核作用更强的合成抗结核药物异烟肼* (Isoniazid)。

根据药物的化学结构可将其分为合成抗结核药物和抗结核抗生素。合成抗结核药物有对氨基水杨酸钠、异烟肼、盐酸乙胺丁醇 (Ethambutol hydrochloride) 等 (图 10-11),抗结核抗生素主要有链霉素、利福霉素 (Rifamycin) 等。

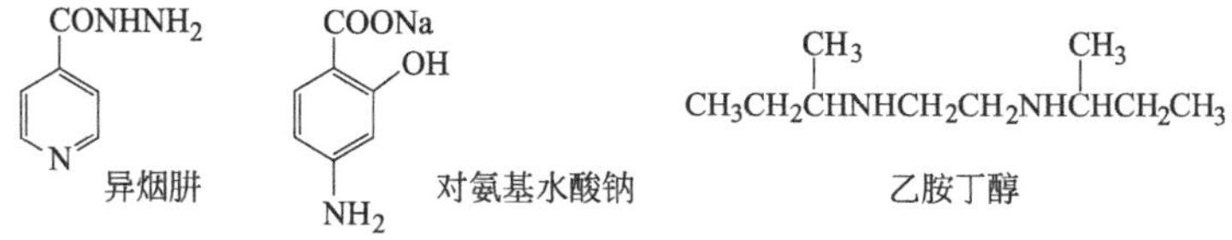

图 10-11 合成抗结核药物化学结构

*异 烟 肼

【化学结构】

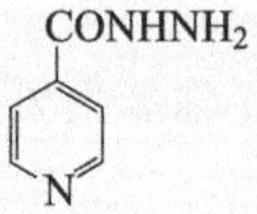

```
      CONHNH2
       |
      (吡啶环,N在4位对侧)
```

【化学名称】 4-吡啶甲酰肼。
【习惯名称】 雷米封。
【合成路线】 以4-甲基吡啶为原料经氧化钒为催化剂,通过空气氧化生成异烟酸,再与水合肼缩合得到本品(图10-12)。

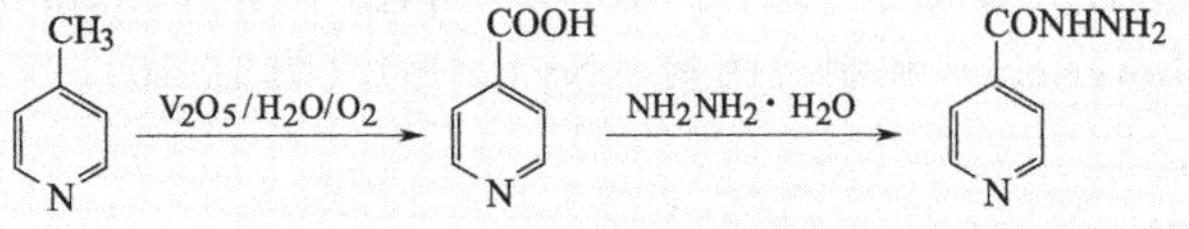

图10-12 异烟肼的合成

【物理性质】 本品为白色或类白色结晶性粉末;无臭,味微甜后苦。在水中易溶,在乙醇中略溶,在乙醚中极微溶。熔点为170～173℃。

【化学性质】

(1) 异烟肼结构中具有酰肼的结构,故在酸性或碱性条件下水解。光、金属离子、温度和pH都会影响异烟肼的水解速度。

(2) 异烟肼结构中的肼基具有还原性。与硝酸银、溴酸钾发生氧化还原反应(图10-13)。

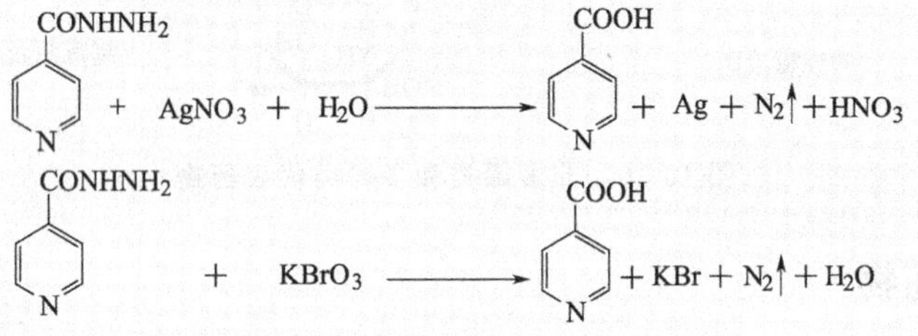

图10-13 异烟肼的氧化还原反应

(3) 异烟肼可以看作是一种胺类化合物,故可以与醛、酮类化合物缩合。与香草醛缩合反应生成黄色结晶(图10-14),其熔点为228～231℃。

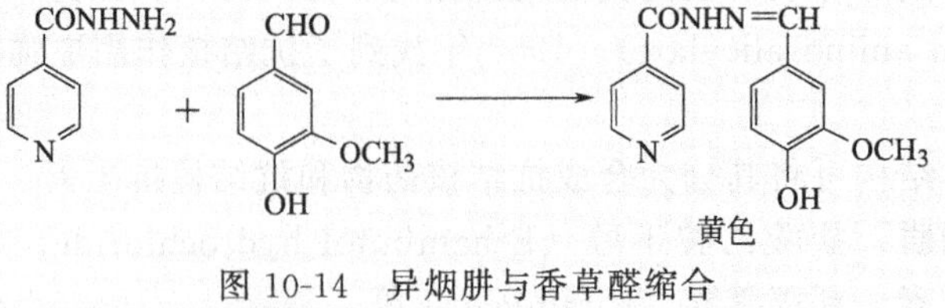

图10-14 异烟肼与香草醛缩合

(4) 微量的金属离子可以使异烟肼水溶液变色分解。主要原因是本品可以与金属离子络合生成络合物(图10-15)。

(5) 本品具有某些生物碱的性质,其酸性水溶液与生物碱的沉淀剂反应生成有颜色的沉淀(图10-16)。

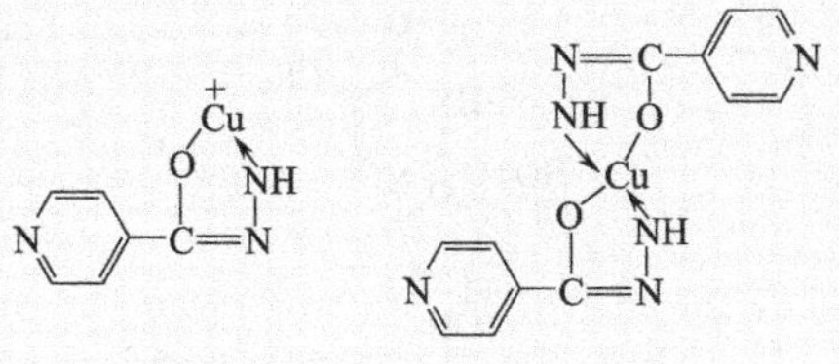

图10-15 异烟肼与金属铜离子形成的络合物

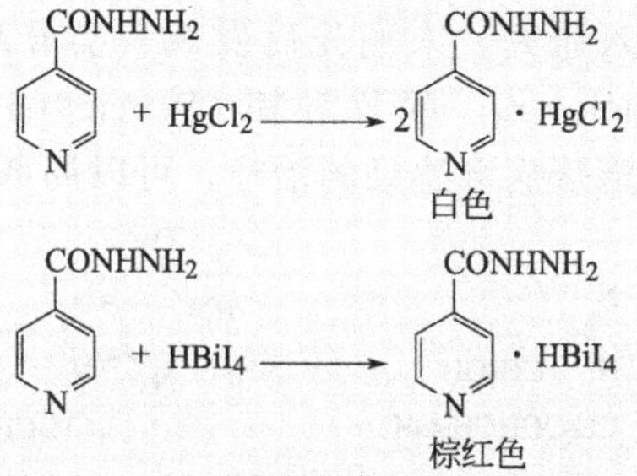

图10-16 沉淀反应

【主要用途】 本品对结核菌具有抑制杀灭作用。在使用时多与链霉素、对氨基水杨酸合用。

第二节 抗病毒药物

病毒性感染疾病是严重危害人民生命健康的传染病，据不完全统计，在人类传染病中，病毒性疾病高达60%～65%。最常见的由病毒引起的疾病有流行性感冒、麻疹、腮腺炎、水痘、小儿麻痹症、艾滋病、病毒性肝炎、脊髓灰质炎、狂犬病、流行性出血热和疱疹病毒引起的各种疾病。

病毒是病原微生物中最小的一种，大小为0.02～0.40μm。病毒是以核酸（DNA或RNA）为核心，外层被蛋白质衣壳所包裹，形成病毒粒子。病毒没有完整的酶系统、核糖体、线粒体或其他细胞器等，因此无法独立进行繁殖，必须寄生在宿主活细胞内，利用宿主的核酸、蛋白质、酶等作为自身繁殖的必需物质和能源。病毒在寄生细胞内的增殖称为复制。

抗病毒药物的作用主要通过影响病毒复制周期的某个环节而实现。理想的抗病毒药物应只干扰病毒的复制而不影响正常细胞的代谢途径。但是，由于病毒宿主间相互作用的复杂性，因此大多数抗病毒药物在发挥治疗作用时，对人体产生毒性或抗病毒的作用较低。这也是抗病毒药物发展速度较慢的原因。

根据抗病毒药物的作用部位可分为：抑制病毒复制的药物、干扰病毒核酸复制的药物、影响核糖体翻译的药物。根据抗病毒药物的化学结构可分为：核苷类和非核苷类。

一、核苷类抗病毒药物

核苷类抗病毒药物的研究是基于代谢拮抗的原理，主要有嘧啶核苷类化合物和嘌呤核苷类比合物。1959年合成的碘苷（Idoxuridine）（图10-17）是第一个临床有效的抗病毒核苷类化合物，但碘苷在体内易被酶分解失效，故口服或非血管注射给药时无效。

除碘苷外，还有曲氟尿苷（Trifluridine）（图10-18）用于治疗眼睛疱疹感染，阿糖腺苷（Cytarabine）（图10-19）属嘌呤核苷类药物，临床上用于病毒性脑炎、带状疱疹和水痘。

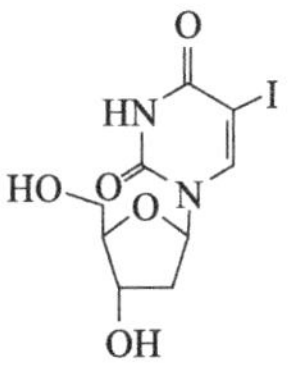

图 10-17 碘苷化学结构 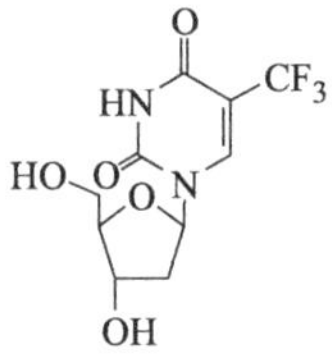　　图 10-18 曲氟尿苷化学结构 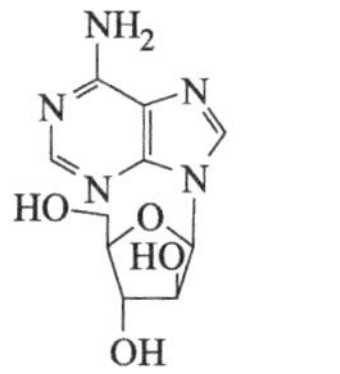　　图 10-19 阿糖腺苷化学结构

随着抗病毒药物的不断深入研究，人们先后发现一类开环核苷类药物，如阿昔洛韦*（Aciclovir）、更昔洛韦（Ganciclovir）、喷昔洛韦（Penciclovir）和泛昔洛韦（Famciclovir）等（图 10-20），临床用于单纯疱疹病毒感染的治疗，可以局部用药、口服和注射给药。

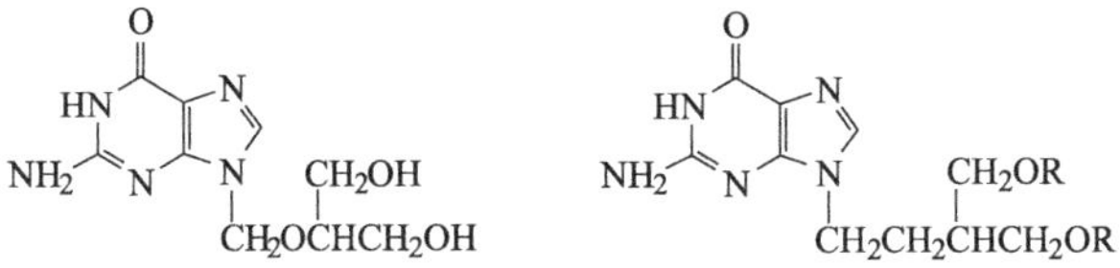

更昔洛韦　　　　　　　　R=H　　喷昔洛韦
　　　　　　　　　　　　　R=COCH$_3$　泛昔洛韦

图 10-20　环核苷类抗病毒药物化学结构

*阿昔洛韦

【化学结构】

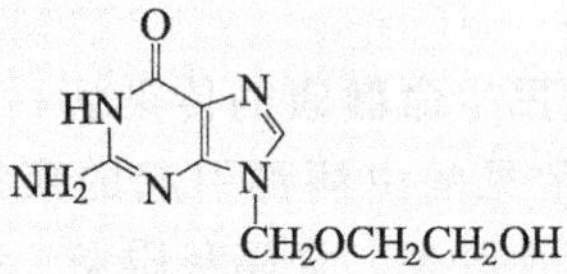

【化学名称】　2-氨基-1,9-二氢-9-[(2-羟乙氧基)甲基]-6H-嘌呤-6-酮。

【习惯名称】　无环鸟苷。

【合成路线】　以鸟嘌呤为原料，经硅烷化保护反应后再与乙酰氧基乙氧卤代甲烷进行烷基化反应，再经乙醇醇解脱保护，最后经水解得本品（图 10-21）。

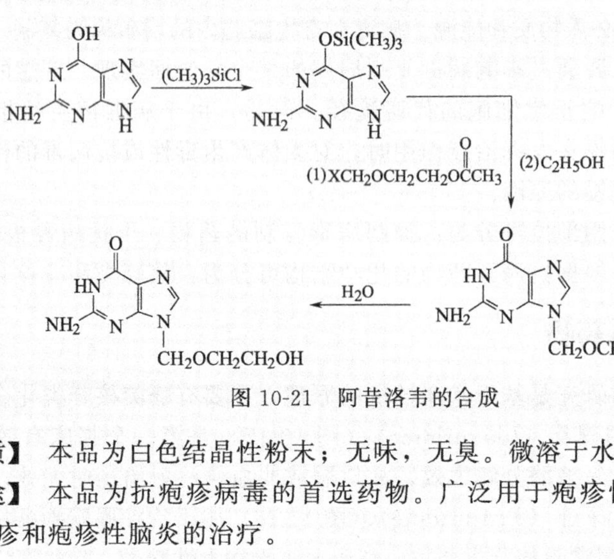

图 10-21　阿昔洛韦的合成

【物理性质】　本品为白色结晶性粉末；无味，无臭。微溶于水。熔点为 256～257℃。

【主要用途】　本品为抗疱疹病毒的首选药物。广泛用于疱疹性角膜炎、生殖器疱疹、全身性带状疱疹和疱疹性脑炎的治疗。

艾滋病全称为获得性免疫缺陷综合征，是由人体免疫缺陷病毒感染引起的严重疾病。齐多夫定*（Zidovudine）是第一个被批准用于艾滋病毒感染治疗的药物，同类药物还有司他夫定（Stavudine）、拉米夫定（Lamivudine）（图 10-22）。

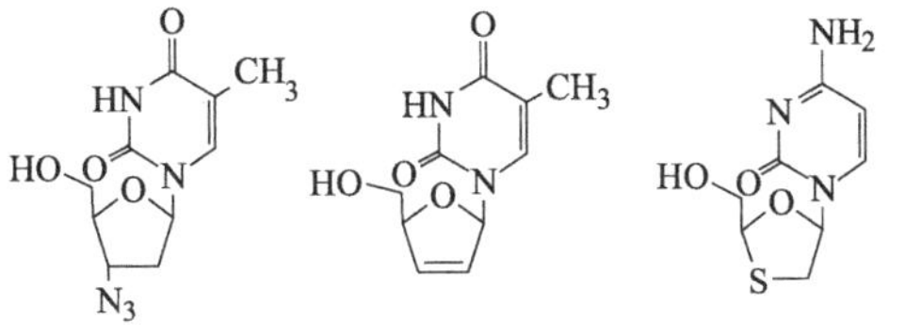

齐多夫定　　司他夫定　　拉米夫定

图 10-22 用于艾滋病的抗病毒药物化学结构

*齐多夫定

【化学结构】

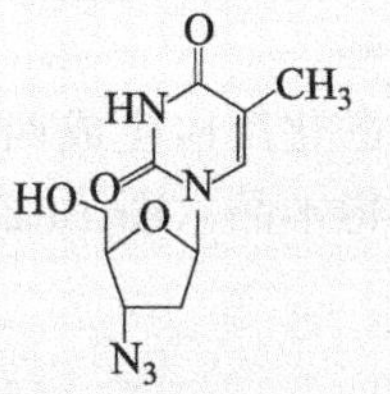

【化学名称】 3′-叠氮基-2′,3′-双脱氧胸腺嘧啶核苷。

【合成路线】 以脱氧胸腺嘧啶核苷为原料经环化反应，再与叠氮化锂反应得本品（图 10-23）。

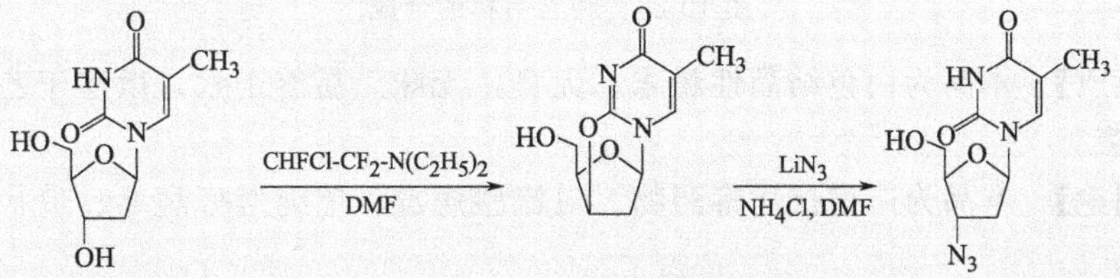

图 10-23 齐多夫定的合成

【物理性质】 本品为针状结晶，无臭。易溶于乙醇，难溶于水，遇光分解。

【主要用途】 本品具有抗病毒作用。临床上主要用于治疗艾滋病及重症艾滋病相关综合征。

二、非核苷类抗病毒药物

非核苷类抗病毒药物主要包括金刚烷类、干扰素类和利巴韦林*（Ribavirin）等。干扰素是一类抗病毒活性较强的蛋白质，只有在诱导剂的诱导下才能产生，临床上应用的是人干扰素（Interferon），目前有 α-干扰素、β-干扰素和 γ-干扰素三种，其抗病毒谱广，临床上主要用于治疗病毒性肝炎、呼吸道病毒感染等。

金刚烷类抗病毒药物有金刚烷胺（Amantadine）、金刚乙胺（Rimantadine）等（图 10-24），对 A 型流感病毒引起的上呼吸道疾病有预防和治疗作用。

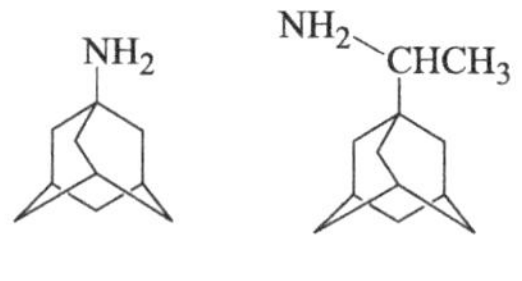

金刚烷胺　　金刚乙胺

图10-24　金刚烷类抗病毒药物化学结构

*利巴韦林

【化学结构】

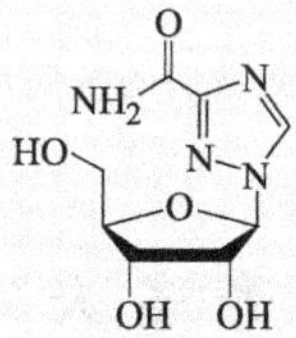

【化学名称】　1-β-D-核糖-1H-1,2,4-三唑-3-酰胺。

【习惯名称】　三氮唑核苷，病毒唑。

【合成路线】　以肌苷为原料经乙酰化反应生成四乙酰-β-D-呋喃核糖，再与三氮唑甲酸酯缩合反应，最后经氨的醇溶液氨解得本品（图10-25）。

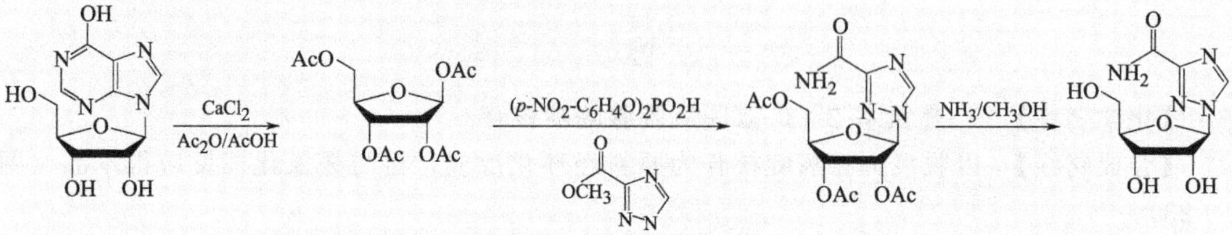

图10-25　利巴韦林的合成

【物理性质】　本品为白色结晶性粉末；无臭，无味。易溶于水，微溶于乙醇，在乙醚或氯仿中不溶。

【主要用途】　本品为广谱抗病毒药物。对流感病毒、单纯疱疹病毒、带状疱疹病毒均有抑制作用。

思　考　题

1. 根据异烟肼的结构特点，简述其有关的化学性质。
2. 试写阿昔洛韦的合成路线。
3. 抗病毒药物如何分类？各有什么代表药物？
4. 抗真菌药物分类如何？各有什么代表药物？
5. 简述喹诺酮类药物发展过程，并列举其代表药物。

第十一章 性激素和肾上腺皮质激素

学习目标

1. 掌握甾类化学结构、分类和命名；掌握甾体药物的特征反应。
2. 掌握氢化可的松、甲基睾丸素、炔雌醇、黄体酮化学结构及性质。
3. 熟悉地塞米松、己烯雌酚、炔诺酮、米非司酮结构及性质。
4. 了解避孕药的组成。

性激素和肾上腺皮质激素都是体内存在的一些甾体类激素，这类激素在体内的浓度极低，具有重要的生理功能。甾体激素的受体在细胞内，亲脂性的甾体激素进入血液后，大部分与血浆蛋白可逆性结合，少量游离状态的可扩散透过细胞膜进入细胞内，与胞内受体结合产生生理作用。

第一节 概　　述

一、甾类激素的基本结构

甾类的化学结构均由 A、B、C、D 四个环稠合而成，具有环戊烷并多氢菲母核（图 11-1）。A、B、C 环构成部分氢化的菲环，D 环为五元环戊烷。通常在 A/B 环稠合处（C-10）及 C/D 环稠合处（C-13）各有一个角甲基（编号分别为 C-19，C-18），角甲基通常用实线表示。多数甾类药物在 D 环 17 位有侧链。

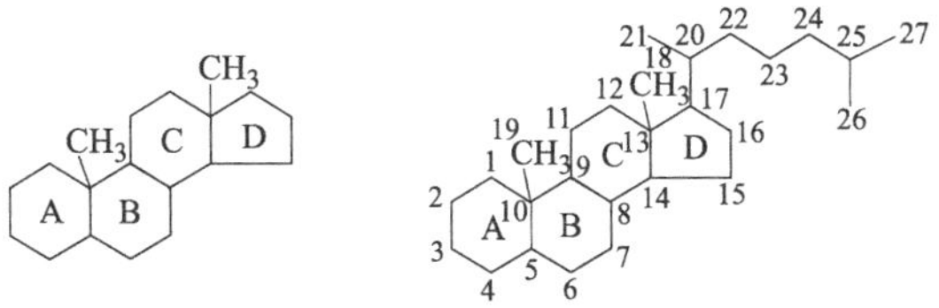

图 11-1　甾体药物的基本结构及环上碳原子上的编号

甾体母核四个环的稠合方式从理论上讲可以有多种，但其中有许多稠合方式的能量高，不稳定。所以实际上主要有 A/B 环为顺式和反式两种稠合方式，其特征为 C-5-H 的取向。甾类化合物由此分为 5α-系和 5β-系两大类（图 11-2）。天然甾类激素均属 5α-系，四个环之间均为反式稠合。环 A、B、C 均呈椅式构象，环 D 呈信封式构象。C-5、C-8、C-9、C-10、C-13、C-14 为手性碳原子。

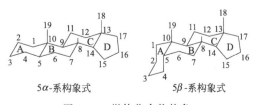

图 11-2　甾体化合物构象

二、甾类激素的分类和命名

甾类激素按其药理作用可分为性激素及肾上腺皮质激素。性激素又分雄激素、雌激素、孕激素；肾上腺皮质激素又分为糖皮质激素和盐皮质激素。按化学结构特征可分为雌甾烷类、雄甾烷类和孕甾烷类（图 11-3）。

雄甾烷　　雌甾烷　　孕甾烷

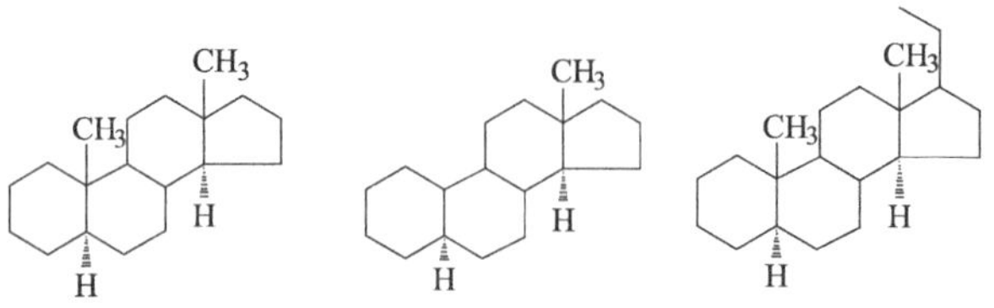

图 11-3　甾类激素化学结构

甾类激素的有机化学命名法，首先是选择母体，然后对母体进行编号，最后是确定取代基的位置。甾类命名时规定了几个最基本的碳环母体烃的名称，例如 5α-雄甾烷、5α-雌甾烷、5α-孕甾烷，命名甾类化合物时，可看作相应碳环母体烃的衍生物来命名。

而取代基的命名原则是：①用实线表示原子或基团以 β 构型与核相连，称为 β 键；②用虚线表示原子或基团以 α 构型与核相连（伸向环平面下方），称为 α 键；③用波线表示构型未定，称为 ξ 键；④用“烯”表示不饱和双键；⑤用“酮”表示羰基；⑥用“去氢”表示少两个氢原子，用“氢化”表示增加两个氢原子；⑦用“降”表示环上少一个碳原子，用“升”表示环上增加一个碳原子。

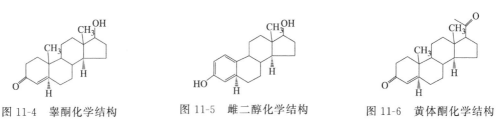

图 11-4　睾酮化学结构

图 11-5　雌二醇化学结构

图 11-6　黄体酮化学结构

命名举例：睾酮（图 11-4）的化学名为 17β-羟基-雄甾-4-烯-3-酮；雌二醇（图 11-5）的化学名为雌甾-1,3,5(10)-三烯-3,17β-二醇；黄体酮（图 11-6）的化学名为孕甾-4-烯-3,20-二酮。

三、甾类激素的半合成

甾类激素是一类结构比较复杂的化合物。虽然现在主要的甾类激素均已可能全合成，但通常情况下甾体激素的工业生产多是采用从天然资源中分离得到甾体原料进行半合成。

目前甾体药物的半合成原料广泛存在于动植物中，主要用于半合成的原料是甾类皂苷元中的薯蓣皂苷元，利用它可合成各类甾体药物。另外还有剑麻皂苷元、番麻皂苷元、胆甾醇、豆甾醇等甾体药物半合成原料（图 11-7）。

薯蓣皂苷元经过开环、氧化和水解消除反应生成乙酸双烯醇酮，再以双烯醇酮为原料合成甾体药物。以薯蓣皂苷元为原料制备双烯醇酮的工艺路线如图 11-8。

氢化可的松作为天然产物，以胆甾醇为起始原料的合成途径如图 11-9。

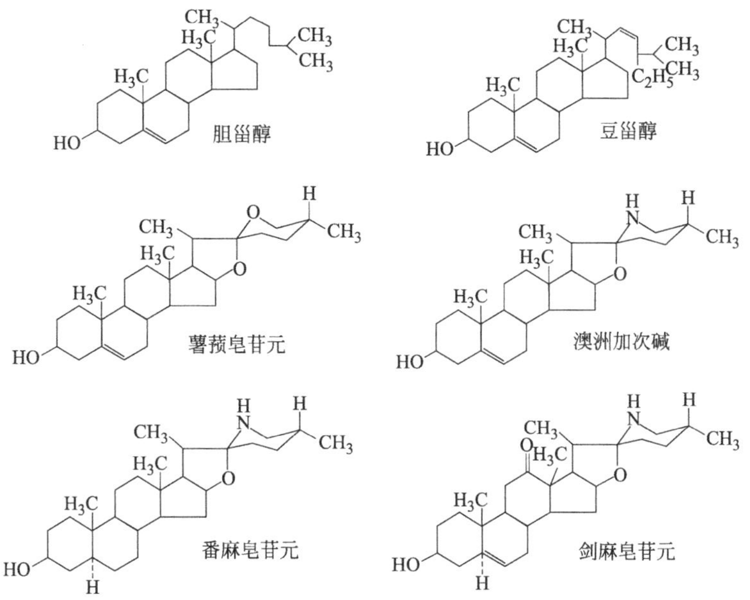

图 11-7 甾体药物的半合成原料

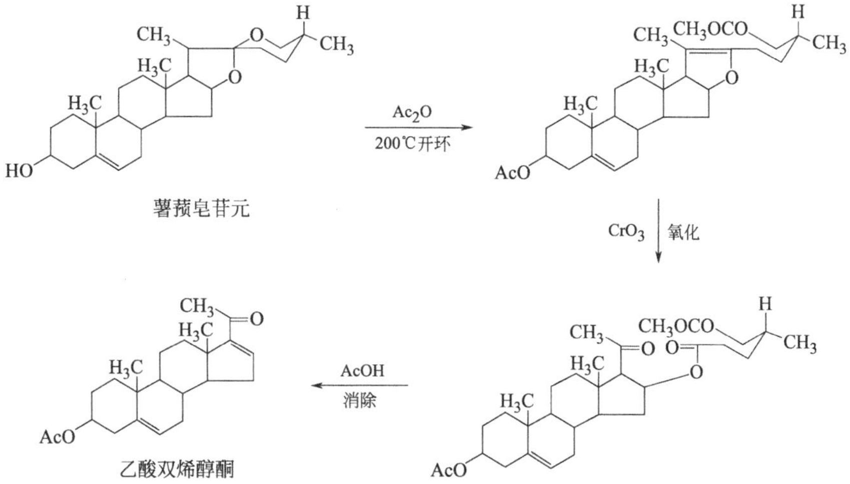

图 11-8 以薯蓣皂苷元为原料制备双烯醇酮

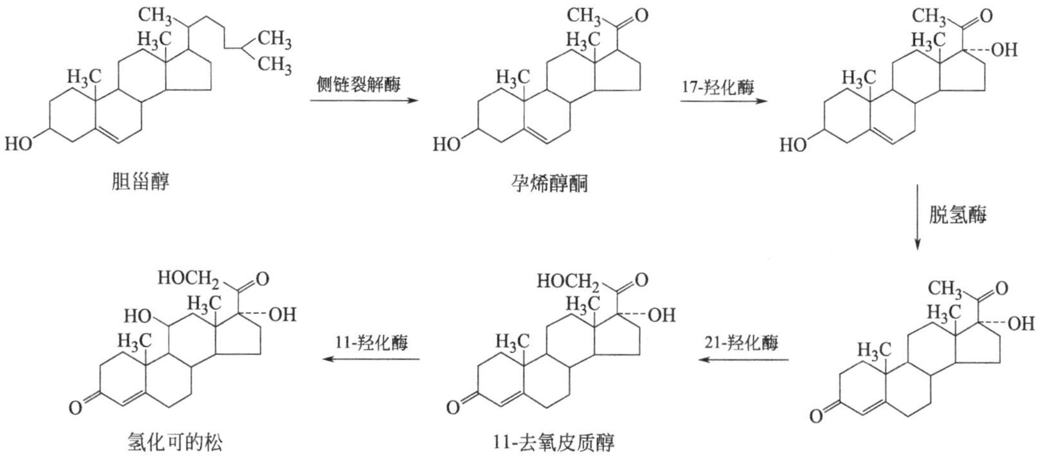

图 11-9 以胆甾醇为起始原料合成氢化可的松

第二节 雄性激素和蛋白同化激素

一、雄性激素

雄性激素具有维持雄性生殖器官的发育及促进第二性征发育的活性,临床上用于内源性激素分泌不足的补充治疗;雄性激素具有同化作用,能促进蛋白质的合成,抑制蛋白质的代谢。对雄性激素的结构改造发展了蛋白同化激素,雄性激素的副作用减小。临床上用于治疗病后虚弱,营养不良,消耗性疾病等。

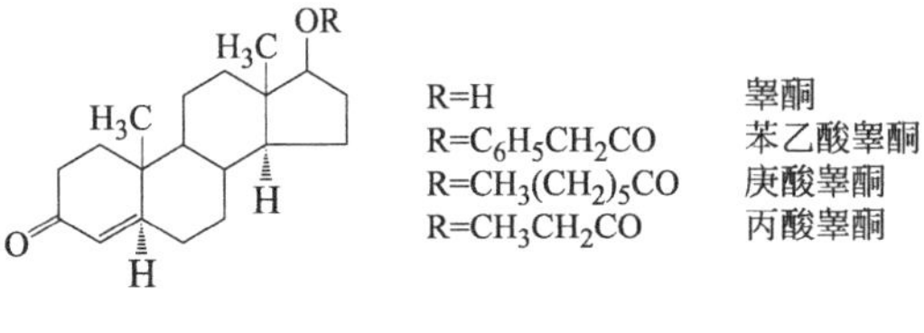

R=H 睾酮
R=C₆H₅CH₂CO 苯乙酸睾酮
R=CH₃(CH₂)₅CO 庚酸睾酮
R=CH₃CH₂CO 丙酸睾酮

图 11-10 睾酮及其衍生物化学结构

睾酮(Testosterone)是睾丸分泌的激素,它在消化道内易被破坏,口服无效。注射剂为其油溶液,维持作用时间短。对睾酮进行结构改造,将 17-羟基酯化,制成前体药物,例如丙酸睾酮*、庚酸睾酮、苯乙酸睾酮等(图 11-10)。由于脂溶性增大,注射后可被贮存在脂肪组织中,缓慢释放,作用时间延长。对睾酮进行结构改造,在睾酮结构的 17 位引入 α-甲基,得甲睾酮*(Methyltestosterone),口服有效。

*丙 酸 睾 酮

【化学结构】

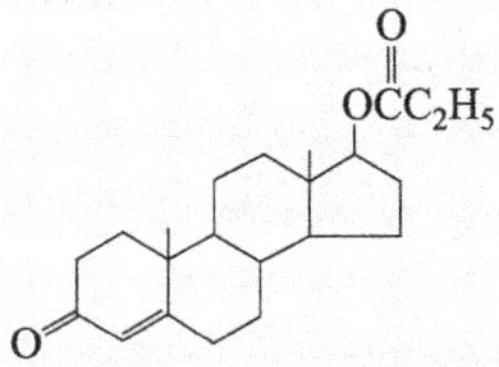

【化学名称】 17β-羟基-雄甾-4-烯-3-酮丙酸酯。

【合成路线】 以去氢表雄酮为原料经 3-羟基甲醛保护,然后将 17-羰基还原为羟基,再用丙酰氯将 17-羟基成酯,最后用沃氏氧化将 3-羟基氧化成羰基得到本品(图 11-11)。

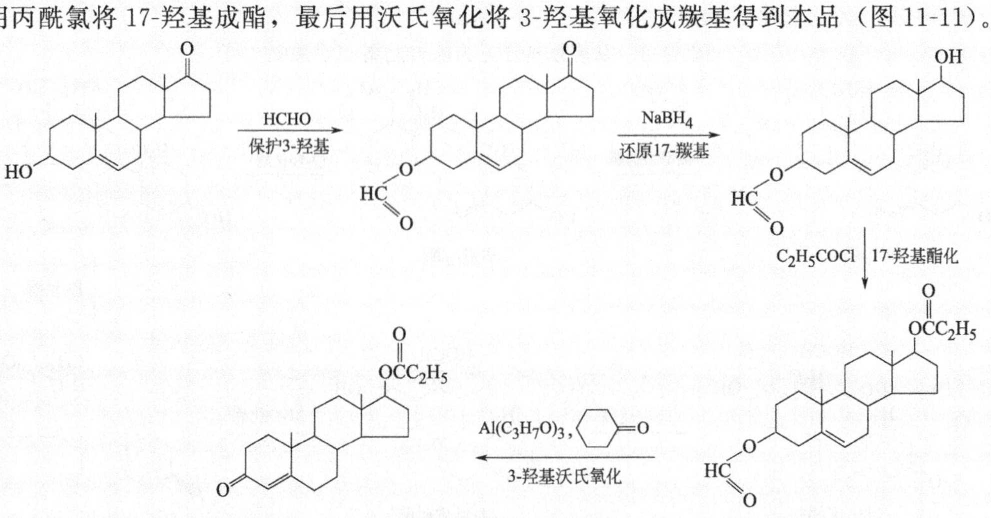

图 11-11 丙酸睾酮的合成

【物理性质】 本品为白色或类白色结晶性粉末。在氯仿中易溶,乙醇中溶解,在水中不溶。熔点为 118~123℃。

【化学性质】 丙酸睾酮结构中具有手性碳原子故具有右旋光性,$|\alpha|_D^{25} +84°\sim 90°$。由于结构中有 Δ^4-3-酮结构,丙酸睾酮具有紫外吸收。

【主要用途】 丙酸睾酮为睾酮的前药,有长效作用,在体内逐渐水解释放出睾酮,发挥药效。

*甲 睾 酮

【化学结构】

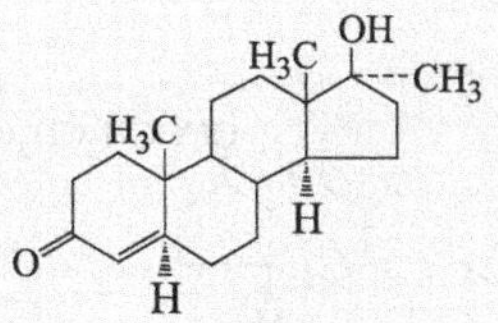

【化学名称】 17α-甲基-17β-羟基-雄甾-4-烯-3-酮。

【合成路线】 以去氢表雄酮乙酸酯为原料经格氏反应,硫酸水解成 17α-甲基-17β-羟基衍生物,再经沃氏氧化得甲睾酮(图 11-12)。

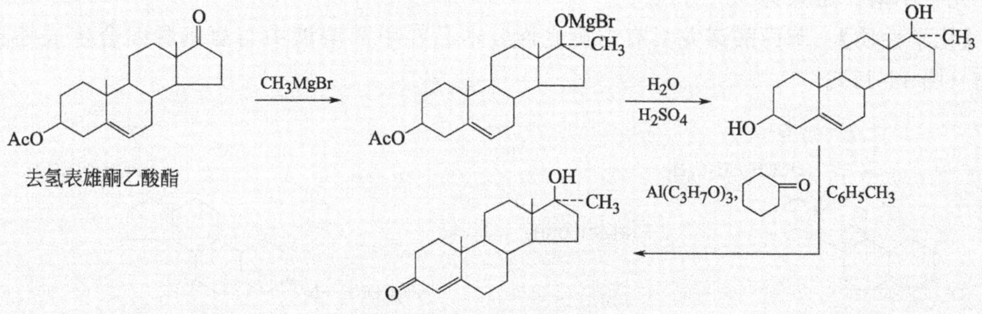

图 11-12 甲睾酮的合成

【物理性质】 本品为白色或乳白色的结晶性粉末;无臭,无味,微有引湿性。在乙醇、丙酮和氯仿中易溶,在乙醚中略溶,在水中不溶。熔点为 163~167℃。

【化学性质】 甲睾酮具有右旋光性。本品溶于硫酸-乙醇液中显黄色并带有黄绿色荧光。

【主要用途】 甲睾酮为雄性激素,可口服。临床用于男性性腺机能减退症,无睾症和隐睾症;妇科子宫肌瘤、子宫内膜异位症等。

二、蛋白同化激素

雄性激素具有蛋白同化作用,改变睾酮或甲睾酮的化学结构,使同化作用保留或增强,使雄性激素活性降低,发展成为同化激素。

睾酮化学结构中去除 19-甲基,同化作用增强,雄性激素活性降低。例如苯丙酸诺龙*(Nandrolone phenylpropionate)用于临床。

甲睾酮的化学结构中 2,3-位稠合杂环,同化作用增强。例如司坦唑醇(Stanozolol)(图

11-13)、达那唑*（Danazol）用于临床。甲睾酮的化学结构中 2 位引入羟亚甲基，例如羟甲烯龙（Oxymetholone）（图 11-14）同化作用增强，雄性激素活性降低。

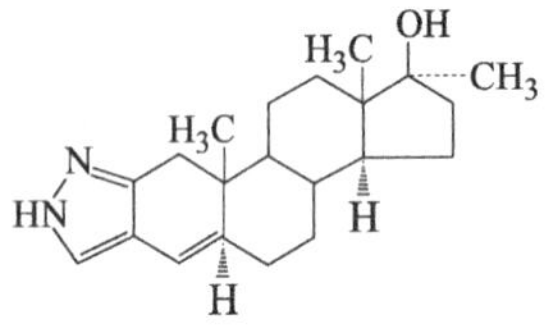

图 11-13　司坦唑醇化学结构 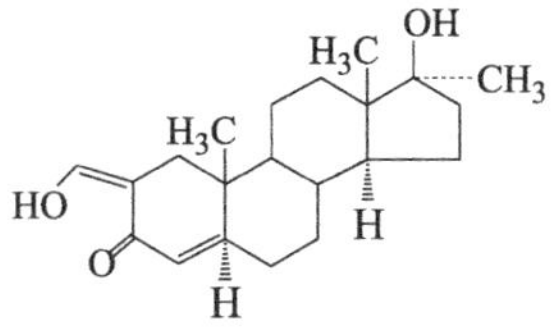　　　　　　图 11-14　羟甲烯龙化学结构

*苯丙酸诺龙

【化学结构】

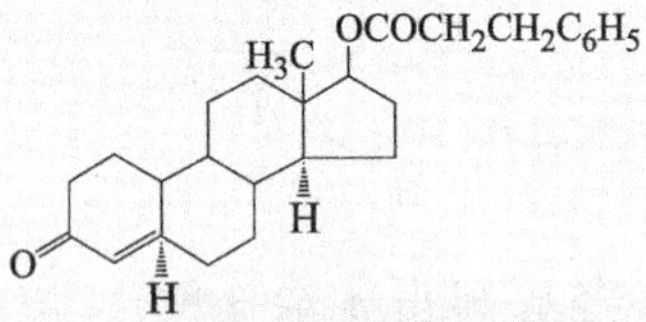

【化学名称】　17β-羟基-雌甾-4-烯-3-酮苯丙酸酯。

【物理性质】　本品为白色或乳白色结晶性粉末，有特殊臭。在乙醇或茶油中溶解，在水中几乎不溶。熔点为 93～99℃。

【化学性质】　苯丙酸诺龙具有右旋光性。本品在甲醇溶液中与氨基脲缩合生成缩脲衍生物（图 11-15）。

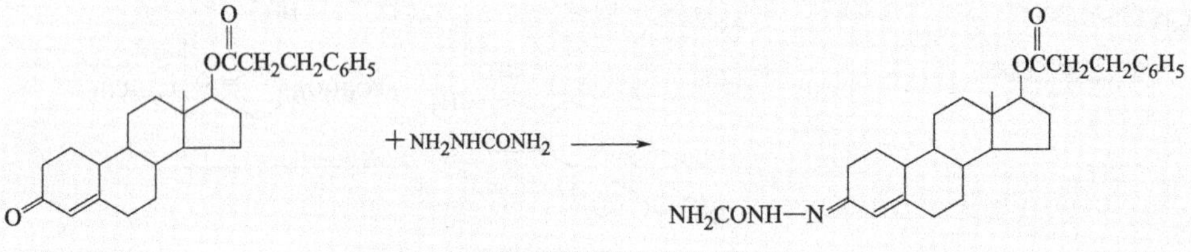

图 11-15　苯丙酸诺龙与氨基脲的缩合

【主要用途】　19 位去除甲基，同化作用增强，雄性激素活性降低。临床用于慢性消耗性疾病，严重灼伤，手术前后，骨折不易愈合等。

*达　那　唑

【化学结构】

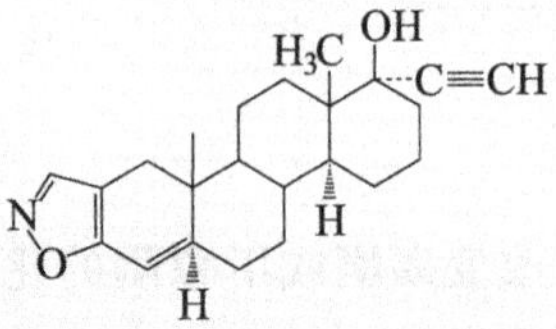

【化学名称】　17α-孕甾-2,4-二烯-20-炔并[2,3-d]异恶唑-17β-醇。

【化学性质】　达那唑具有右旋光性。结构中 17 位有乙炔基，与硝酸银试液作用，生成白色炔银沉淀（图 11-16）。

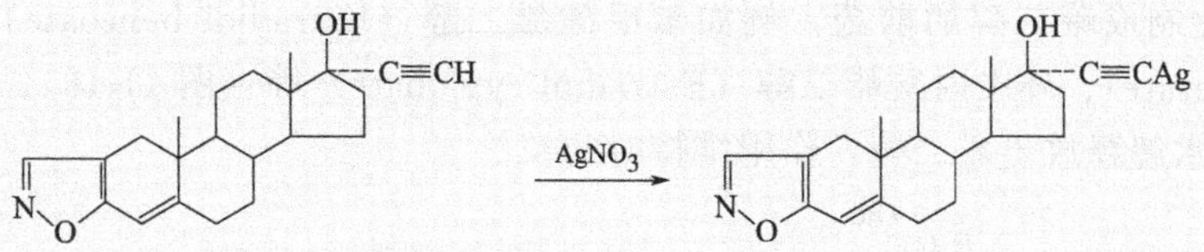

图 11-16　达那唑的沉淀反应

【主要用途】　本品为弱雄激素，兼有蛋白同化作用及抗孕激素作用。临床用于治疗子宫内膜异位症等。

第三节　雌　激　素

一、天然雌激素

雌激素是卵巢分泌的一类激素，雌激素与孕激素共同完成女性的性周期、妊娠、授乳等。天然雌激素有雌酮（Estrone）、雌三醇（Estriol）、雌二醇*（Estradiol）（图 11-17）。其中以雌二醇活性最强。天然雌激素口服无效，雌二醇以其注射剂供药用，作用维持时间短。

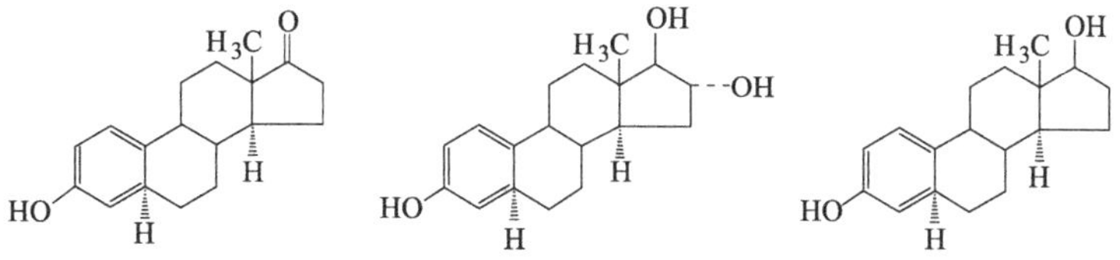

雌酮　　　　　雌三醇　　　　　雌二醇

图 11-17　雌激素化学结构

*雌　二　醇

【化学结构】

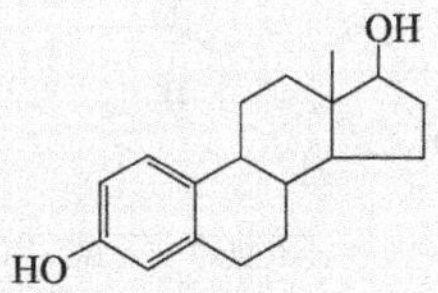

【化学名称】　雌甾-1,3,5(10)-三烯-3,17β-二醇。

【物理性质】　本品为白色或类白色结晶性粉末，无臭。在水中不溶，在乙醇、丙酮中溶解。熔点为 171～179℃。

【化学性质】　雌二醇具有右旋光性。雌二醇溶于硫酸后显黄绿色荧光，加氯化铁试液呈草绿色，再加水稀释，则变为红色。本品与氢氧化钠试液及苯甲酰氯反应生成 3-苯甲酸酯衍生物，其熔点为 190～196℃。

【主要用途】　临床用于治疗卵巢机能不全或卵巢激素不足引起的病症。

二、半合成及全合成雌激素

（一）雌二醇酯类

雌二醇的活性强，但易被代谢失活，作用维持时间短。根据前药原理将雌二醇 3-羟基及 17-羟基酯化制成雌二醇的前药，例如苯甲酸雌二醇（Estradiol benzoate）、戊酸雌二醇（Estradiol valerate）、环戊丙酸雌二醇（Estradiol cypionate）等（图 11-18）。口服无效，肌注给药后缓缓水解释放出雌二醇，作用维持时间长。

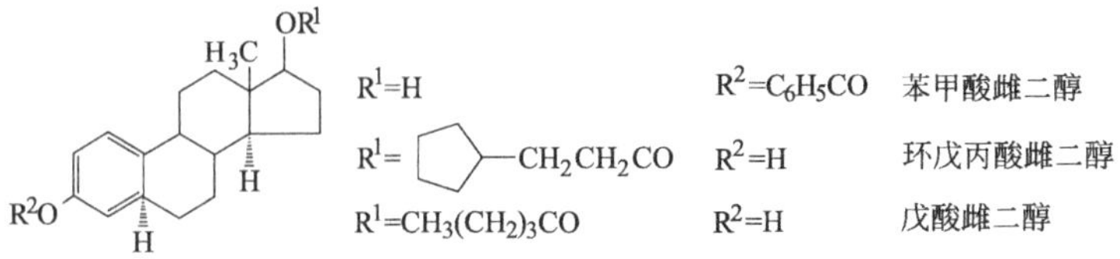

$R^1=H$ $R^2=C_6H_5CO$ 苯甲酸雌二醇
$R^1=$ 环戊基-CH_2CH_2CO $R^2=H$ 环戊丙酸雌二醇
$R^1=CH_3(CH_2)_3CO$ $R^2=H$ 戊酸雌二醇

图 11-18 雌二醇酯类药物化学结构

（二）炔雌醇及炔雌醚

天然雌激素及雌二醇酯类口服均无效，在雌二醇 17 位引入 α-乙炔基，使 17β-羟基稳定不易被代谢，得到半合成强效雌激素炔雌醇（Ethinylestradiol）（图 11-19），口服有效。将炔雌醇的 3-羟基制成环戊醚，称为炔雌醚（Quinestrol）（图 11-19），活性约为炔雌醇的 4 倍，作用可维持 1 个月以上，常与孕激素配伍用作长效口服避孕药。尼尔雌醇（Nilestriol）（图 11-19）也为口服长效雌激素，临床用于雌激素缺乏引起的更年期综合征。

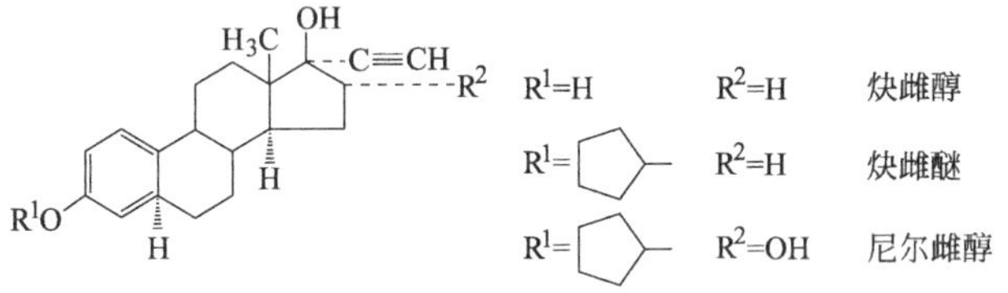

$R^1=H$ $R^2=H$ 炔雌醇
$R^1=$ 环戊基 $R^2=H$ 炔雌醚
$R^1=$ 环戊基 $R^2=OH$ 尼尔雌醇

图 11-19 炔雌醇，炔雌醚及尼尔雌醇化学结构

*炔 雌 醇

【化学结构】

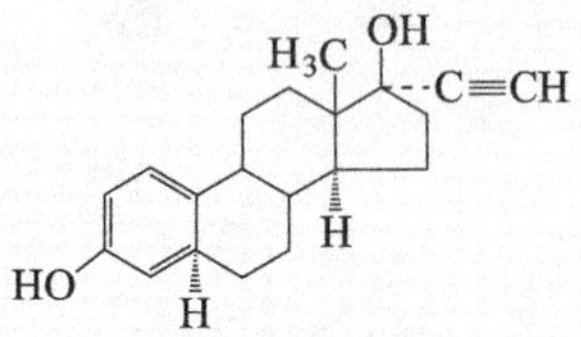

【化学名称】 19-去甲-17α-孕甾-1,3,5(10)-三烯-20-炔-3,17-二醇。

【物理性质】 本品为白色或类白色结晶性粉末，无臭。在乙醇、丙酮或乙醚中易溶，在氯仿中溶解，在水中不溶。熔点 180～186℃。

【化学性质】 炔雌醇具有左旋光性。结构中含有甾体母核，溶于硫酸显橙红色，在反射光下有黄绿色荧光。将其倾入水中有玫瑰红色沉淀生成。炔雌醇结构中 17 位有 α-乙炔基，与硝酸银试液反应生成白色沉淀。

【主要用途】 炔雌醇为可口服的强效雌激素，常与孕激素配伍用作口服避孕药。

三、非甾雌激素及选择性雌激素受体调节剂

反式二苯乙烯衍生物具有很强的雌激素活性，其中己烯雌酚*（Diethylstilbestrol）用于临床，为全合成的非甾体雌激素。三苯乙烯衍生物他莫昔芬（Tamoxifen）（图 11-20）为选择性雌激素受体调节剂，临床用于乳腺癌的治疗。

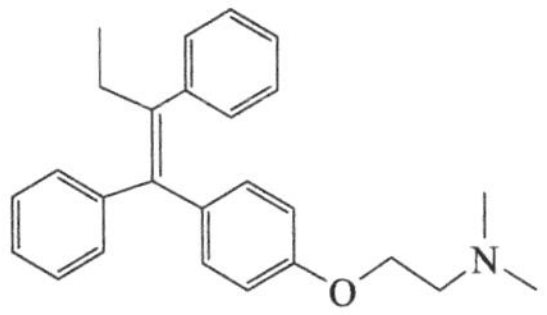

图 11-20 他莫昔芬化学结构

*己烯雌酚

【化学结构】

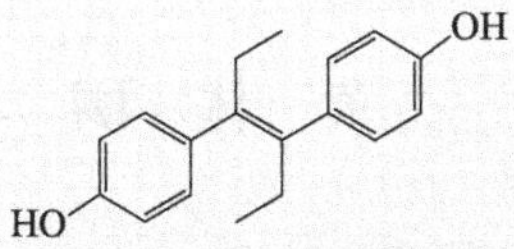

【化学名称】 (E)-4,4'-(1,2-二乙基-1,2-亚乙烯基)双苯酚。

【物理性质】 本品为无色结晶或白色结晶性粉末，几乎无臭。在乙醇、氯仿、乙醚或脂肪油中溶解，在水中不溶。熔点为169～172℃。

【合成路线】 将茴香脑溶于苯中，于低温下通入干燥的溴化氢得茴香脑加成物，加成物分次加入含有钠胺的氨液中，生成的中间体与氢氧化钠、乙二醇置封管中于220～240℃加热除去甲基，用盐酸中和，析出粗品，再在苯中进行重结晶得本品（图11-21）。

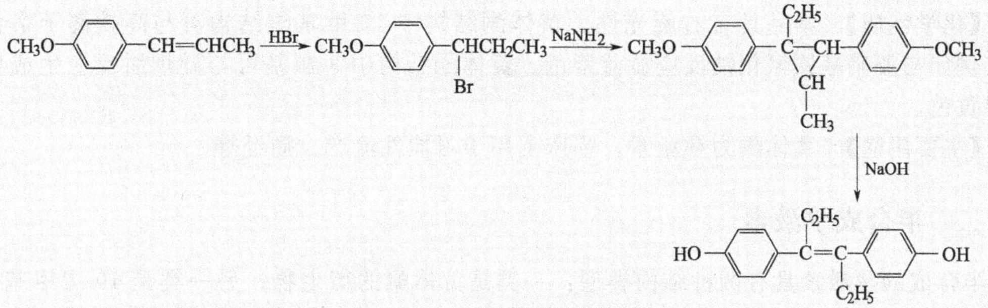

图 11-21 己烯雌酚的合成

【化学性质】 己烯雌酚结构中有双键，反式异构体供药用。反式己烯雌酚与天然雌激素空间结构极相似，活性与雌二醇相近，顺式异构体的活性仅为反式的十分之一。己烯雌酚结构中有酚羟基，可溶于稀氢氧化钠溶液。己烯雌酚溶于硫酸后溶液显橙黄色，加水稀释颜色消失。

【主要用途】 全合成非甾体雌激素，可口服，用途与雌二醇相同，也用于前列腺癌。

第四节 孕 激 素

一、天然孕激素

孕激素是卵泡排卵后形成的黄体分泌的激素，黄体酮*（Progesterone）和17α-羟基黄体酮为天然的孕激素（图11-22）。黄体酮具有维持妊娠和正常月经的功能，该药物还具有妊娠期间抑制排卵的作用，因此是天然的避孕药。

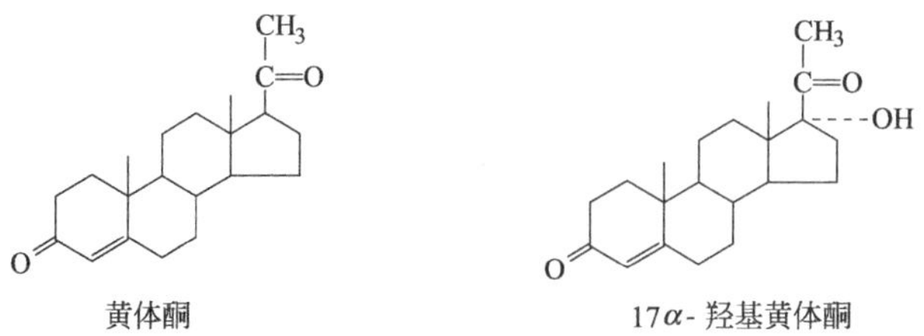

黄体酮　　　　　　　　　　17α-羟基黄体酮

图 11-22　天然孕激素化学结构

*黄 体 酮

【化学结构】

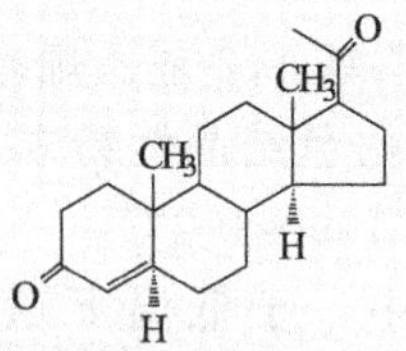

【化学名称】　孕甾-4-烯-3,20-二酮。

【物理性质】　本品为白色或类白色结晶性粉末；无臭，无味。在氯仿中极易溶解，在乙醇、乙醚或植物油中溶解，在水中不溶。熔点为 128～131℃。

【化学性质】　本品具有右旋光性。黄体酮结构中 17-甲基酮结构可与高铁离子络合显色。例如与亚硝基铁氰化钠反应显蓝紫色。黄体酮结构中 3-羰基可与异烟肼反应生成异烟腙显黄色。

【主要用途】　黄体酮为孕激素，临床上用于习惯性流产、痛经等。

二、半合成孕激素

半合成的孕激素具有两种结构类型：一类是黄体酮的衍生物；另一类是 19-去甲基的化合物。

（一）黄体酮的衍生物

黄体酮口服无效，代谢失活发生在 4-烯、3-酮及 20-酮处。在 17α 位引入乙酰氧基，阻止在 20 位的代谢，得到乙酸羟孕酮（Hydroxyprogesterone acetate），注射给药，作用持续时间 1～2 周以上，与戊酸雌二醇配伍为长效注射避孕药。在黄体酮结构中引入 17α-乙酰氧基，在 6 位引入取代基，阻止黄体酮在 4 位、3 位和 6 位的代谢，得到口服黄体酮类合成孕激素甲羟孕酮（Medroxyprogesterone）、甲地孕酮（Megestrol）、氯地孕酮（chloromadinone）（图 11-23）。

（二）19-去甲基睾酮衍生物

在睾酮的结构中引入 17α-乙炔基得到具有孕激素活性的炔孕酮（Ethisterone，妊娠素）（图 11-24），为发展新的一类孕激素开辟了途径。在炔孕酮结构中去除 19-甲基，口服孕激素活性较妊娠素强 5 倍，称为炔诺酮（Norethisterone）（图 11-24）。将炔诺酮结构中 18 位的甲基换成乙基，称为炔诺孕酮（Norgestrel），其孕激素活性为炔诺酮的 5～10 倍，仅左旋体有活性，称为左炔诺孕酮*（Levonorgestrel），临床用作口服避孕药。

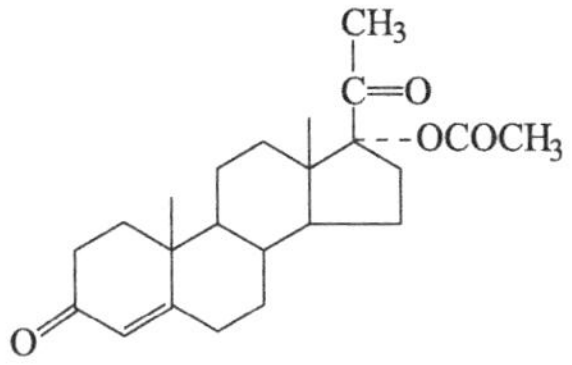

乙酸羟孕酮

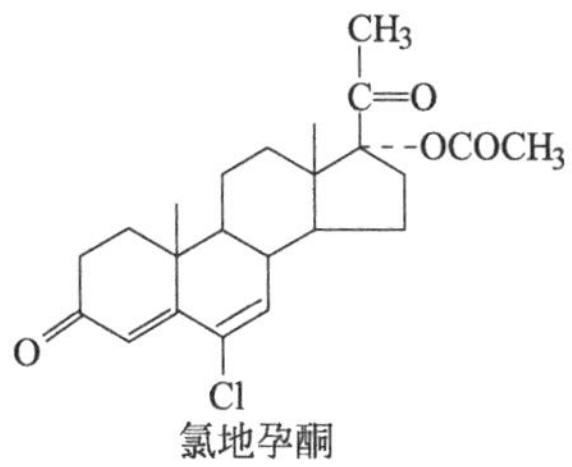

氯地孕酮

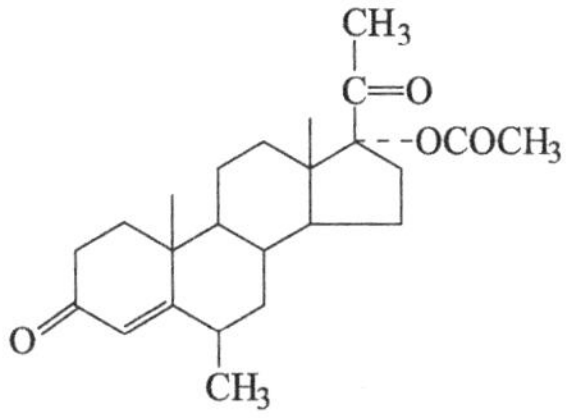

甲羟孕酮

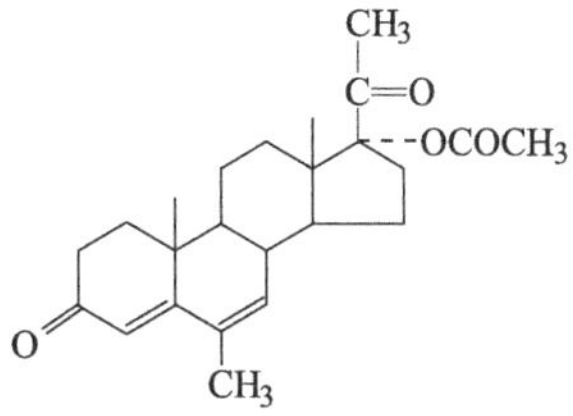

甲地孕酮

图 11-23 黄体酮衍生物化学结构

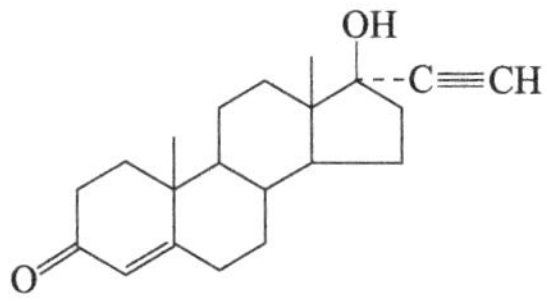

炔孕酮

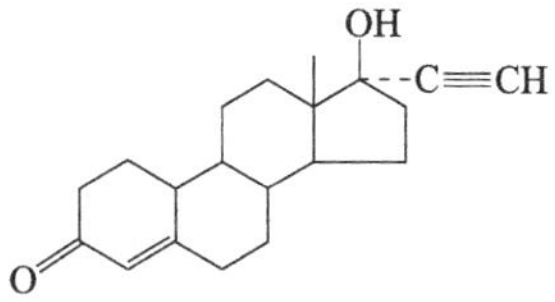

炔诺酮

图 11-24 炔孕酮和炔诺酮化学结构

* 左炔诺孕酮

【化学结构】

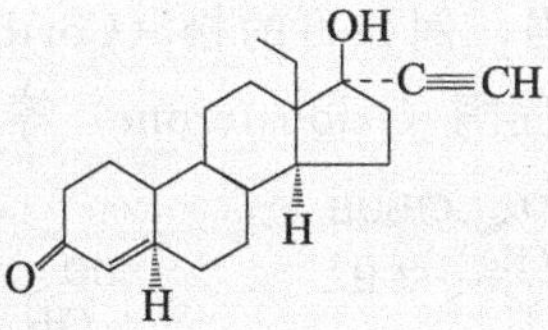

【化学名称】 D(—)-17α-乙炔基-17β-羟基-18-甲基雌甾-4-烯-3-酮。

【物理性质】 本品为白色或类白色结晶性粉末；无臭，无味。在氯仿中溶解，在甲醇中微溶，在水中不溶。熔点为 201～208℃。

【化学性质】 炔诺孕酮为消旋体，其中仅左旋体即左炔诺孕酮有活性，右旋体无活性。与硝酸银反应生成白色沉淀。

【主要用途】 左炔诺孕酮为孕激素。与雌激素配伍用作口服避孕药。

三、孕激素拮抗剂和抗着床避孕药

米非司酮*（Mifepristone）为孕激素拮抗剂（抗孕激素），对孕激素受体及糖皮质激素受体有很强的亲和力，无孕激素、雌激素、雄激素活性，与前列腺素并用，用作抗早孕药。双炔失碳酯（Anordrin）（图 11-25）为抗着床避孕药。

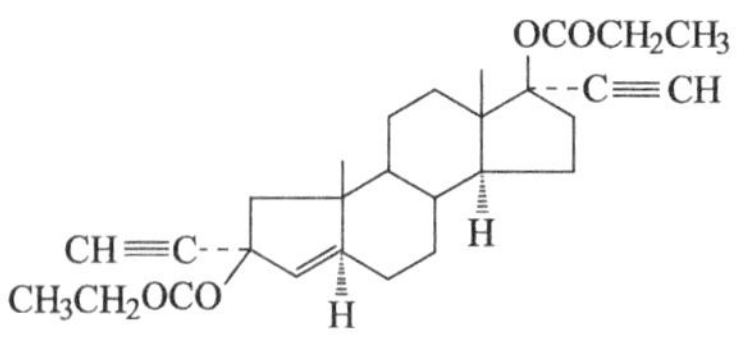

图 11-25 双炔失碳酯化学结构

*米非司酮

【化学结构】

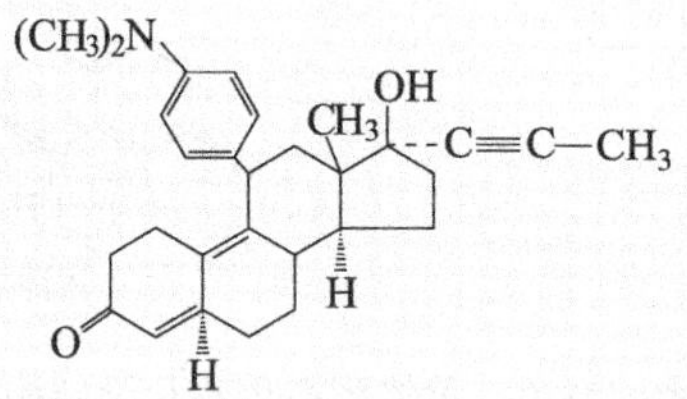

【化学名称】 11β-[4-(二甲氨基)苯基]-17β-羟基-17-(1-丙炔基)雌甾-4,9-二烯-3-酮。

【物理性质】 本品为白色或类白色结晶。在二氯甲烷、甲醇中易溶,在乙醇、乙酸乙酯中溶解,在水中不溶。熔点为150℃。

【主要用途】 非手术性抗早孕药。

第五节 肾上腺皮质激素

一、天然肾上腺皮质激素

肾上腺皮质激素按其生理作用分为盐皮质激素和糖皮质激素。从肾上腺皮质分离出近50种化合物,其中7种生理活性强,例如可的松(Cortisone)(图 11-26)、氢化可的松*(Hydrocortisone)(图 11-26)、醛固酮(Aldosterone)等。

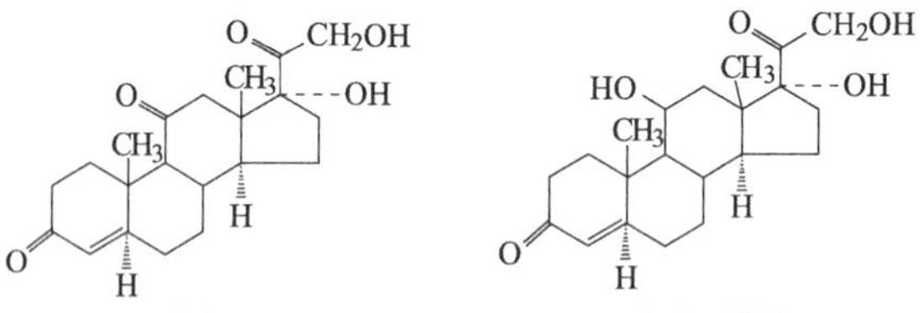

可的松　　　　氢化可的松

图 11-26 肾上腺皮质激素化学结构

可的松、氢化可的松主要调节糖、脂肪和蛋白质的生物合成及代谢,能促进蛋白质转化为糖的过程,增加肝糖原,增强机体抵抗力,具有抗炎、抗风湿作用,称为抗炎皮质激素。由于主要影响糖代谢,对水盐代谢影响小,也称糖皮质激素。糖皮质激素的结构特征:具有孕甾烷骨架;均具有 Δ^4-3-酮结构;C-17 上有 17β-酮醇侧链,17α-羟基;C-11 上有 11β-羟基或酮基。

醛固酮(图 11-27)主要调节机体水盐代谢,维持电解质平衡,促进体内保留钠离子,排出钾离子,主要影响体内水盐平衡,称为盐皮质激素。

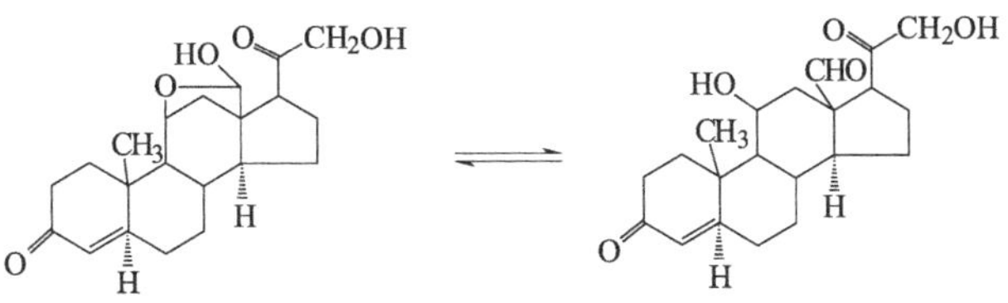

图 11-27 醛固酮的两种形式

*乙酸氢化可的松

【化学结构】

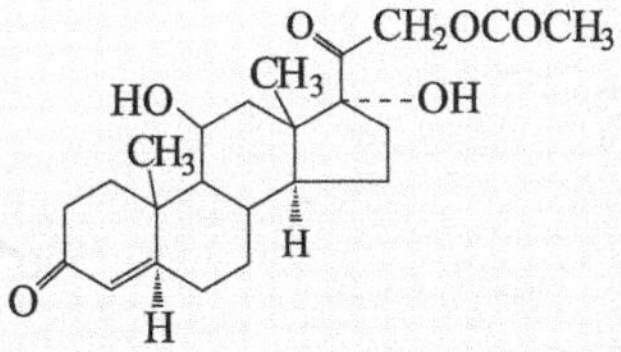

【化学名称】 $11\beta,17\alpha,21$-三羟基-孕甾-4-烯-3,20-二酮-21-乙酸酯。

【物理性质】 本品为白色或类白色结晶性粉末,无臭。在氯仿中易溶,在丙酮、二氧六环中略溶,在乙醇中微溶,在水中不溶。

【化学性质】 乙酸氢化可的松具有右旋光性。乙酸氢化可的松溶于硫酸后即显黄至棕黄色并带绿色荧光。乙酸氢化可的松与乙醇制氢氧化钾试液一起加热,21-乙酸酯结构被水解,再与硫酸一起加热即发出乙酸乙酯香味。乙酸氢化可的松结构中有羰基,与硫酸苯肼试液反应,生成苯腙显黄色。

【主要用途】 氢化可的松为天然糖皮质激素,抗炎作用强于可的松,还具有免疫抑制作用、抗休克作用。临床用于肾上腺皮质功能减退症,严重感染并发的毒血症,自身免疫性疾病,过敏性疾病等,也有一定的盐皮质激素活性。长期应用可引起水钠潴留、水肿等多种副作用。

二、半合成肾上腺皮质激素

糖皮质激素的结构改造的主要目的,是将其促进糖代谢及促进盐代谢两种活性分开,增强抗炎作用,减小水钠潴留、水肿等副作用。结构改造的部位及发展的主要药物简要概括如下:

可的松结构中引入 Δ^1-双键称为泼尼松(Prednisone)(图 11-28),氢化可的松结构中引入 Δ^1-双键称为泼尼松龙(Prednisolone)(图 11-29),抗炎作用增强,副作用减小。将结构中 21-羟基酯化,制成乙酸酯,可提高药物的化学稳定性,例如乙酸泼尼松龙(Prednisolone acetate)。

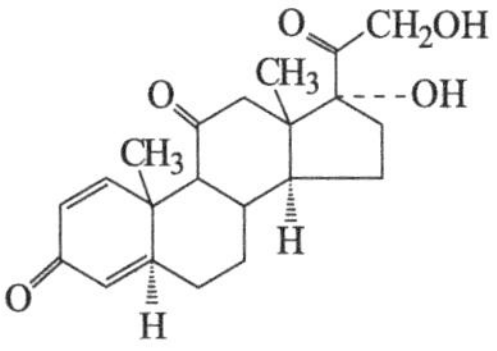

图 11-28 泼尼松化学结构 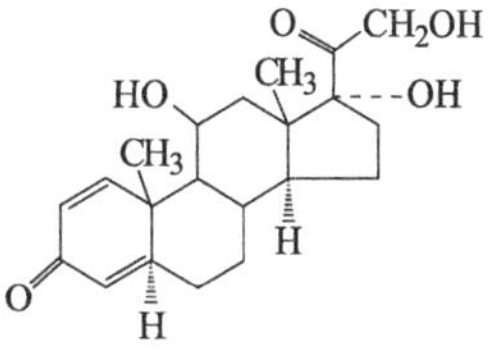　　　　图 11-29 泼尼松龙化学结构

在氢化可的松结构中引入 9α-F,得到氟氢可的松(Fludrocortisone)(图 11-30),抗炎作

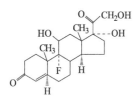

图 11-30 氟氢可的松化学结构

用增强约 10 倍,但是钠潴留作用增强约 125 倍,多以软膏供外用,治疗皮脂溢性皮疹等。引入 9α-F 的同时引入 16α-CH$_3$ 可减低钠潴留作用,地塞米松*抗炎作用增强,钠潴留作用轻微,为临床上常用的抗炎皮质激素。

引入 9α-F 的同时引入 16α-OH 可减低钠潴留作用,16α-OH 及 17α-OH 与丙酮缩和生成缩酮能提高抗炎作用。例如乙酸曲安奈德(Triamcinolone acetonide acetate)(图 11-31)抗炎作用增强约 5 倍,几乎无钠潴留作用。乙酸氟轻松(Fluocinolone acetonide acetate)(图 11-32)抗炎作用比氢化可的松约强 100 倍,制成软膏外用,用于各种皮炎、皮肤病。

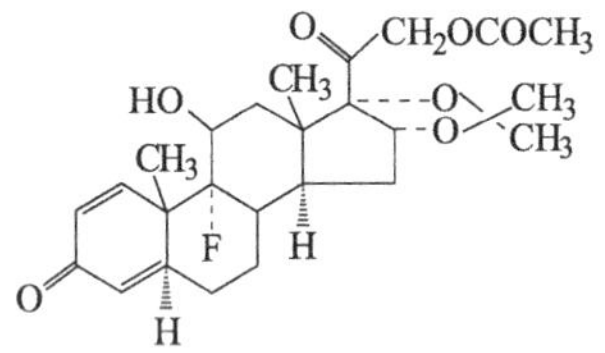

图 11-31 乙酸曲安奈德化学结构 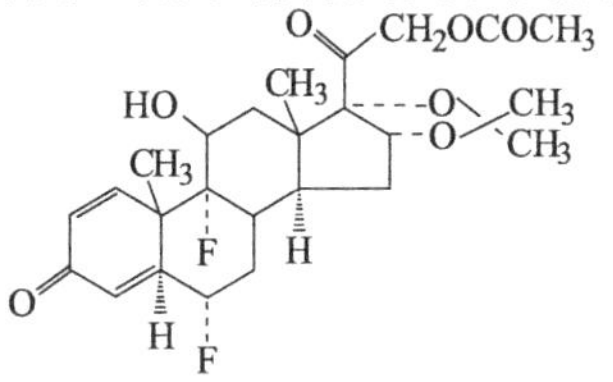 　　　　图 11-32 乙酸氟轻松化学结构

*乙酸地塞米松

【化学结构】

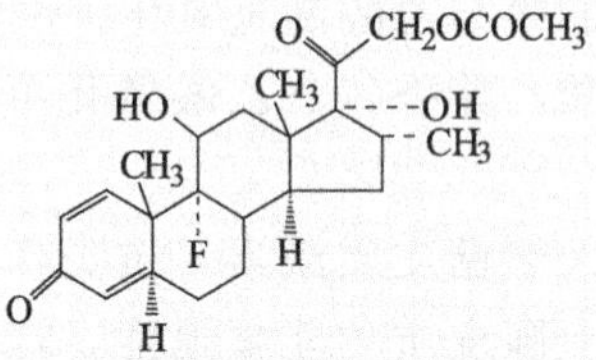

【化学名称】 16α-甲基-11β,17α,21-三羟基-9α-氟孕甾-1,4-二烯-3,20-二酮-21-乙酸酯。

【物理性质】 本品为白色或类白色结晶性粉末;无臭,味微苦。在丙酮中易溶,在甲醇中溶解,在乙醇或氯仿中略溶,在水中不溶。熔点为 223~233℃。

【化学性质】

(1) 本品与乙醇制氢氧化钾试液一起加热,21-乙酸酯结构被水解,再与硫酸一起加热即发出乙酸乙酯香味。

(2) 本品结构中 17 位有还原性的 α-羟基酮结构,在甲醇溶液中与碱性酒石酸铜试液反应,生成橙红色氧化亚铜(Cu_2O)沉淀(图 11-33)。

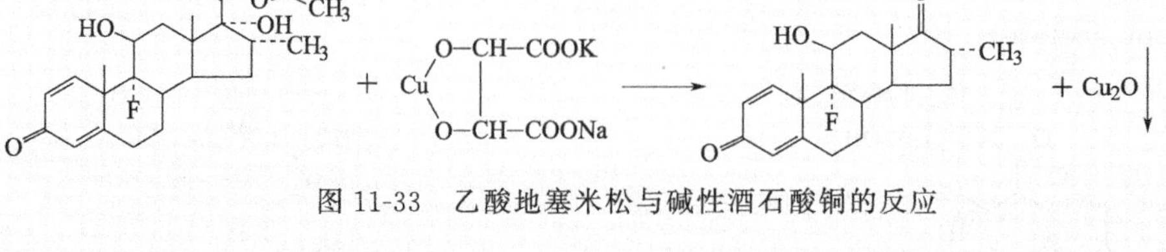

图 11-33 乙酸地塞米松与碱性酒石酸铜的反应

(3) 用氧瓶燃烧法进行有机破坏后,显氟离子鉴别反应。(有机破坏后吸收在氢氧化钠液中,生成氟化钠,加茜素氟蓝试液,12%乙酸钠的稀乙酸溶液及硝酸亚铈试液即显蓝紫色。)

【主要用途】 与乙酸氢化可的松相同,抗炎作用增强约 25 倍,几乎无钠潴留作用。

思 考 题

1. 简述甾体药物的结构特点以及分类情况。
2. 写出以薯蓣皂苷为原料制备双烯醇酮的过程。
3. 简述口服雌激素和口服雄激素的结构特点。
4. 哪类药物可以与碱性酒石酸铜反应生成红色沉淀？写出化学反应式。
5. 用两种方法鉴别乙酸地塞米松和炔雌醇。

第十二章 药物化学结构与药理活性

学习目标

1. 掌握影响药物产生药效的主要因素。
2. 掌握理化性质、电子分布密度、键合特性、立体结构对药效的影响。
3. 了解结构特异性和结构非特异性药物。

药物的化学结构与药效之间的关系，简称构效关系。构效关系是药物化学研究的中心内容之一。

有机化学、生物化学和药理学等学科的发展，尤其是分子生物学和量子有机化学、量子生物化学等学科的进步，使构效关系研究向分子水平深入。现在可以比较深入地阐明药物在机体内的作用机制及药物化学结构与药理活性之间的关系，而这些构效关系的研究已成为现代新药研究和设计的基础，并且逐步由定性向定量方向发展。

一、结构特异性药物和结构非特异性药物

根据药物在分子水平上的作用方式，可把药物分成两种类型，即结构非特异性药物和结构特异性药物。

结构非特异性药物的药理活性与化学结构类型的关系较少，主要受药物的理化性质的影响。如全身麻醉药，从其化学结构上看，有气体、低分子量的卤烃、醇、醚、烯烃等，其作用主要受药物的脂水分配系数的影响。

结构特异性药物发挥药效的本质是药物小分子与受体生物大分子的有效结合，作用的特异性依赖于药物分子内化学基团的一种精确结合与空间排列。药物与受体结合的强度可用亲和力来衡量，触发药物效应的强弱用内在活性来表示。结构特异性药物与生物受体相互作用可用下式表示：

$$D+R \underset{k_2}{\overset{k_1}{\rightleftharpoons}} DR \xrightarrow{k_3} E$$

式中，D，R 分别表示药物与受体；DR 表示药物与受体复合物；E 表示生物效应；k_1，k_2，k_3 表示速率常数。

药物与受体复合物的形成过程可被范德华力、氢键、电荷转移、静电作用或疏水相互作用所促进，最后由于形成某一种或多种化学键而稳定下来，这些化学键可能是共价键、离子键与配位键。此外，结构特异性药物与受体结合时还受离子-偶极、偶极-偶极等因素的影响。

二、影响药物产生药效的主要因素

药物在体内发挥治疗作用的关键与其在作用部位的浓度和与生物靶点相互作用的能力有

关。药物从给药部位吸收进入机体到产生作用，要经历一系列体内环节，包括药物的吸收、分布、代谢和排泄，每一个环节都会影响药物的药效。

1. 药物在作用部位的浓度

药物必须以一定的浓度到达作用部位才能产生药效。静脉注射给药时，药物直接进入血液，无吸收过程。其他给药途径都有经给药部位进入血液的过程。如口服给药时，药物由胃肠道吸收，再随血液循环到达不同的组织和器官，透过不同的生物膜，最后到达作用部位，产生药效。药物的化学结构决定了它的理化性质，其理化性质又决定了它的体内环节。一定剂量的药物经吸收进入血液中量的多少和速率的大小，在各个器官体液中分布的浓度，代谢转化量和速率，以及排泄的方式、途径和速率，都影响药物疗效。

2. 药物与受体的作用

药物到达作用部位后，与受体形成复合物，产生生理和生化变化，达到调节机体功能和治疗疾病的目的。药物与受体的作用一方面取决于药物特定的化学结构，以及该结构与受体的空间互补性；另一方面依赖于药物和受体的结合方式。如以化学方式通过共价键结合形成不可逆复合物，以物理方式通过离子键、氢键、离子偶极、范德华力和疏水性等结合形成可逆复合物。

此外，药物的化学稳定性、药物的配伍、药物的剂型及给药途径等均可能影响药物疗效。

三、药物理化性质对药效的影响

决定药物活性的因素之一是其到达作用部位的浓度。药物到达作用部位必须通过生物膜转运，其通过能力由药物的理化性质及其分子结构决定。下面分别讨论药物的溶解度、分配系数和解离度对药效的影响。

1. 溶解度、分配系数对药效的影响

水是生物系统的基本溶剂，体液、血液和细胞浆液的实质都是水溶液。药物要转运扩散至血液或体液，需要溶解在水中，即要求一定的水溶性（又称亲水性）。而药物要通过脂质的生物膜，需要一定的脂溶性（又称亲脂性）。以常用的口服药物制剂为例，吸收过程基本上包含两步，先在胃肠道水溶液内溶解，继而在水和脂质两相间分配，吸收进入血液。

过大或过小的水溶性和脂溶性都可构成吸收过程的限速步骤，不利于药物的吸收。

药物的脂溶性和水溶性的相对大小一般以脂水分配系数表示。化合物在互不混溶的非水相和水相中分配平衡后，在非水相中的浓度 c_o 和水相中的浓度 c_w 的比值为脂水分配系数 P，即：

$$P=\frac{c_o}{c_w}$$

P 的数值通常较大，常用其对数 $\lg P$ 表示。曾用苯、氯仿等有机溶剂作为非水相测定脂水分配系数，目前广泛采用正辛醇。因为正辛醇与药物分子形成氢键，其性能近似生物膜，同时正辛醇化学性质稳定且本身无紫外线吸收，便于测定药物浓度。

药物的化学结构决定其水溶性和脂溶性的特点。药物分子的水溶性大小：①与分子的极性和所含的极性基团相关；②与其形成氢键的能力有关；③与晶格能有关。分子结构中如有较大的烃基、卤素原子、碳链和脂环等非极性部分，会导致药物的脂溶性增大。

改变分子的结构将对脂水分配系数发生显著的影响。例如在分子中引入极性较大的羟基，脂水分配系数下降；反之，增加一个卤素原子，脂水分配系数约增高 4~20 倍，羟基变为烷氧基,也增加脂溶性。各类药物因其作用不同,对脂溶性有不同的要求。如作用于中枢神经系统的药物,需通过血脑屏障,应具有较大的脂溶性。

2. 解离度对药效的影响

有机药物多为弱酸或弱碱,在体液中只能部分解离,药物的离子型和分子型在体液中同时存在。通常药物以分子型通过生物膜,进入细胞后,在膜内的水介质中解离成离子型,以离子型起作用。故药物应有适当的解离度。

离子型不易通过细胞膜。其原因是:①水是极化分子,可与带有电荷的离子产生静电引力,成为水合物,离子的水合作用将增大体积,并且使它更易溶于水,以致难以通过脂质组成的细胞膜;②由带电荷的大分子层所组成的细胞膜,能排斥或吸附离子,阻碍离子的通过。

弱酸或弱碱类药物在体液中解离后,离子与未解离分子的比率由酸的解离常数(pK_a值)和体液介质的pH决定。可用下列公式估算:

$$\text{弱酸类} \quad pK_a = pH + \lg \frac{[RNH_3^+]}{[RCOO^-]}$$

$$\text{弱碱类} \quad pK_a = pH + \lg \frac{[RNH_2]}{[RCOOH]}$$

根据解离常数可计算出药物在胃液和肠液中离子型与分子型的比率,这决定了药物在胃和肠道中的吸收情况。弱酸类药物如巴比妥类和水杨酸类,在酸性的胃液中几乎不发生解离,呈分子型,易在胃中吸收。弱碱性药物如奎宁和麻黄碱在胃液中几乎全部呈离子型,很难吸收,在pH较高的肠内才被吸收。碱性极弱的咖啡因和茶碱,在酸性介质中解离也很少,在胃内易吸收。完全离子化的季铵盐类和磺胺类,脂溶性差,消化道吸收也差,更不易通过血脑屏障到达脑部。

改变药物的化学结构,有时会对弱酸或弱碱性药物的解离度产生较大的影响,从而影响生物活性。如巴比妥类药物,在5位有两个烃基时,显示出镇静催眠作用,无取代的巴比妥酸或单取代的5-乙基巴比妥酸完全没有镇静催眠作用。

因为巴比妥酸的解离常数较大,pK_a值约为4.12,在生理pH 7.4时,有99%以上呈离子型,不能通过血脑屏障进入中枢神经系统而起作用。在5位双取代后其pK_a值在7.0~8.5,在生理pH下,约有50%左右以分子型存在,可进入中枢神经系统而显效。

四、电子密度分布对药效的影响

不同元素的原子核对其核外电子的吸引力不同而显示出电负性的差异。由电负性不同的原子组成的化合物分子就存在着电子密度分布不均匀的状态。受体和酶都是以蛋白质为主要成分的生物大分子,蛋白质由各种氨基酸经肽键结合而成。除了肽键外,氨基酸上有各种极性基团,其电子云密度分布不均匀。有些区域电子云密度较高,即带有负电荷或部分负电荷;有些区域电子云密度较低,即带有正电荷或部分正电荷。如果药物分子的电子云密度分布能与受体的电子云密度分布呈互补状态,则有利于产生静电引力,使药物与受体相互接近,再经氢键、电荷转移复合物、疏水结合和范德华力等相互结合形成受体复合物。

苯甲酸酯类局部麻醉药,在其结构中,苯环上取代基可通过共轭诱导效应对酯羰基上的电子云密度分布产生影响。单纯的苯甲酸乙酯(图12-1),其结构中没有任何取代基,其羰基的极性仅仅来自C—O的电负性,加上该酯羰基和苯环产生共轭,羰基的极性比较小。当苯甲酸酯中苯环的对位引入供电子基团氨基时,如普鲁卡因(图12-2),该对位氨基上的电子云通过共轭诱导效应,增加了酯羰基的极性,使药物与受体结合更牢固,作用时间延长。若在苯甲酸酯的苯环对位引入吸电子基团硝基,如对硝基苯甲酸乙酯(图12-3),由于硝基的吸电子效应,导致羰基的电子云流向苯环,使极性降低。故对硝基苯甲酸酯与受体的结合能力比母体化合物弱,麻醉作用降低。

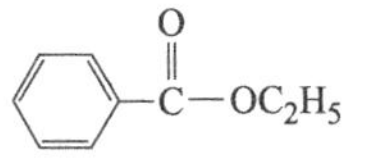

图 12-1 苯甲酸乙酯化学结构

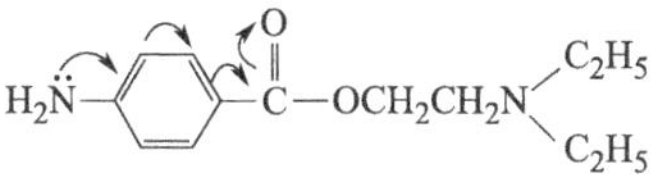

图 12-2 普鲁卡因化学结构

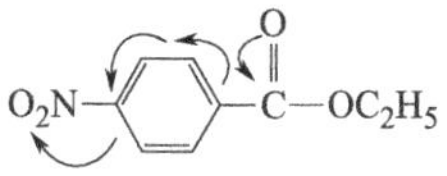

图 12-3 对硝基苯甲酸乙酯化学结构

五、键合特性对药效的影响

药物和受体的相互作用一般是通过键合的形式产生结合,键合形式有共价键和非共价键两类:以共价键结合形成不可逆复合物;以非共价键结合形成可逆性复合物。

1. 共价键键合类型

共价键键合为不可逆性结合,主要发生在化学治疗药物的作用机制上。如抗肿瘤药物中的烷化剂能与DNA形成共价键而产生药物效应。

2. 非共价键键合类型

非共价键键合为可逆性结合,其键合形式有氢键、范德华力、疏水键、静电引力、电荷转移复合物、偶极相互作用力等。

(1) 氢键 是指药物分子中和与C、N、F、O等共价结合的H原子和具有孤对电子的O、N、S、F、Cl等原子间形成的化学键,氢键的键能较弱。是药物和生物大分子作用的最基本化学键合形式,对药物的理化性质及药物与受体相互间的结合产生较大的影响。在生物大分子脱氧核糖核酸(DNA)和核糖核酸(RNA)的双螺旋结构中,由于嘌呤和嘧啶碱之间形成氢键,增加其稳定性,蛋白质α-螺旋的三级结构也是通过氢键使其稳定。

存在于分子结构中的羰基、羟基、巯基、氨基,包括某些带电荷的基团,有些是氢键的受体,有些是氢键的供体,而药物分子中常见的羟基和羰基,相互之间形成氢键—X—H…Y—,降低了体系的总能量。

药物分子与溶剂分子形成氢键,可增加溶解度。若药物分子内或分子间形成氢键,既影响药物的理化性质,如溶解度、极性、酸碱性,又影响药物的生物活性。如水杨酸甲酯(图12-4),由于形成分子内氢键,用于肌肉疼痛的治疗,而对羟基苯甲酸甲酯(图12-5)的酚羟基则无法形成分子内氢键,能抑制细菌生长。

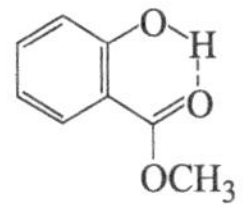

图 12-4 水杨酸甲酯化学结构

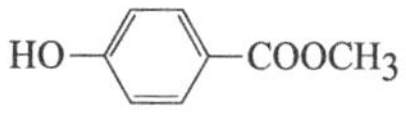

图 12-5 对羟基苯甲酸甲酯化学结构

(2) 离子-偶极和偶极-偶极相互作用 在药物和受体分子中,当碳原子和其他电负荷较大的原子,如N、O、S、卤素等形成键时,由于电负性较大原子的诱导作用,使得电荷分布不均匀,导致电子的不对称分布,产生电偶极。药物分子的偶极受到来自生物大分子的离子或其他电偶极基团的相互吸引,而产生相互作用。这种相互作用对稳定药物受体复合物起重要作用,但这种离子-偶极、偶极-偶极的作用比离子产生的静电作用要弱得多。这种作用常见于羰基类化合物,如乙酰胆碱和受体的作用。

(3) 电荷转移复合物 是在电子相对丰富的分子与电子相对缺乏的分子之间通过电荷转移发生键合形式的复合物。这种复合物其实质是分子间的偶极-偶极相互作用,其键能与氢键键能相似。

电子供体通常是有π电子的含吸电子取代基的烯烃、炔烃或芳环,或含有弱酸性质子的化合物。某些杂环化合物分子中的电子云密度分布不均匀,有些原子附近的电子云密度较高,有些较低,这些分子既是电子供体,又是电子受体。

电荷转移复合物的形成可增加药物的稳定性和溶解度。一些药物能与体内活性小分子、有害代谢物或生物大分子形成电荷转移复合物,有助于发挥药效。如氯丙嗪与乙酰胆碱、5-羟色胺等神经递质形成电荷转移复合物,其安定作用与此有关。

(4) 范德华力 来自于分子间暂时偶极产生的相互吸引。这种暂时的偶极是来自非极性分子中不同原子产生的暂时不对称的电荷分布。暂时偶极的产生使得分子和分子或药物分子和生物大分子相互作用时得到弱的引力。范德华力是非共价键键合方式中最弱的一种,随着分子间的距离缩短而增强。

(5) 疏水性相互作用 当药物结构中非极性链部分和生物大分子中非极性链部分相互作用时,由于相互之间亲脂能力接近,结合比较紧密,因而两者周围围绕的能量较高的分子层破坏,形成无序状态的水分子结构,导致体系的能量降低。

上述不同的键合方式是药物和生物大分子相互作用的主要形式,通过这些键合作用(有时是弱的非共价键键合作用),降低了药物与生物大分子复合物的能量,增加了复合物的稳定性,产生了药物效应。同时,多数情况下,药物与受体之间可能存在几种结合形式,而形成复合物。

六、药物的立体结构对药效的影响

由蛋白质组成的受体,有一定的三维空间结构。在药物与受体的各原子或基团间相互作用时,作用的原子或基团间的距离对于相互之间的引力有重要的影响。因此,药物与受体原子或基团的空间互补程度愈大,则其特异性愈高,作用愈强。药物中官能团间的距离、手性中心及取代基空间排列的改变,均能强烈地影响药物受体复合物的互补性,从而影响药物和受体的结合。由于受体和药物都是三维实体,导致了药物的立体异构,即几何异构和光学异构对药物活性产生较大的影响。

1. 几何异构

几何异构是由双键或环等刚性或半刚性系统导致分子内旋转受到限制而产生的。几何异构体的理化性质和生理活性都有较大的差异。如顺式、反式己烯雌酚(图 12-6)。

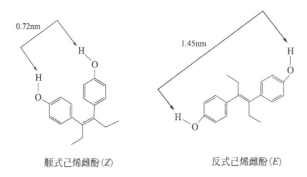

图 12-6 顺式和反式己烯雌酚化学结构

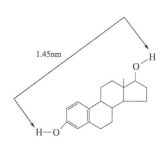

图 12-7 雌二醇化学结构

在雌激素的构效关系研究中发现,两含氧官能团及氧原子间的距离对生理作用是必需的,而甾体母核对雌激素并非必需基团。人工合成的反式己烯雌酚中,两个羟基的距离是 1.45nm,这与雌二醇(图 12-7)两个羟基的距离近似,表现出较强的生理活性。顺式己烯雌酚羟基间距离 0.72nm,作用大大减弱。

2. 光学异构

光学异构体分子中存在手性中心,两个对映体互为实物和镜像,除了将偏振光向不同的方向旋转外,有着相同的物理性质和化学性质,但其生理活性则有不同的情况。

在有些药物中,光学异构体的药理作用相同,例如左旋和右旋氯喹具有相同的抗疟作用。但在很多药物中,左旋体和右旋体的生物活性并不相同。例如 D-(−)-异丙肾上腺素作为支气管舒张剂,比 L-(+)-异丙肾上腺素强 800 倍;D-(−)-肾上腺素的血管收缩作用比 L-(+)-肾上腺素强 12～20 倍。

药物中光学异构体生理活性的差异反映了药物与受体结合时较高的立体要求。一般认为,这类药物需要通过三点与受体结合。如 D-(−)-肾上腺素通过下列三个基团与受体在三点结合:①氨基;②苯环及其两个酚羟基;③侧键上的醇羟基。而 L-异构体只能有两点结合。

有一些药物,左旋体和右旋体的生物活性类型不一样。如利尿药依托唑啉,左旋体具有利尿作用,而右旋体有抗利尿作用。抗生素氯霉素,仅 $1R,2R$-(−) 苏阿糖型化合物有抗菌活性,其对映异构体 $1S,2S$-(+) 苏阿糖型化合物无活性。

光学活性体药物的两个对映体在活性上的表现可分为作用完全相同、作用相同但强度不同、作用方式不同等几种类型,这与药物的手性中心在受体结合中的部位有关。如药物的手性不在受体结合的部位,则对映体的作用完全相同;如药物的手性中心在受体结合的部位,则对映体或者作用强弱不同,或者作用方式不同,如由抑制剂变成了激动剂。作用方式不同的对映体应该拆分后供药用。

3. 构象异构

分子内各原子和基团的空间排列,因单键旋转而发生动态立体异构现象,称为构象异构。这种构象异构体的产生并没有破坏化学键,而产生分子形状的变化。药物分子构象的变化与生物活性有重要关系,这是由于药物与受体间相互作用时,要求其结构和构象产生互补性,这种互补的药物构象称为药效构象。和受体结合的药物构象,有时为能量最低的优势构象,有时需由优势构象转变为药效构象再与受体结合。

思 考 题

一、填空题

1. 药物产生药效的决定因素主要有_____和_____。
2. 药物理化性质中的_____、_____、_____等因素对药效产生影响。
3. 局麻药苯甲酸酯类药物中引入供电子基团时,使作用时间_____。
4. 对药效产生影响的非共价键形式有_____、_____、_____、_____、_____、_____等。
5. 具有空间立体结构的药物中的_____、_____、_____等构象对药物效应产生不同的影响。

二、选择题

A 型题

1. 可使药物水溶性增加的基团是(　　)。

A. 羟基　　B. 酯基　　C. 苯基　　　　D. 卤素　　E. 烷基
2. 可使药物脂溶性增加的基团是（　　）。
A. 羧基　　B. 巯基　　C. 羟基　　　　D. 烷基　　E. 磺酸基
3. 电子相对丰富的分子与电子相对缺乏的分子间发生的键合是（　　）。
A. 共价键　B. 疏水键　C. 电子转移复合物　D. 氢键　　E. 范德华力
4. 药物与受体结合，能产生特定药理作用的构象为（　　）。
A. 优势构象　B. 药效构象　C. 反式构象　D. 顺式构象　E. 最高能量构象
5. 用于测定脂水分解系数 P 值的有机相溶剂是（　　）。
A. 乙醚　　B. 正辛醇　C. 正丁醇　　　D. 氯仿　　E. 石油醚
6. 两个非极性区的键合形式是（　　）。
A. 共价键　B. 氢键　　C. 静电引力　　D. 疏水键　E. 电荷转移复合物
7. 在芳环上引入可增加药物的亲脂性，而在脂肪链上引入则可增加药物亲水性的基团是（　　）。
A. 氟原子　B. 氯原子　C. 溴原子　　　D. 烷基　　E. 巯基
8. 药物的解离度与生物活性的关系是（　　）。
A. 增加解离度，有利于吸收，活性增加
B. 增加解离度，不利于吸收，活性下降
C. 增加解离度，离子浓度下降，活性增加
D. 增加解离度，离子浓度增加，活性增加
E. 合适的解离度有最大活性

B 型题

[9～11]
A. 烷基　　B. 羟基　　C. 巯基　　　　D. 氨基　　E. 卤素
9. 可与受体形成疏水结合是（　　）。
10. 可与金属离子结合，并能与 α, β-不饱和酮发生加成反应的是（　　）。
11. 引入分子中可增加药物碱性的是（　　）。

[12～16]
A. 共价键　B. 范德华力　C. 静电引力　　D. 氢键　　E. 金属结合物
12. 不可逆的键合形式是（　　）。
13. 羧基和羟基之间可键合的一种作用形式是（　　）。
14. 药物氨基与受体羧基之间的键合形式是（　　）。
15. 在两个分子充分接近时产生的一种作用力是（　　）。
16. 氨基与羟基之间可键合的一种作用形式是（　　）。

C 型题

[17～19]
A. 阿司匹林　B. 地西泮　C. 两者均是　　　D. 两者均不是
17. 易在肠中吸收的药物是（　　）。
18. 易在胃中吸收的药物是（　　）。
19. 在胃肠中都不吸收的药物是（　　）。

[20～21]
A. 结构非特异性药物　　　　B. 结构特异性药物

C. 两者均是　　　　　　　　　D. 两者均不是

20. 生物活性与化学结构关系较少，主要受理化性质影响的药物属于（　　）。
21. 生物活性与理化性质相关外，主要受化学结构影响的药物属于（　　）。

X型题

22. 药物与受体结合方式有（　　）。
　A. 氢键　　　　　　　　　　B. 疏水键
　C. 共轭作用　　　　　　　　D. 电荷转移复合物
　E. 静电引力

23. 决定药物解离度的主要因素有（　　）。
　A. 药物分子中官能团间的距离　　B. 药物的解离常数
　C. 介质的酸碱度　　　　　　　　D. 分子量的大小
　E. 分子的构象

24. 要增加药物的脂溶性，可在药物分子中引入的基团有（　　）。
　A. 卤素　　B. 磺酸基　　C. 羟基　　　　D. 巯基　　　　E. 烃基

25. 生物活性有差别的光学异构体是（　　）。
　A. 氯霉素　　B. 维生素C　　C. 异丙嗪　　D. 左氧氟沙星　　E. 扑尔敏

三、简答题

1. 什么是结构特异性和结构非特异性药物？
2. 简述药物与受体的相互作用。
3. 简述解离度对药效的影响。
4. 什么是电荷转移复合物？

第十三章 药物结构与药物代谢

学习目标

1. 熟悉药物代谢反应的类型。
2. 掌握氧化反应、还原反应、水解反应的类型及反应物质。
3. 掌握结合反应的类型及结合产物。

药物进入机体后,在对机体产生药物效应的同时,机体组织也对其产生作用,设法将其排出体外,这就是药物的代谢。药物代谢是指在各种酶系的催化作用下,药物的分子结构一般会发生改变,包括官能团的增减、变换和分子的结合或降解。

药物代谢反应通常分为两相:第Ⅰ相药物代谢又称药物官能团化反应,其实质是在药物分子中引入某些极性基团(如羟基、巯基、氨基、羧基),或将药物分子中潜在的这些基团暴露出来,使药物的极性和水溶性增加,易于排泄,也使药物的疗效发生改变,药物代谢类型包括氧化反应、还原反应、水解反应等;第Ⅱ相反应又称结合反应,是药物与内源性物质(如葡萄糖醛酸、硫酸、甘氨酸、谷胱甘肽)经共价键结合,生成极性大、易溶于水和易排出体外的结合物。

药物经体内代谢后,其理化性质和生物活性都会发生改变,其中第Ⅰ相反应对药物活性影响较大。由于催化反应时酶对底物化学结构有一定的要求,因此不同化学结构的药物,其代谢情况也不一样。

一、氧化反应

氧化反应是药物代谢的主要代谢类型,反应在各种氧化酶的催化下进行。很多脂溶性药物通过酶系的作用,经过氧化反应增加水溶性后有利于排泄。

1. 芳环的氧化

含有芳环的药物在酶系的作用下,在芳环上加入一个氧原子形成环氧化物中间体,由于环氧化合物中间体不稳定,可以发生分子重排形成酚,这一过程称为羟化反应。生成的环氧化合物还会在谷胱甘肽S-转移酶的作用下和谷胱甘肽生成硫醚,促进代谢产物的排泄。环氧化合物和体内生物大分子(如DNA、RNA)中的亲核基团反应,生成共价键的结合物,使生物分子失去活性,产生毒性。

含芳环药物的氧化代谢是以生成酚的代谢产物为主,芳环上的供电子取代基能使反应容易进行,生成酚羟基的位置在取代基的对位或邻位;吸电子取代基则削弱反应的进行程度,生成酚羟基的位置在取代基的间位。芳环的氧化通常发生在立体位阻较小的部位。如果药物分子中含有两个芳环时,一般只有一个芳环发生氧化代谢。

如苯妥英在体内代谢后生成羟基苯妥英失去活性(图13-1)。

保泰松在体内经氧化代谢后生成羟布宗,抗炎作用比保泰松强,副作用比保泰松低。

2. 烯烃和炔烃的氧化

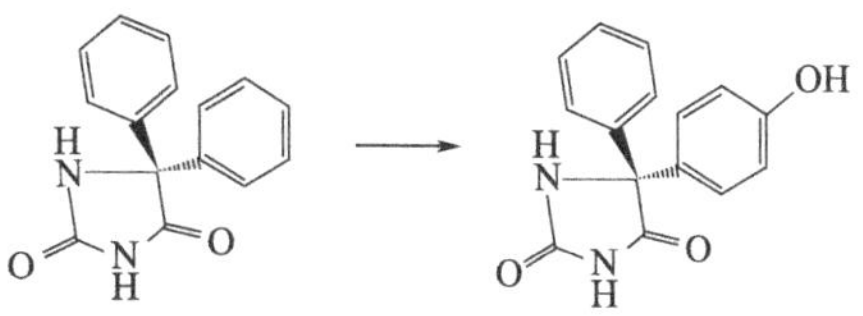

烯烃类药物的氧化是在烯烃位置形成环氧化物。环氧化物作为中间体，可能被转化为二羟基化合物，也可以与谷胱甘肽等结合。如抗癫痫药卡马西平在体内代谢生成 10,11-环氧化物，是卡马西平产生作用的活性物质，是代谢活化产物。该环氧化物进一步代谢，被环氧化物水解酶水解产生 10S,11S-二羟基卡马西平，随尿液排出体外（图 13-2）。

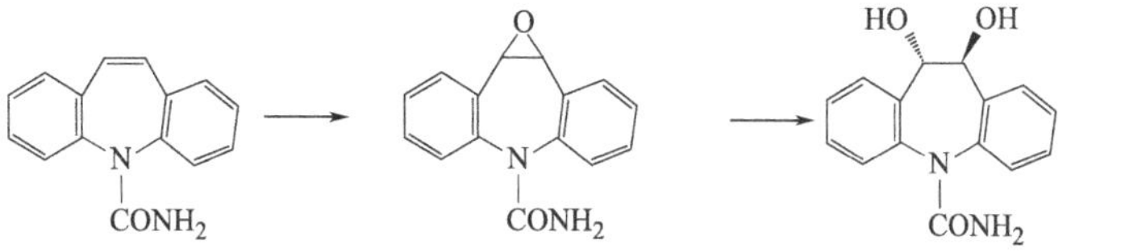

图 13-1 苯妥英代谢

图 13-2 卡马西平代谢

炔烃类反应活性比烯烃大，被氧化速度比烯烃快。若炔键的碳原子是端位碳原子，则形成烯酮中间体，该烯酮可能被水解生成羧酸，也可能和蛋白质进行亲核性烷基化反应；若炔键的碳原子是非端位碳原子，炔烃类化合物和酶中卟啉上的吡咯氮原子发生 N-烷基化反应。如甾体药物炔雌醇就是在体内以这种反应而失去活性。

3. 饱和碳原子的氧化

长链烷基的氧化常发生在空间位阻较小的侧链末端，被氧化生成 ω-羟基或 $\omega-1$ 羟基化合物。如丙戊酸钠经 ω-氧化生成 ω-羟基丙戊酸钠和丙基戊二酸钠；经 $\omega-1$ 氧化生成 2-丙基-4-羟基戊酸钠（图 13-3）。烷基类化合物除了 ω-氧化和 $\omega-1$ 氧化外，还会在有支链的碳原子上发生氧化，主要生成羟基化合物。

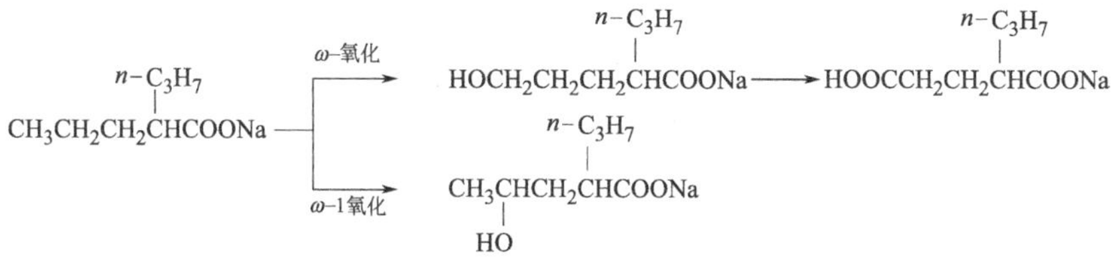

图 13-3 丙戊酸钠的氧化

芳烃碳原子的氧化常发生在处于活化位置的甲基或亚甲基上，如苯环的 α 位（苄位）、双键的 α 位（烯丙位）、羰基的 α 位和杂原子的 α 位，常被氧化成苄醇或烯丙醇。而伯醇会进一步脱氢氧化成羧酸，仲醇会进一步氧化生成酮。如降血糖药甲苯磺丁脲先被氧化生成苄醇，最后形成羧酸，失去降血糖活性（图 13-4）。

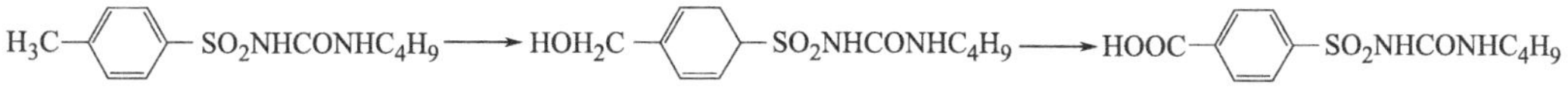

图 13-4 甲苯磺丁脲的氧化

4. 碳-杂原子的氧化

氧、氮和硫等杂原子上的烷基在体内代谢过程中可以脱去，称为去烷基氧化反应。

（1）C—O 的氧化反应　即 O-去烷基反应，在药物的氧化过程中较普遍，生成相应的醇和羰基化合物。如非那西丁在体内去乙基可生成活性代谢物对乙酰氨基酚（图 13-5）。

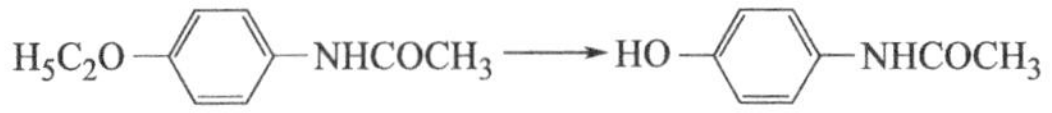

非那西丁　　　　对乙酰氨基酚

图 13-5　非那西丁的 C—O 氧化

（2）C—N 的氧化反应　即 *N*-去烷基反应，在药物的氧化过程中较常见，生成相应的氨基和羰基化合物。如哌替啶氧化去烷基后，镇痛作用下降一半，致惊厥作用增加了 2 倍（图 13-6）。

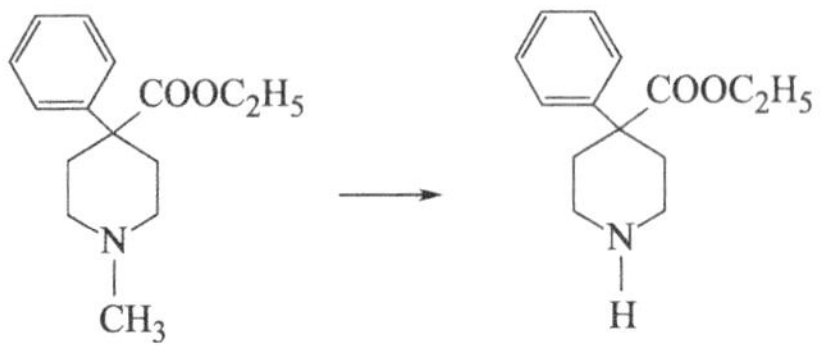

哌替啶　　　　去甲哌替啶

图 13-6　哌替啶的 C—N 氧化

（3）C—S 的氧化反应　过程比较复杂，体内代谢主要有 *S*-脱烷基、脱硫和 *S*-氧化三种。*S*-氧化通常生成亚砜类代谢物。如西咪替丁氧化成亚砜化合物（图 13-7）。

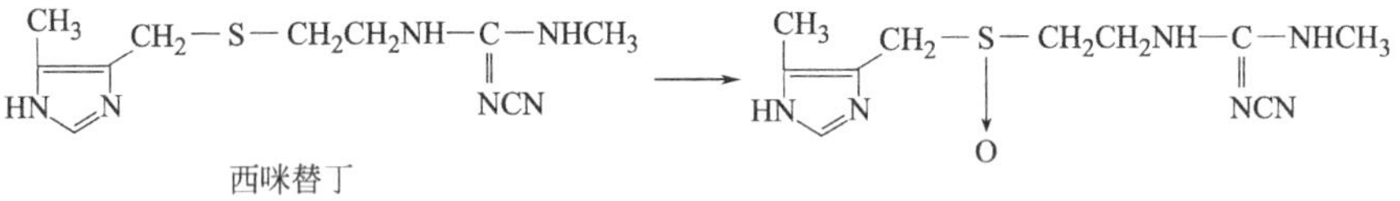

西咪替丁

图 13-7　西咪替丁的 C—S 氧化

5. 胺类的氧化

胺类的氧化代谢主要发生在两个部位：一个是在和氮原子相连接的碳原子上，发生 *N*-脱烷基化和脱胺反应；另一个是发生 *N*-氧化反应。

N-脱烷基和氧化脱胺本质上都是 C—N 键断裂，条件是与氮原子相连的烷基碳上应有氢原子（即 α-氢原子），该 α-氢原子被氧化成羟基，生成的 α-羟基胺不稳定，会发生自动裂解。胺类药物的脱 *N*-烷基代谢是这类药物主要的代谢途径之一。叔胺和仲胺代谢后产生两种以上产物，而伯胺代谢后，只有一种产物。

如 β-受体阻断剂普萘洛尔代谢，经由两条不同途径，所得产物均无活性（图 13-8）。

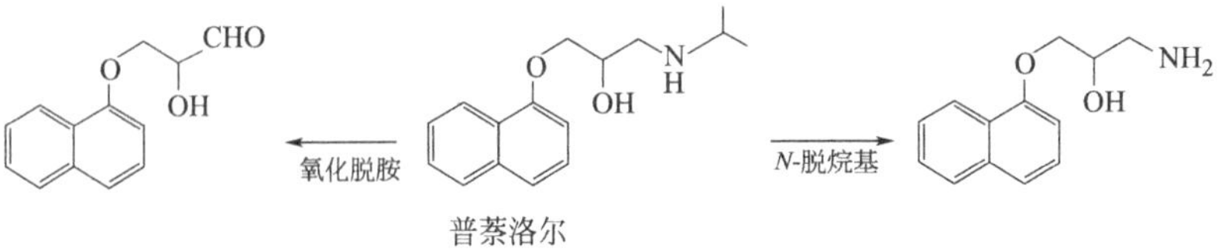

普萘洛尔

图 13-8　普萘洛尔的代谢

叔胺易发生 *N*-氧化反应，形成 *N*-氧化物。如氯丙嗪的氧化代谢（图 13-9）。

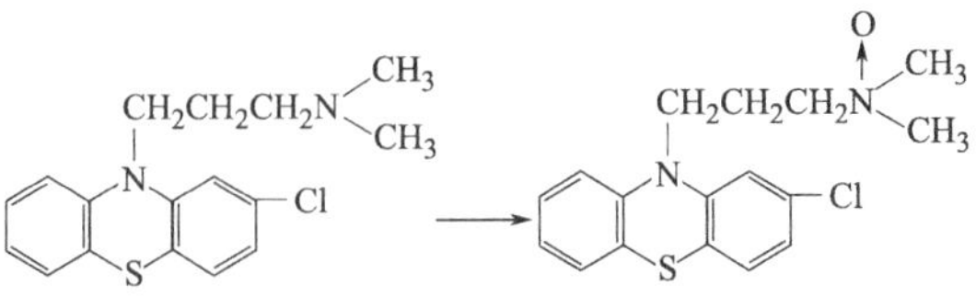

氯丙嗪

图 13-9　氯丙嗪的氧化代谢

胺类化合物 N-脱烷基化的基团通常是甲基、乙基、丙基、异丙基、丁基、烯丙基、苄基以及其他 α-H 基团。取代基的体积越小，越容易脱去。对于叔胺和仲胺化合物，叔胺的脱烷基化反应速度比仲胺快，这与它们的脂溶性有关。

6. 醇、醛的氧化

醇和醛类药物的氧化反应是在酶的作用下，氧化成相应的醛和羧酸。大部分伯醇在体内很容易被氧化生成醛，但醛不稳定，在体内醛脱氢酶等酶的催化下进一步氧化生成羧酸。仲醇中的一部分可被氧化生成酮，也有不少仲醇不经氧化和叔醇一样经结合反应直接排出体外。如维生素 A 的代谢即为氧化成维生素 A 醛和维生素 A 酸，其生物活性降低（图 13-10）。

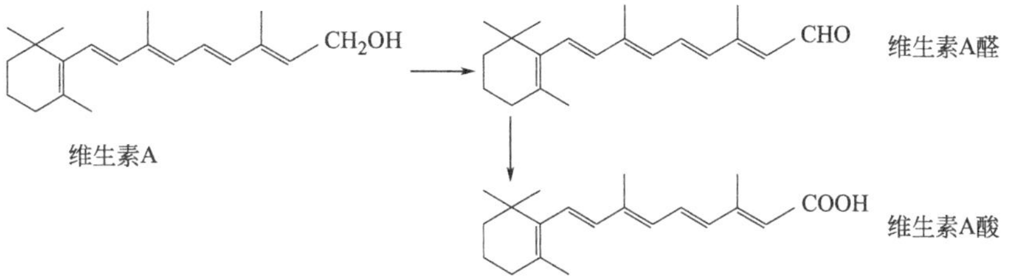

图 13-10　维生素 A 的代谢

二、还原反应

虽然氧化反应是药物代谢的主要途径，但是还原反应对于药物代谢也非常重要。含羰基、硝基、偶氮基及卤素的药物在代谢过程中可以被还原成羟基、氨基等官能团及卤化物的还原脱卤，还原产物有利于进一步的体内代谢，有的还具有药理作用或毒性。

1. 卤化物的脱卤还原

卤化物的脱卤还原，一般是指还原脱氯或脱溴，碳—氟键则较牢固，不易脱落。如氟烷和甲氧氟烷可脱除溴和氯而保留氟：

氟烷　　　　　　　$CF_3CHBrCl \longrightarrow CF_3CH_3$

甲氧氟烷　　　　　$CHCl_2CF_2OCH_3 \longrightarrow CH_3CF_2OCH_3$

2. 羰基化合物的还原

具有醛基或酮基的药物在还原酶的作用下被还原成相应的醇，进而氧化成醛或酸。在实际使用药物中，含醛基的药物极少，而且体内醛几乎全部氧化生成羧酸，仅有很少部分醛被还原成醇。

酮类药物在酶的催化作用下经代谢生成相应的仲醇。由于药物结构中的酮绝大多数是不对称酮，还原后得到的醇结构中往往引入新的手性碳原子，产生光学异构体，而体内酶的催化反应通常具有立体选择性。如镇痛药 S-(+)-美沙酮经代谢后生成 $3S,6S$-α-(−)-美沙醇。

3. 硝基及偶氮化合物的还原

含有硝基及偶氮基药物在酶的作用下，分子中的硝基和偶氮基均生成相应的芳伯胺类及芳胺类衍生物（图 13-11）。

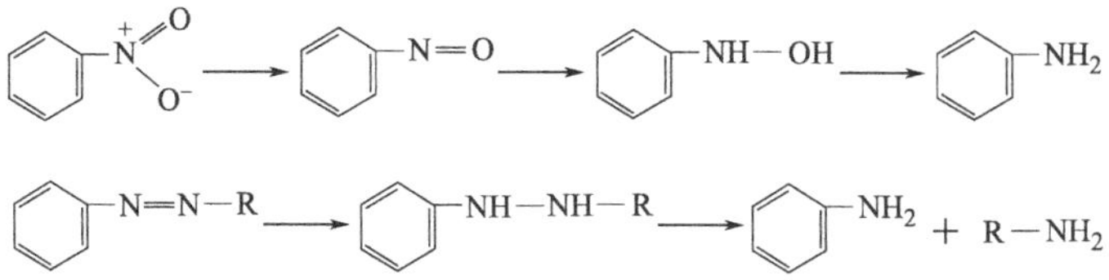

图 13-11　硝基及偶氮化合物的还原

芳香族硝基在还原过程中生成芳香氨基,其间经历亚硝基、羟胺等中间步骤,其中羟胺毒性大,可致癌和产生细胞毒性。硝基苯长期使用会引起高铁血红蛋白症,也是由还原中得到苯基羟胺所致。

三、水解反应

药物在体内与水和脂质等一起转运,使水解反应成为药物代谢的常见反应。药物在体内的水解反应是在酶的作用下发生,且水解反应过程与体外药物水解反应相似。一般情况下酯的水解速度受结构的空间效应和电效应的影响较为明显,酰胺及酰肼的水解较相应酯的水解速度慢。

酯和酰胺药物的水解反应可以在酯酶和酰胺酶的催化下进行,这些酶主要分布在血液、肝脏微粒体、肾脏及其他组织中,也可以在体内酸或碱的催化下进行非酶的水解。如局部麻醉药普鲁卡因在体内代谢时绝大部分迅速被水解生成对氨基苯甲酸和二乙氨基乙醇,很快失去局部麻醉作用。

体内酯酶和酰胺酶的水解有立体专一性。如局部麻醉药丙胺卡因,在体内只有 R-$(-)$-异构体被水解,生成邻甲苯胺(图 13-12),而邻甲苯胺在体内会转变成 N-氧化物,引起高铁血红蛋白症的毒副作用。

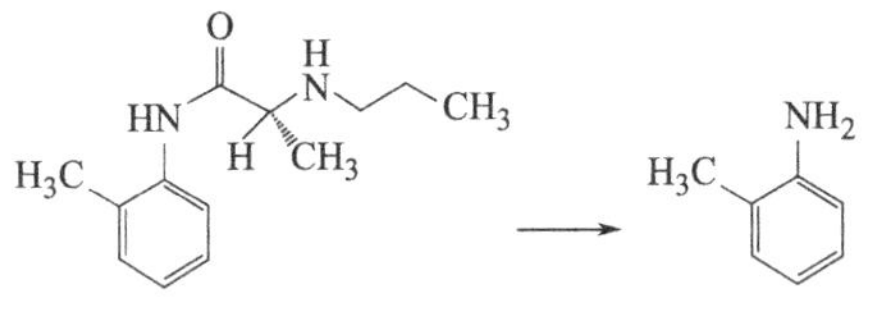

图 13-12 R-$(-)$-丙胺卡因的水解

利用酯和酰胺在体内可进行水解代谢的性质,可将含有刺激性作用的羧基、不稳定的酚或醇基设计成酯的前药,在体内经水解释放出具有药理活性的药物,减少药物刺激,增加稳定性,延长疗效,改善味觉。

四、结合反应

结合反应是在酶的催化作用下将内源性的极性小分子(如葡萄糖醛酸、硫酸酯、氨基酸、谷胱甘肽等)结合到药物分子中或第Ⅰ相药物代谢的产物中,生成水溶性大、无药理活性的产物,从尿液或胆汁排出体外。

药物结合反应分两步进行:首先是内源性的小分子物质被活化,变成活性形式;然后经转移酶的催化与药物或第Ⅰ相代谢产物结合,形成代谢结合物。对于有多个可结合基团的化合物,可进行多种不同的结合反应。易被结合的官能团通常是羟基、氨基、羧基、杂环氮原子及巯基。

1. 与葡萄糖醛酸结合

与葡萄糖醛酸的结合反应是药物代谢中最普遍的结合反应,生成的结合产物含有可解离的羧基和多个羟基,无生物活性,易溶于水,易排出体外。

如对乙酰氨基酚的酚羟基与葡萄糖醛酸结合形成醚型 O-葡萄糖苷酸(图 13-13)。

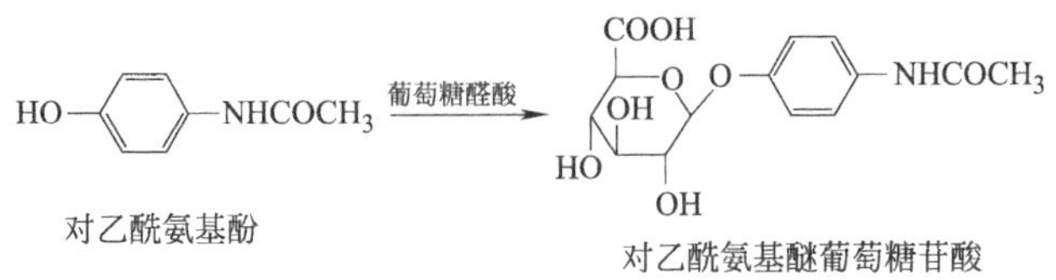

图 13-13 对乙酰氨基酚与葡萄糖醛酸反应

2. 与硫酸基结合

具有羟基、氨基、羟氨基的药物或代谢产物，在磺基转移酶的催化作用下，由体内活化型的硫酸化剂 3′-磷酸腺苷-5′-磷酰硫酸提供硫酸基，结合生成硫酸酯，产物水溶性增大，毒性低，易排出体外。

如甲基多巴与硫酸基结合成酯类化合物（图 13-14）。

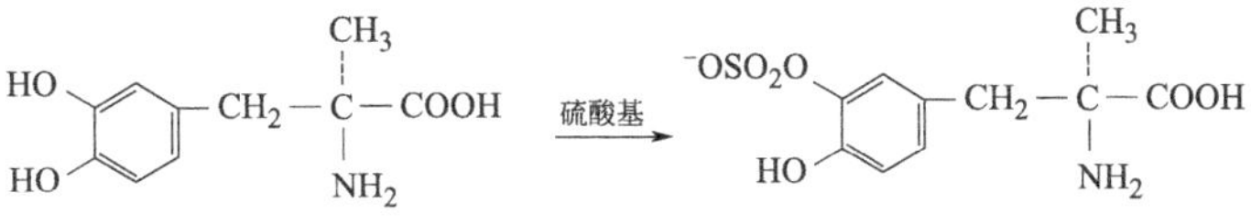

图 13-14 甲基多巴与硫酸基结合

在形成硫酸酯的结合反应中，只有酚羟基化合物和胺类化合物能生成稳定的硫酸化结合产物。对醇和羟胺化合物形成硫酸酯后，由于硫酸酯是离去基团，会使化合物生成正电中心，具有亲电能力，显著增加药物毒性。酚羟基在形成硫酸酯结合反应时，具有较高的亲和力，反应迅速。

3. 与氨基酸结合

含有芳基烷酸、芳基羧酸和杂环羧酸的药物，在辅酶 A 的参与下，先形成活化型酸，再与甘氨酸结合成酰胺。

在与氨基酸结合反应中，主要是苯甲酸参加反应。如苯甲酸和水杨酸在体内结合后生成马尿酸（图 13-15）和水杨酰甘氨酸（图 13-16）。

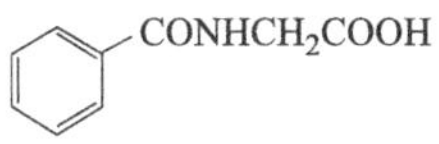

图 13-15 马尿酸化学结构

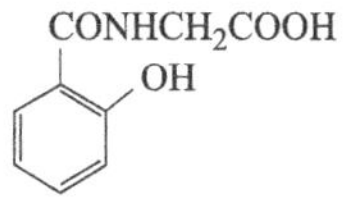

图 13-16 水杨酰甘氨酸化学结构

4. 与谷胱甘肽结合

谷胱甘肽（GSH）是由谷氨酸-半胱氨酸-甘氨酸组成的含有硫醇基团的三肽化合物，其中硫醇基具有较好的亲核作用，在体内起到清除由于代谢产生的有害亲电性物质的作用。此外，谷胱甘肽还有氧化还原性质，对药物及代谢物的转变起到重要作用。亲电性药物分子与谷胱甘肽结合后，在酶的作用下降解并酰化，形成硫醚氨酸类代谢物。如硝酸甘油与谷胱甘肽形成硝酸甘油硫醚氨酸（图 13-17）。

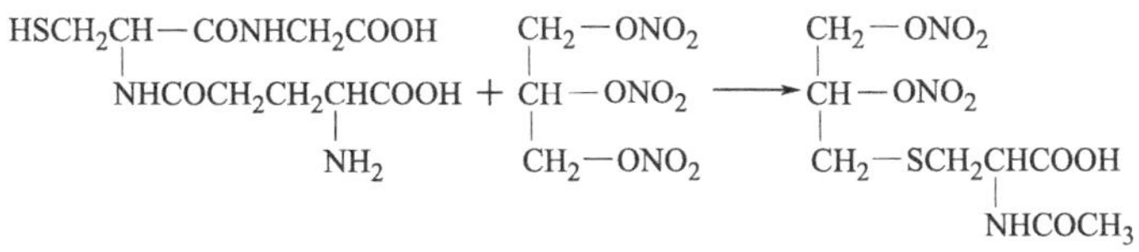

图 13-17 硝酸甘油与谷胱甘肽反应

谷胱甘肽和酰卤的反应是体内解毒反应。当多卤代烃（如氯仿）在体内代谢生成酰卤或光气时会对体内生物大分子进行酰化，产生毒性。谷胱甘肽通过和酰卤代谢反应生成酰化谷胱甘肽，解除了这些代谢物对人体的毒害。

5. 乙酰化结合

乙酰化反应是含伯氨基、氨基酸、磺酰胺、肼、酰肼等基团药物或代谢物的一条重要代谢途径。乙酰化反应是将体内亲水性的氨基结合形成水溶性小的酰胺，是体内外来物质的去活化反应。乙酰化反应是在酰基转移酶的催化下，以乙酰辅酶 A 作为辅酶，进行乙酰基的转移。

如抗结核病药异烟肼经乙酰化反应生成异烟酰肼（图 13-18）。

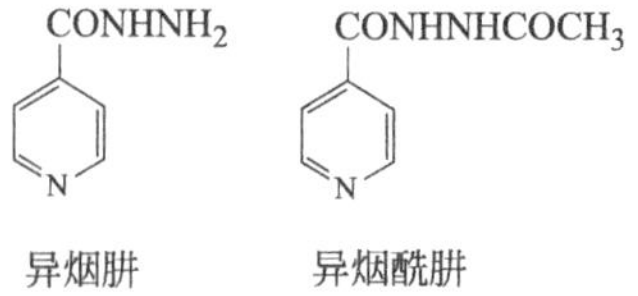

图 13-18　异烟肼与异烟酰肼化学结构

6. 甲基化结合

甲基化反应是药物代谢中较少见的代谢途径。但在许多内源性物质的生物合成、生物胺的代谢、灭活等方面起着重要作用。能发生甲基化反应的药物有儿茶酚胺类、苯酚类及胺类等。

和乙酰化反应一样，甲基化反应也是降低被结合物的极性和亲水性，只有叔胺化合物甲基化后生成季铵盐，才有利于提高水溶性而排泄。甲基化反应一般不是用于体内外来物的结合排泄，而是降低这些物质的生物活性。参与甲基化反应的基团有酚羟基、氨基、巯基等。酚羟基的甲基化反应主要对象是具有儿茶酚胺结构的活性物质，且甲基化反应具有区域选择性，仅发生在 3 位的酚羟基上。如肾上腺素经甲基化后生成 3-O-甲基肾上腺素（图 13-19）。

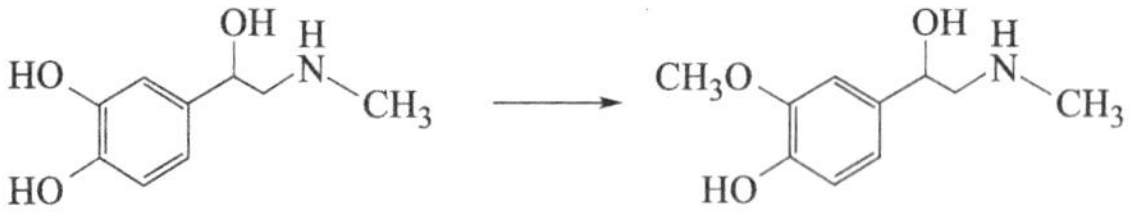

图 13-19　肾上腺素的甲基化

思　考　题

一、名词解释

1. 药物代谢

2. 羟化反应

3. 去烷基氧化反应

二、填空题

1. 药物代谢反应有_____、_____、_____、_____等类型。

2. 碳—氮的氧化反应即 N-_____反应，在药物的氧化过程中较常见，生成相应的_____和羰基化合物。

3. 含有_____、_____、_____、_____的药物在代谢过程中可发生还原反应。

4. 一般情况下，酯的水解速度受_____和_____影响较明显，_____及_____水解相应酯的水解速度慢。

5. 甲基化反应在许多内源性物质的生物合成、_____的代谢、_____等方面起重要作用。

三、选择题

A 型题

1. 不属于药物代谢反应的是（　　）。

A. 氧化反应　　B. 碳化反应　　C. 水解反应　　D. 还原反应　　E. 结合反应
2. 不易产生氧化反应的药物中的官能团是（　　）。
A. 芳环　　B. 氨基　　C. 烯烃　　D. 羧基　　E. 炔烃
3. 下列哪种结构不发生水解反应？（　　）
A. 酯　　B. 酰胺　　C. 酰肼　　D. 酰脲　　E. 醚
4. 下列哪种物质不发生结合反应？（　　）
A. 氯化钠　　B. 谷胱甘肽　　C. 葡萄糖醛酸　　D. 氨基酸　　E. 硫酸酯
5. 体内不易被还原的药物结构是（　　）。
A. 羧基　　B. 硝基　　C. 偶氮基　　D. 卤素　　E. 羟基

X 型题
6. 药物代谢后生物活性改变的情况有（　　）。
A. 降低　　B. 增强　　C. 代谢物仍有活性　　D. 毒性加大　　E. 无效
7. 能够增加药物分子极性而促进药物排泄的基团有（　　）。
A. 羟基　　B. 酯基　　C. 巯基　　D. 氨基　　E. 醚基
8. 易于发生 N-去烷基化的基团是（　　）。
A. 氨基　　B. 异丙基　　C. 烯丙基　　D. 苄基　　E. 硝基

四、简答题
1. 药物在体内发生氧化、还原、水解等反应的实质是什么？
2. 药物经体内代谢后，其理化性质和生物活性多会发生什么改变？
3. 药物代谢过程中常与谷胱甘肽结合，谷胱甘肽是什么？
4. 药物与内源性物质结合是指什么？

第十四章 药物结构与药物合成方法

学习目标

1. 了解药物结构与药物合成方法之间的关系。
2. 熟悉药物合成路线设计的基本方法。

第一节 药物结构与药物合成方法的关系

药物的合成方法与药物的化学结构有着密切的关系。药物合成方法与药物结构存在着某种内在的联系，大多数药物都属于有机化合物，尤其是化学合成药物。现代有机合成路线设计理论，就是建立在对化学物质结构进行剖析的基础上的。同一种起始合成原料可以制备结构不同的药物，相同结构药物也可以用不同的方法来制备，尽管各种药物合成方法有各种各样的差异，其最终目标物只有一个——制备药物。并且从某些意义上来讲，药物的结构决定了我们该用什么方法，不能用什么方法来制备药物。药物的化学结构一旦确定，通常情况下该药物的合成方法、制备所用的起始原料等都应相对应。通过比较阿司匹林和对乙酰氨基酚（扑热息痛）的合成路线就会发现药物的化学结构与其合成方法存在某些联系（图 14-1）。

阿司匹林的合成路线

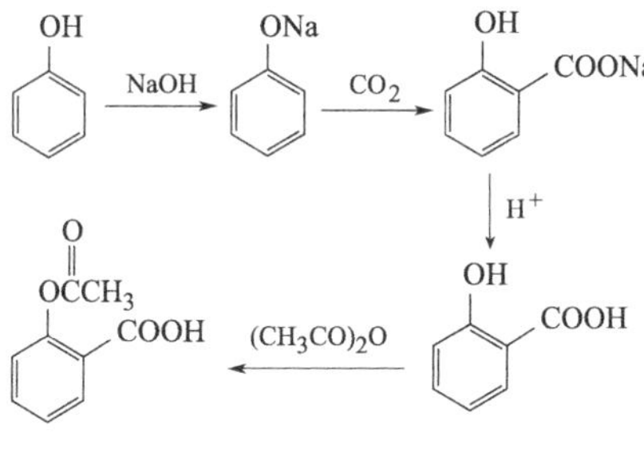

对乙酰氨基酚的合成路线

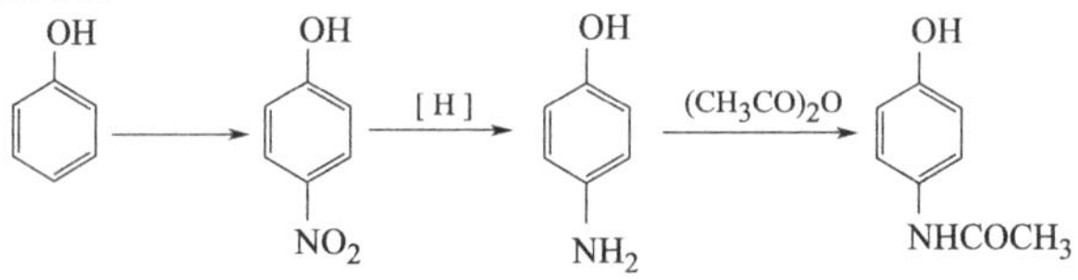

图 14-1 阿司匹林与对乙酰氨基酚的合成路线

虽然阿司匹林与对乙酰氨基酚的合成都用到起始原料苯酚，但由于这两个药物的化学结构不相同，其合成步骤和方法均有较大的差别。阿司匹林是经过成盐、羧化、酸化、乙酰化制得的，用阿司匹林的合成方法绝对制备不了对乙酰氨基酚；反之亦然，用制备对乙酰氨基酚硝化、还原、乙酰化的方法也制备不了阿司匹林。所以药物结构的不同会使得其合成方法也相异，即使所采用的起始原料相同。

药物的合成路线是从药物结构出发，根据有机反应原理，用倒推法设计出来，并通过实践验证的药物制备方法。通过对药物的结构进行剖析，一步一步向前推导，最终得到药物合成的起始原料，在进行药物结构剖析倒推时，使用什么方法，采用什么步骤，都会受到所合成药物结构的限制。药物结构不同，所采用的方法不同，甚至使用化学反应先后次序也会不同，所以药物的化学结构与其合成路线关系密切。

药物合成路线的设计通常是分三步进行的：第一步是对药物分子结构特征和已知的理化性质进行收集和考察；第二步是以上述分析为基础，进而一步一步倒推出合成此目标药物各种合成路线和可能的易得起始原料，这就是所谓反合成，此分析思路正好与实际药物合成路线相反，并且此分析思路受到我们所掌握化学合成方法多少和所要制备目标物结构的制约；第三步是从合成的方向上进行检查和检验，验证各条路线是否可行，目标药物结构是否易得。

第二节 药物合成路线的剖析方法

药物合成路线的剖析是从药物结构特点分析开始的，分清药物结构中主要碳架或主环、侧链及官能团。药物结构剖析的关键是药物结构中结合键的辨识。药物结构中到底在什么结合键切断，我们又能用什么方式将其连接上去，是一个问题的两方面，结合键的连接主要是依靠我们所掌握的有机反应原理和技能，需要一定时间的积累，而药物结构中结合键的切断通常遵循某些规律。

为了便于与药物实际合成路线相区别，书写方程式用"$\longrightarrow$"表示药物的合成路线，用"$\Longrightarrow$"表示倒推法演示的反合成路线。

一、药物结构中碳杂键是易切断点

有许多药物结构中均存在杂原子，这就一定存在着一些碳杂键，这些碳杂键是比较容易断开和连接的部位，故大多数的情况下都选择碳杂键作为切断点。

例如磺胺嘧啶的两条合成路线都是在碳杂键处切开（图14-2）。

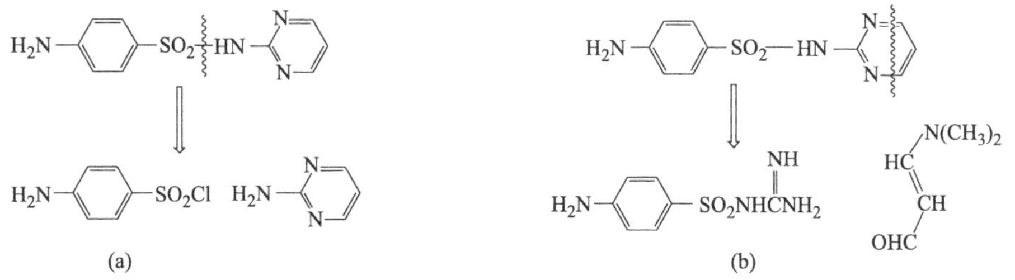

图14-2 磺胺嘧啶的碳杂键断开

第一条合成路线［图14-2(a)］是在磺酰胺键处切断，分别得到对氨基苯磺酰氯和2-氨基嘧啶。具体合成路线如图14-3。

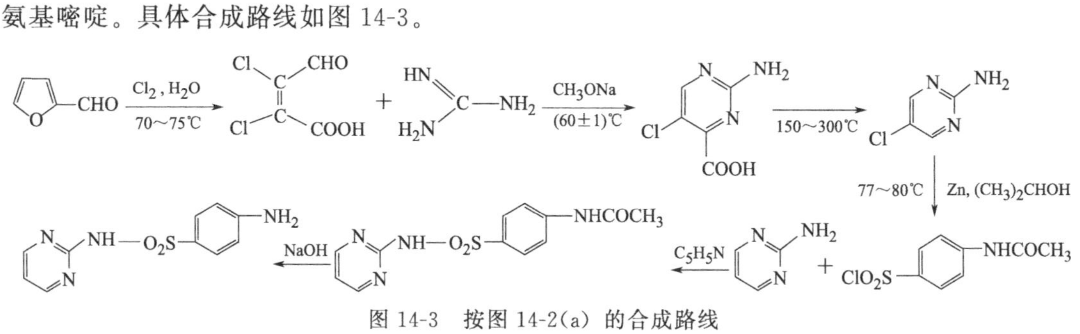

图14-3 按图14-2(a)的合成路线

第二条合成路线［图 14-2(b)］是在嘧啶环上两个碳—氮键处切断，得到磺胺胍和取代的丙烯醛。具体合成路线如图 14-4。

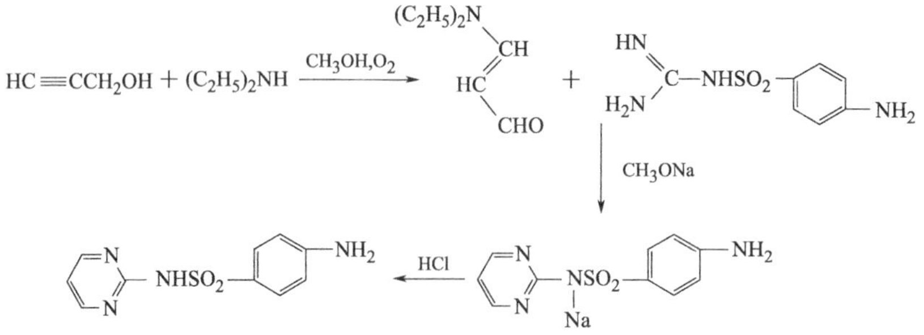

图 14-4　按图 14-2(b) 的合成路线

二、对称分子中对称结合键是容易切断键

在某些药物的结构中存在着对称性结构。对于这些结构对称性药物的合成通常是用两个相同结构的中间体来制备，这样可以使药物合成路线简短，反应步骤少，相对来说反应收率也高。

例如己烯雌酚和地衣酸的合成都是利用对称切断法。从己烯雌酚的化学结构很明显就能看出其具有对称性，此类结构称为显性对称结构。考虑从己烯雌酚结构的双键处切断，认为可以由 2 分子的对羟基苯-1-溴丙烷来制备（图 14-5）。

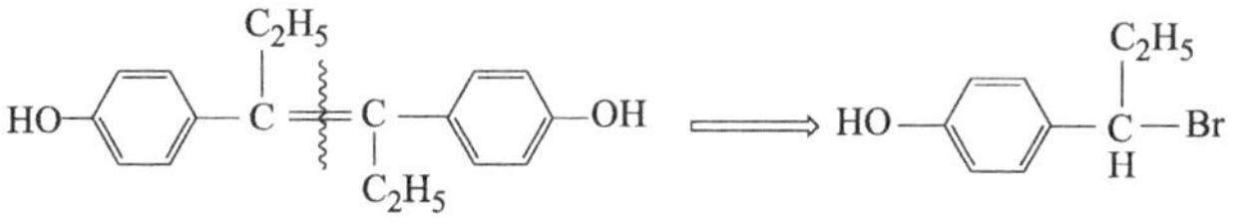

图 14-5　己烯雌酚结构的双键断开

己烯雌酚的具体合成路线如图 14-6。

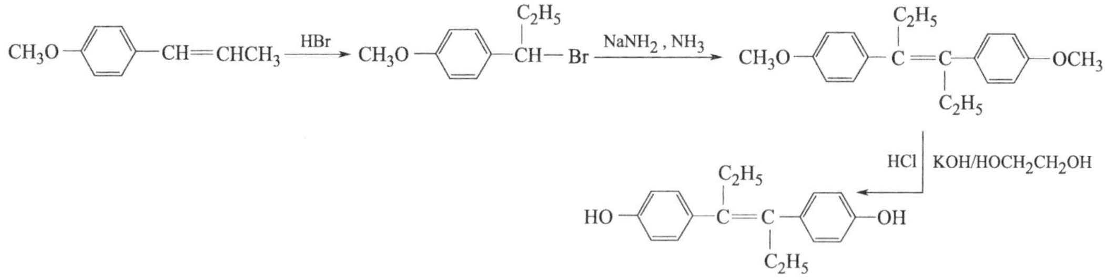

图 14-6　己烯雌酚的合成路线

从表面上来看，较难发现地衣酸的化学结构中具有对称性，但通过仔细观察分析就不难发现，地衣酸的结构也存在着对称性，此类结构称为隐性对称结构。从地衣酸结构中的呋喃环切断，可以得到 2 分子 2,4,6-三羟基-3-甲基苯乙酮（图 14-7）。

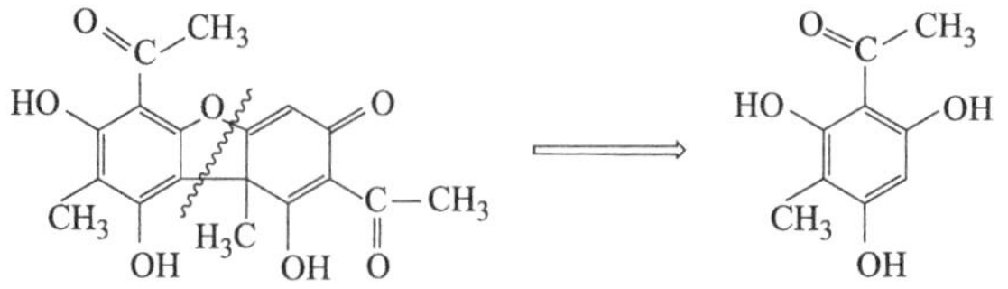

图 14-7　地衣酸结构的呋喃环断开

地衣酸具体的合成路线如图 14-8。

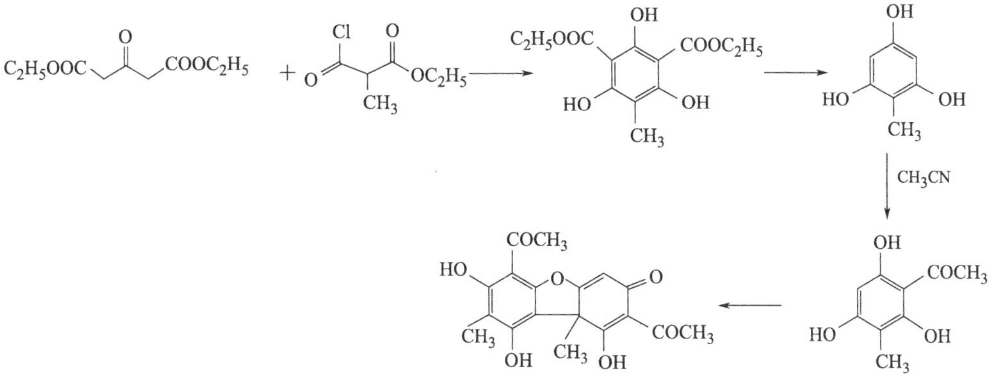

图 14-8 地衣酸的合成路线

三、从季碳原子与叔碳原子结合键处切断

对于分子结构中没有碳杂键或没有对称性结构的药物，通常考虑在药物分子结构中季碳原子或叔碳原子处进行化学键的切断，这样往往会得到意想不到的结果。例如非甾体消炎药萘普生的合成就是一个成功的例子（图 14-9）。

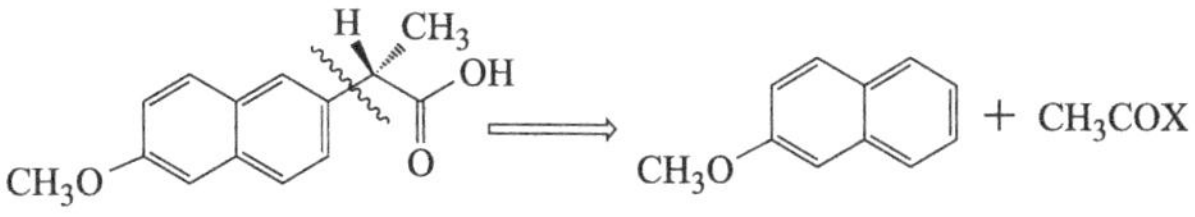

图 14-9 萘普生的季碳原子与叔碳原子化学键断开

萘普生具体的合成路线如图 14-10。

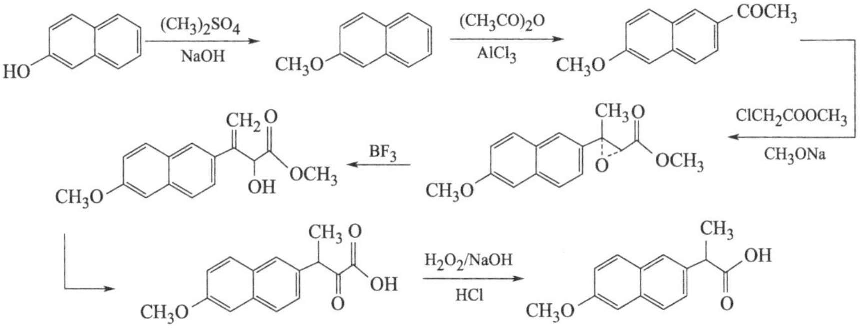

图 14-10 萘普生的合成路线

第三节 药物合成路线剖析举例

一、维生素 B_6 的合成路线

维生素 B_6 的化学结构中容易切断键合点的确定，是维生素 B_6 的合成路线设计的关键。维生素 B_6 的实际合成路线有两类，主要是从维生素 B_6 的结构分析可以从 a 处和 b 处将药物结构切断而得到（图 14-11）。

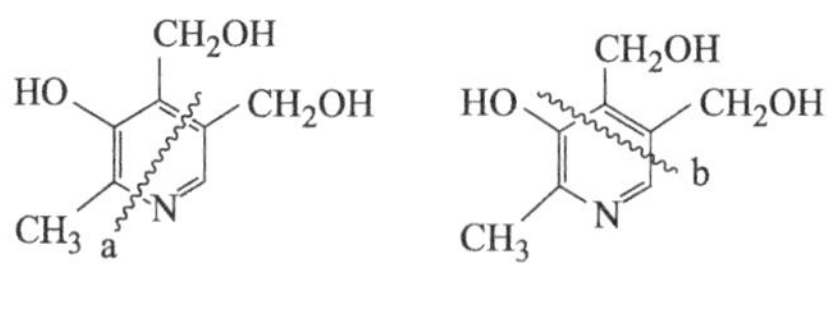

图 14-11 维生素 B_6 的结构分析

首先分析维生素 B_6 的化学结构，可以看出其结构中有碳杂键（C—N）和季碳原子结合键存在，考虑一种方法以 a 种方式剖开其化学结构，其过程分析如图 14-12。

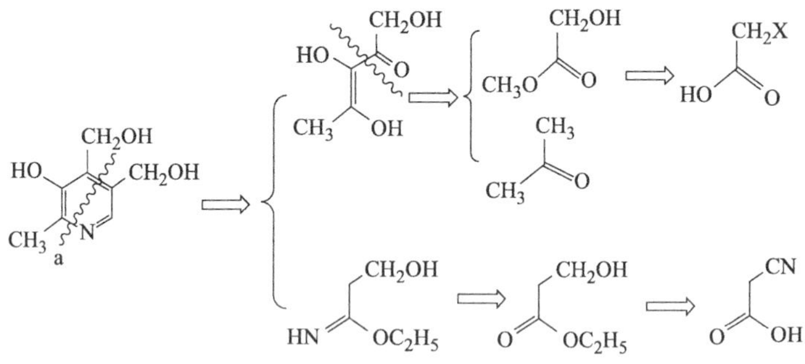

图 14-12 考虑从 a 处断开

从上式药物化学结构切断可以预知，原料和中间体均会有较好的收率。但是在药物基本骨架合成的同时，还需要在苯环 3 位引入羟基、6 位消除羟基和氰基的转化等。这种方法所设计出的合成路线如图 14-13。

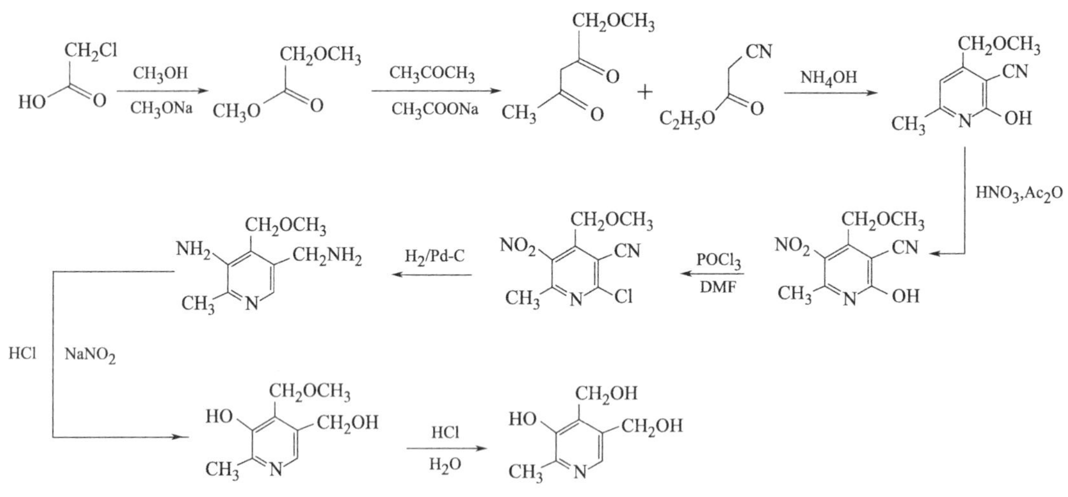

图 14-13 考虑从 a 处断开，维生素 B_6 的合成路线

维生素 B_6 另一条合成路线是以 b 种方式切断化学结构，将其分为取代噁唑环与亲双烯体。而取代噁唑环可进一步切断碳—氧杂键和碳—氮杂键，将其剖析为 α-氨基丙酸和草酸乙酯，亲双烯体通常是 1,4-丁烯二醇、1,4-丁烯二醇缩醛或缩酮，具体结构剖析过程如图 14-14。

从上述分析可以看出，维生素 B_6 在结构剖析为取代噁唑环时，还需要注意有关活性官能团的转化问题。通过此方式设计出的维生素 B_6 合成路线如图 14-15。

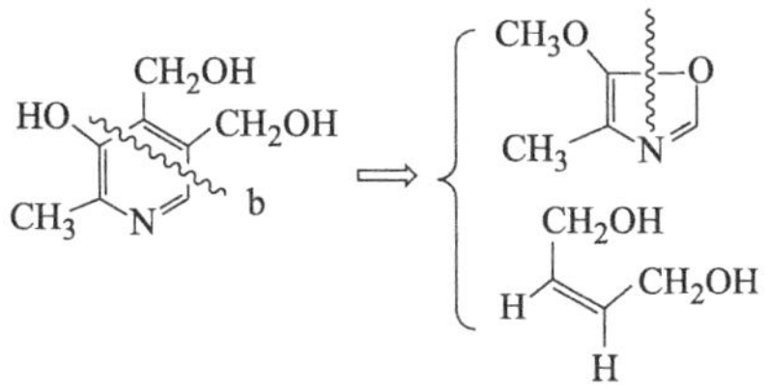

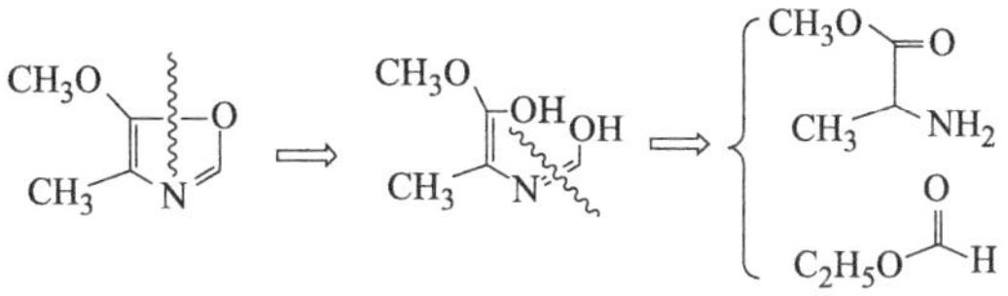

图 14-14 考虑从 b 处断开

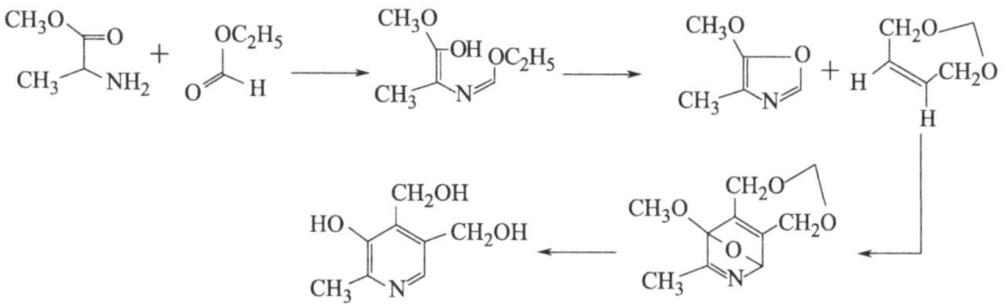

图 14-15 考虑从 b 处断开，维生素 B_6 的合成路线

二、非甾体消炎药布洛芬的合成路线

布洛芬的结构中找不到碳杂键结合点或对称性结构，所以其切断键合点通常是在季碳原子或叔原子处。而合成布洛芬的关键中间体异丁基苯结构中又有 a、b 两种切断方式（图 14-16），从而构成了布洛芬合成路线两种主要类型。

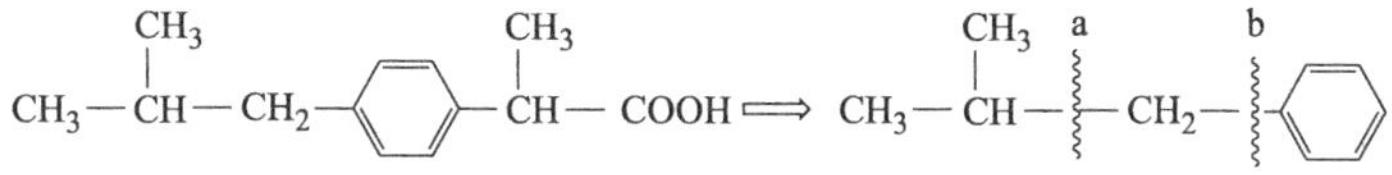

图 14-16 异丁基苯结构的两种切断方式

从 a 处切断的方式是将异丁基苯剖析为甲苯和丙烯（图 14-17）。

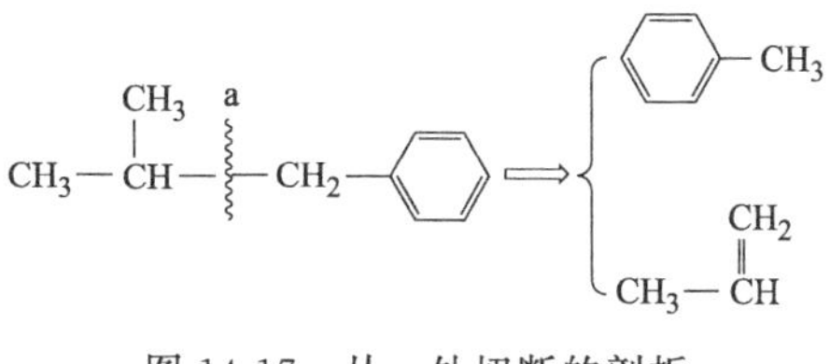

图 14-17 从 a 处切断的剖析

从 b 处切断异丁基苯可将其剖析为苯和异丁酰氯。

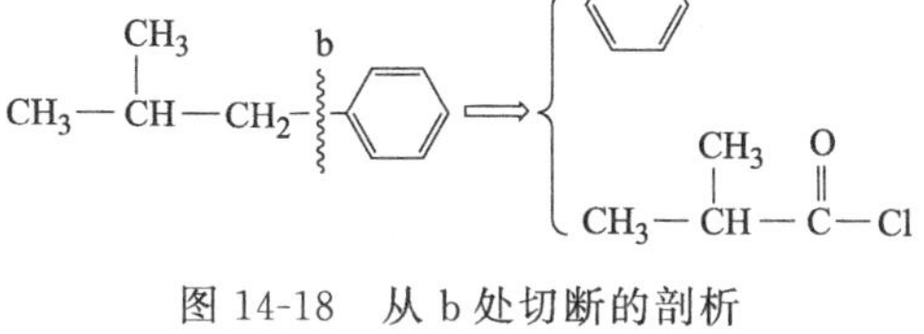

图 14-18 从 b 处切断的剖析

布洛芬的合成路线如图 14-19。

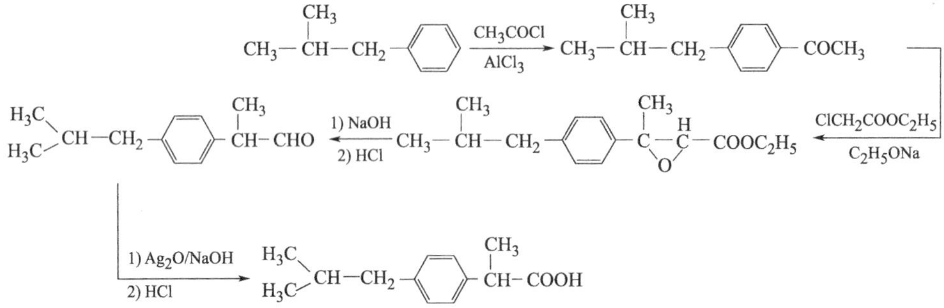

图 14-19　布洛芬的合成路线

思 考 题

1. 简述药物合成方法与药物结构之间的关系。
2. 药物结构剖析时通常选择哪些容易切断键结合点?
3. 从熟悉的药物结构中选出某个具体药物进行结构剖析，体会药物结构与药物制备方法之间的关联性。

第十五章 新药研究概论

学习目标

1. 掌握国内新药申报的基本程序及内容。
2. 熟悉国家药品评审中心的技术评审流程和时限要求。
3. 了解新药研究中先导化合物的产生和优化方法。

通常人们所称的新药主要是指新的化学实体（NCE）。对这类新药的研究，由于人们对细胞水平和分子水平上的生命现象知之甚少，从前寻找新药的方法基本上依赖于经验和尝试，主要是通过大量化合物的筛选与偶然的发现。目前，新药研究是一个涉及多种学科和领域的系统工程。新药研究首先是构建药物的化学结构，这是创制新药的起始点。药物分子设计是这类新药研究的主要途径和手段。药物分子设计可分为两个阶段，即先导化合物的产生和先导化合物的优化。这两部分是有机地交互联系在一起的，属于药物化学研究范畴。

先导化合物又称原形物，简称先导物，是通过各种途径或方法得到的具有某种特定生物活性并且结构新颖的化合物。先导物虽具有确定的药理作用，但因其存在的某些缺陷（如药效不够高，选择性作用不够强，药代动力学性质不合理，生物利用度不好，化学稳定性差，或毒性较大等），并非都能直接药用，但可作为结构修饰和结构改造的模型，从而最终获得预期药理作用的药物。

第一节 先导化合物的产生途径和方法

一、从天然生物活性物质中发现先导物

从天然的植物、微生物、动物和内源性活性物质中发现先导物占有重要位置，常能发现新的结构类型。临床上使用的多种药物，例如抗生素类、维生素类、生物碱类、甾体激素类等药物都是从天然资源中提取、分离、鉴定出的活性成分。目前，从天然资源中更多是从植物中分离有效成分，仍是寻找新药的重要途径。

例如我国发现的抗疟疾新药青蒿素（图 15-1）。20 世纪 50 年代，由于找到了氯喹等有效药物，使疟疾的传染得到了有效控制。但是 60 年代初，恶性疟原虫对氯喹产生了耐药性，寻找新型的抗疟药成为世界性的问题。我国学者在 70 年代从中草药黄花蒿（青蒿）中分离出青蒿素，与临床上正在使用的抗疟药结构类型不同，为倍半萜类化合物。青蒿素对耐氯喹的恶性疟原虫感染的鼠疟疾有效。青蒿素是从天然生物活性物质中发现的先导物，虽然可以作为新型抗疟药用于临床，但是存在生物利用度低和复发率高的缺点。对其进行结构优化，将青蒿素用硼氢化钠还原，得到双氢青蒿素，比青蒿素疗效高一倍。双氢青蒿素的甲基化产物蒿甲醚，鼠疟疾筛选表明抗疟活性强于青蒿素 10～20 倍。将双氢青蒿素制成琥珀酸单酯

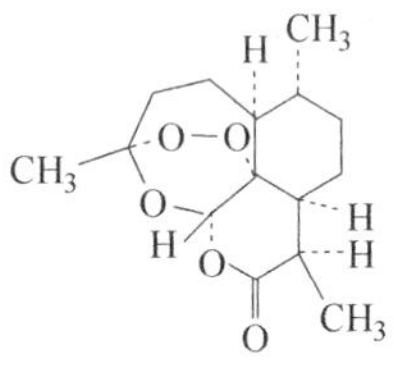

青蒿素 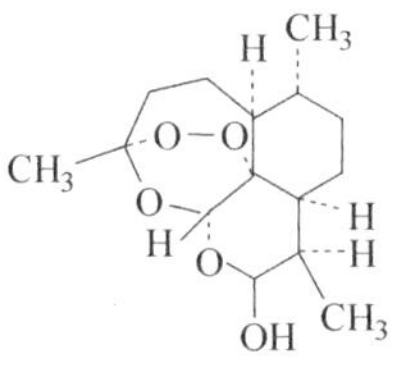　　　　　双氢氰蒿素 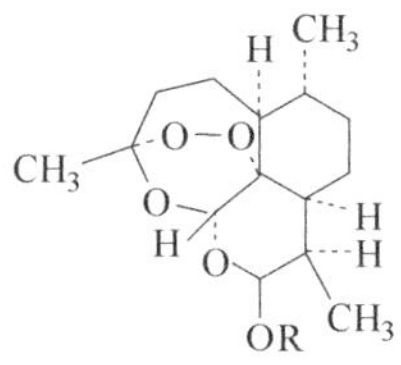　　　　R=CH₃　　蒿甲醚
　　　　　　　　　　　　　　　　R=COCH₂CH₂COONa　青蒿琥酯

图 15-1　青蒿素及其衍生物

钠盐称为青蒿琥酯，可制备注射剂，用于危重的脑型疟疾。目前青蒿素、蒿甲醚、青蒿琥酯均已收入《中国药典》，并已在国外注册，进入国际市场。

又如，以拓扑异构酶抑制剂喜树碱为先导化合物研制出抗肿瘤药物拓扑替康、伊立替康。喜树碱（图 15-2）是一种从喜树果中提取出来的天然化合物，具有较强的抗肿瘤活性，通过对其抗肿瘤作用机制的研究，发现喜树碱体内作用靶点是拓扑异构酶，从而使这类药物取得较快的发展，现在已有羟基喜树碱、拓扑替康、伊立替康上市销售。

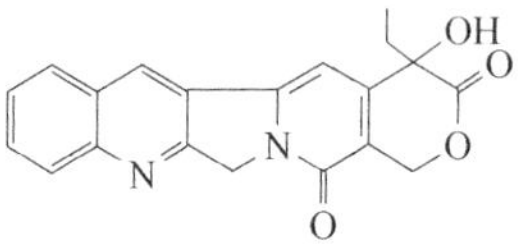

喜树碱 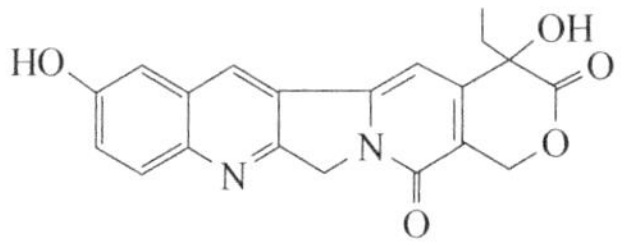　　　　　　　羟基喜树碱

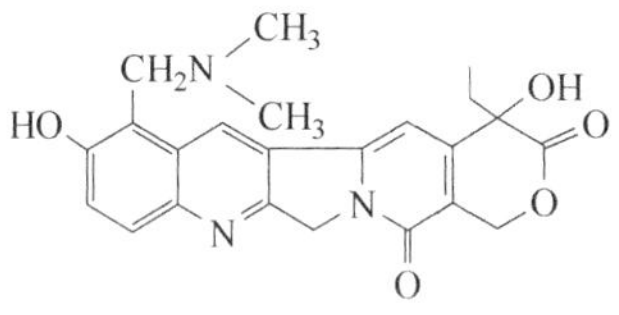

拓扑替康 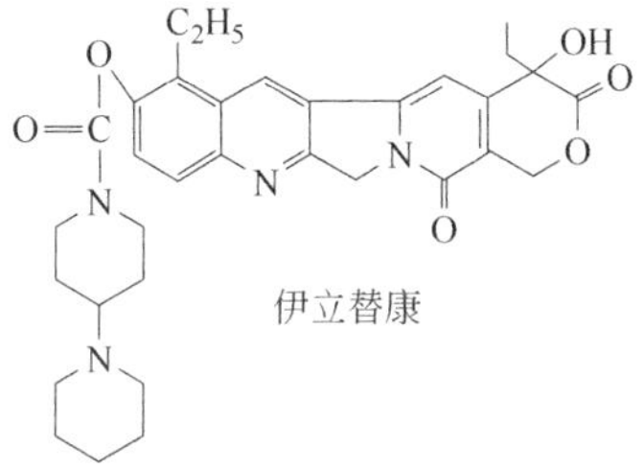　　　　　　伊立替康

图 15-2　喜树碱类药物

二、以生命科学为基础发现先导物

随着生命科学等相关学科的飞速发展，通过对药物作用机制和作用部位的深入研究，人们逐渐认识到药物的体内作用部位或作用靶点，这些作用靶点是一些生物大分子。通过对这些生物大分子结构及其结构特征进行研究，明确其结构特点，研究小分子药物与这些生物大分子的结合规律。人们将作用靶点上的生物大分子比喻为一把锁，药物分子是把钥匙，只有当钥匙插进锁内，并且钥匙齿与锁孔槽相匹配时，才能将锁打开，从而发现了先导化合物。这些生物靶点主要有受体、酶、离子通道和核酸，存在于机体靶器官细胞膜上或细胞浆中。药物以酶或受体为作用靶点，研究酶抑制剂、受体激动剂和拮抗剂，可以从中发现先导化合物。

例如血管紧张素转化酶（ACE）可将具有十肽结构的血管紧张素Ⅰ裂解为八肽结构的血管紧张素Ⅱ，后者可使平滑肌收缩，并促使醛甾酮的生物合成，从而导致血压升高。由于血管紧张素转化酶与羧肽酶 A 结构和功能具有相似之处，设计出先导化合物琥珀酰-L-脯氨酸，经侧链基团变换，得到降压药物卡托普利。随后经先导化合物的进一步优化得到依那普利、赖诺普利、雷米普利等（图 15-3）。

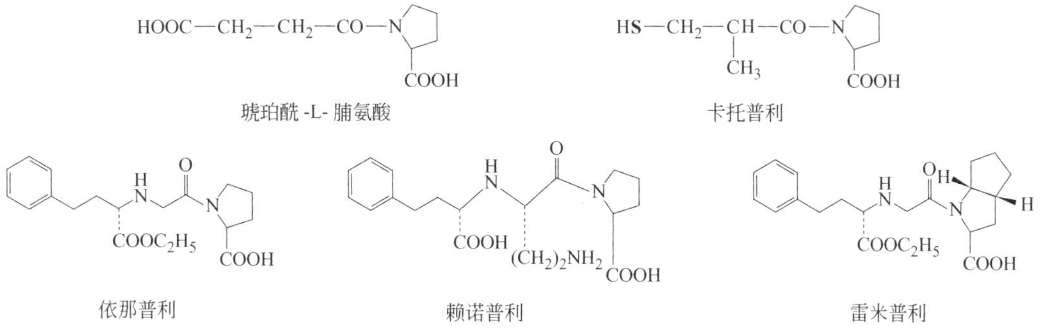

图 15-3　琥珀酰-L-脯氨酸及系列药物

又如抗溃疡药物 H_2 受体拮抗剂类药物研制。组胺是体内自身的活性物质，在体内可以与两种受体结合，这两种受体分别是 H_1 受体和 H_2 受体。消化道抗溃疡药物是以 H_2 受体为靶点，故以组胺作为化学先导物质，寻找对组胺有拮抗作用的化合物。通过侧链的改变和杂环上取代基的引入，最终得到西咪替丁、雷尼替丁、法莫替丁等抗溃疡药物（图 15-4）。

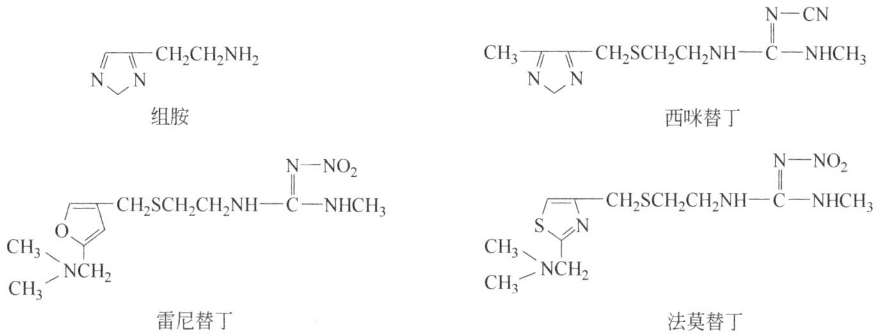

图 15-4　组胺及系列药物

其他心血管系统类药物中，例如作用于钙离子通道、钠离子通道、钾离子通道的药物；乙酰胆碱酯酶抑制剂；单胺氧化酶抑制剂；碳酸酐酶抑制剂等都是临床使用的药物。这些药物的发现足以说明以生命科学为基础是发现先导物的一条重要途径。

三、基于临床用药的深入研究来发现先导化合物

有些药物在临床上使用时会发现具有某些副作用，而这种药物的副作用可以作为先导化合物某种临床新用途来研制另外一类新药。实际上先导化合物通常具有多种生理活性，这种生理活性的多样性对于要求药理活性专一性的临床药物是不利的。但人们可以将这些临床上使用的药物作为先导化合物，进一步加强药物化学结构优化，提高人们所希望的生理活性，减少不希望得到的生理活性。通过对临床用药的细心观察和作用机制的深入研究，可以以此研究成果作为新药研制的线索，以临床用药物作为研究另一类新药的先导化合物。

例如临床上注意到，用作抗菌药的磺胺类药物，发现病人服药后出现酸中毒，尿液为碱性和中度利尿作用。这是由于肾脏内的碳酸酐酶部分受到抑制，引起 Na^+ 和水的排出，起

到利尿作用，此种发现促使人们开始了磺胺类化合物利尿作用的研究。1953 年乙酰唑胺作为利尿剂应用于临床，此类药物还有醋甲唑胺、依索唑胺（图 15-5）。以磺胺类药物为先导物进行结构优化，发展了碳酸酐酶抑制剂类利尿药。

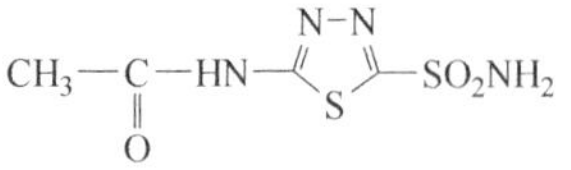
乙酰唑胺

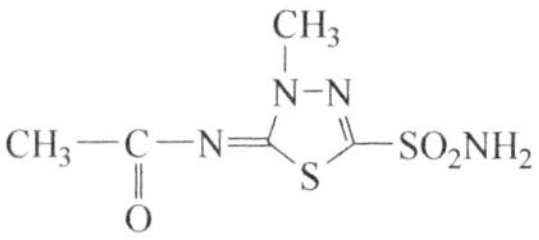
醋甲唑胺

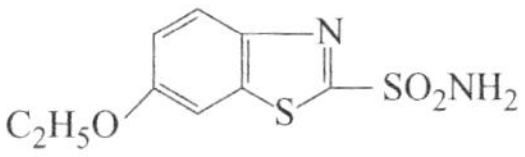
依索唑胺

图 15-5　乙酰唑胺及其他利尿剂

又如某些抗组胺药物具有镇静作用，在研究吩噻嗪类抗组胺药物异丙嗪时，发现侧链碳原子数的改变会使抗组胺作用弱化而镇静作用加强。故以异丙嗪为先导化合物，进行先导化合物的优化，最终导致临床上广泛应用的抗精神病药物氯丙嗪的发现（图 15-6）。

另外，也可以从临床上使用的药物代谢研究中发现先导化合物。例如在研究解热镇痛药物非那西丁的体内代谢过程时发现，其在体内第一步就转化生成为对乙酰氨基酚（图 15-7），并且对乙酰氨基酚的药理活性强于非那西丁，也没有非那西丁的副作用。

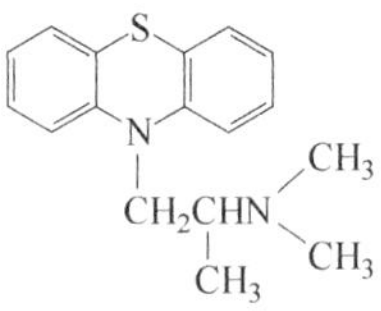
异丙嗪

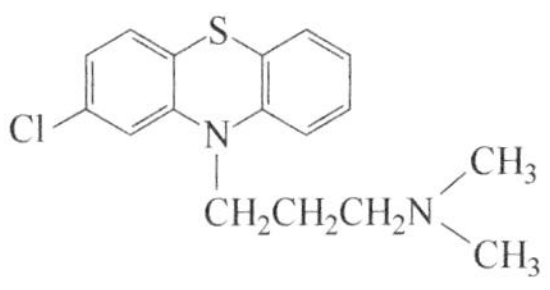
氯丙嗪

图 15-6　异丙嗪和氯丙嗪化学结构

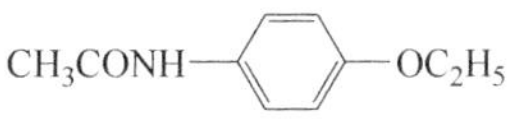
非那西丁

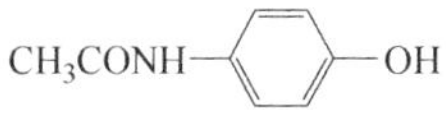
对乙酰氨基酚

图 15-7　非那西丁和对乙酰氨基酚化学结构

第二节　先导化合物的优化

先导化合物通常具有多种生理活性，当先导化合物的结构一旦确定下来以后，必须将先导化合物的结构进行优化，以使人们希望的药理活性加强，不希望的药理活性减弱。先导化合物一般可采用多种方法进行优化，常用的有：剖裂物；类似物；引入双键；合环和开环；大基团的引入、去除或置换；改变基团的电性；生物电子等排；前体药物设计；软药等。其中生物电子等排和前体药物设计应用较普遍，本章节着重介绍这两部分的内容。

一、生物电子等排

经典的电子等排体（表 15-1）是指元素周期表中同族元素最外层电子数目相等，其理化性质也相似，这些元素称为电子等排体。后来将这一概念扩大至最外层电子数相等的原子、离子或分子，都视作为电子等排体。

表 15-1　经典的电子等排体

一价等排体		二价等排体	三价等排体	环内等排体
F—	—OH	—O—	—N═	—O—
Cl—	$—NH_2$	—S—	—P═	—S—
Br—	$—CH_3$	—NH—	—CH═	—NH—
I—	—SH	$—CH_2—$		—CH═CH—

例如：降血糖药物氨磺丁脲、甲磺丁脲和氯磺丙脲（图 15-8）是一价电子等排体 —NH_2、—CH_3、—Cl 间相互取代的结果。

生物电子等排体又称非经典的电子等排体，是指分子或基团的外电子层相似，或电子密度分布相似，而且分子的形状或大小相似时，可产生相似的生理活性的基团。生物电子等排体是把原子、原子团或分子的理化性质与生物活性联系起来了。

例如：氟尿嘧啶是用氟原子取代正常代谢物尿嘧啶结构中 5 位上的氢原子，得到的抗代谢抗肿瘤药（图 15-9）。氟原子与氢原子外层电子数不同，但原子半径相近，为非经典的电子等排体。

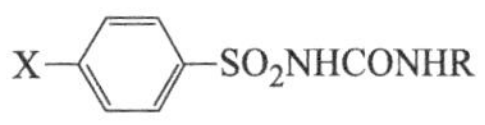

X	R	
NH_2	C_4H_9	氨磺丁脲
CH_3	C_4H_9	甲磺丁脲
Cl	C_3H_7	氯磺丙脲

图 15-8　降血糖药物

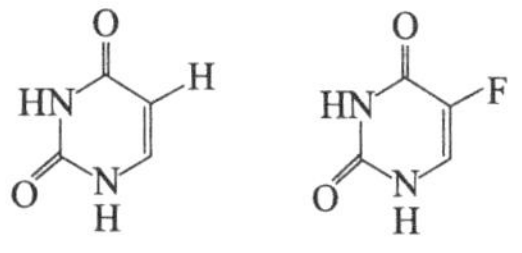

图 15-9　尿嘧啶与氟尿嘧啶化学结构

抗溃疡药西咪替丁中的 CN 和雷尼替丁中的 NO_2 是生物电子等排体（图 15-10）。

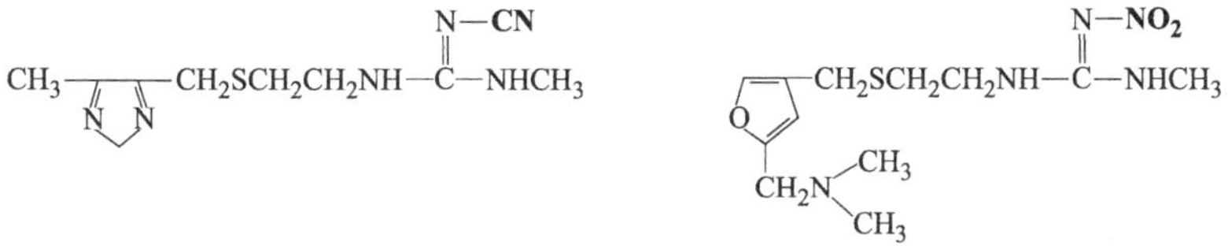

图 15-10　西咪替丁与雷尼替丁化学结构

二、前体药物

前体药物（简称前药）是一类体外活性较小或无活性，在体内经酶或非酶作用释放出活性物质（即原药，又称母药），以发挥药理作用的化合物。前药通常是在不改变药效学的前提下，改变药物的药学和药代动力学性质的重要途径。

通常是保持药物基本结构，仅在某些官能团上作一定化学结构改变，即结构修饰。通过对先导化合物的结构修饰，可使先导化合物的药代动力学性质得到改善，而其药理活性不会增加。

制备前药的方法一般是根据修饰的目的进行设计，将药物（原药）与暂时转运基团（某种无毒的化合物）以共价键相连接形成前药。前药在体内到达作用部位后，在酶或非酶（化学因素）作用下，临时的转运基团就从前药分子中可逆地断裂下来，释放出有活性的原药发挥药理作用，但是这种前药改进了原药的某些缺点。前药设计应满足如下标准：前药制备时应在原药最适宜功能基处键合载体分子；前药应当容易合成和纯化；制备得到的前药应在体内定量转化为原药，并且转化速度应足够快，使靶细胞达到有效浓度。前药设计通常是利用原药分子中的醇或酚羟基、羧基、氨基、羰基等与临时转运基团形成酯、酰胺、亚胺等可被水解的共价键。

制备前药目的：干扰药物转运特点，提高药物的选择性，使药物定向靶细胞；增加药物代谢稳定性；消除药物的毒副作用以及不适气味；适应药物剂型和临床用药的要求。

（1）提高药物对靶部位的选择性　通常是利用靶组织存在特异酶或某种酶水平较高的生化特点，使前药在特定部位释放，提高药物的选择性，增强药效并降低毒性。例如：利用肿瘤组织中磷酸酯酶含量高的特点，设计己烯雌酚的前体药物——己烯雌酚二磷酸酯（图 15-11），该前体药物对前列腺癌疗效好，毒副作用小。

（2）增加药物脂溶性以提高吸收性能　多数药物在体内通过被动转运被吸收，因此需要具有一定的亲脂性，具有合适的 $\lg P$。氨苄西林口服吸收差，生物利用度为 20%。为改善药物吸收性能即提高药物的生物利用度，制成前药巴卡西林、匹氨西林（图 15-12），体内几乎定量吸收。

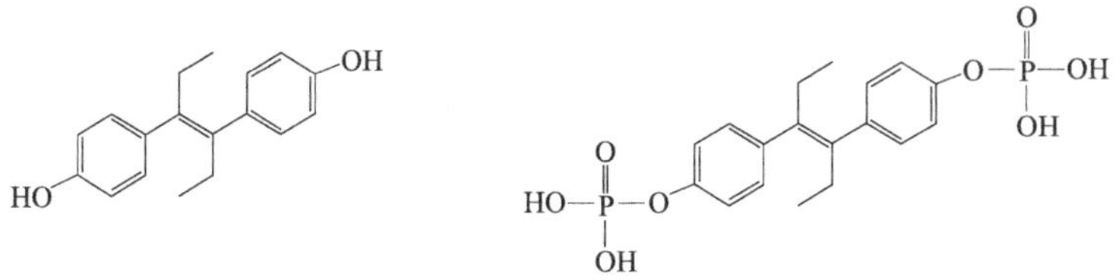

己烯雌酚　　己烯雌酚二磷酸酯

图 15-11　己烯雌酚及其前体

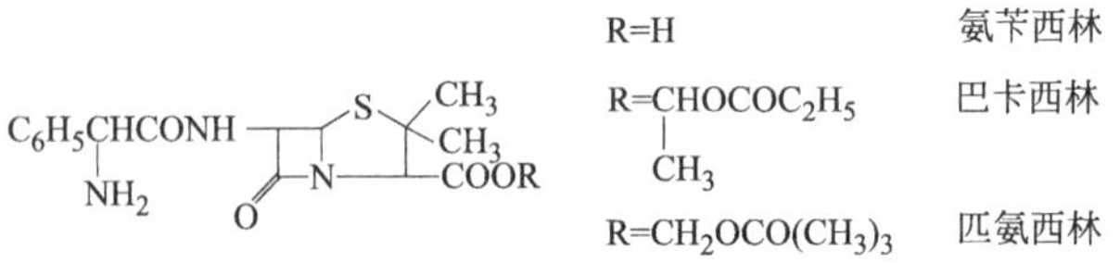

图 15-12　氨苄西林及其衍生物

（3）增加药物的化学稳定性　将羧苄青霉素制成其前药羧苄青霉素茚满酯（图 15-3），对胃酸稳定，可以口服，改善了羧苄青霉素不耐酸，口服吸收差的缺点。

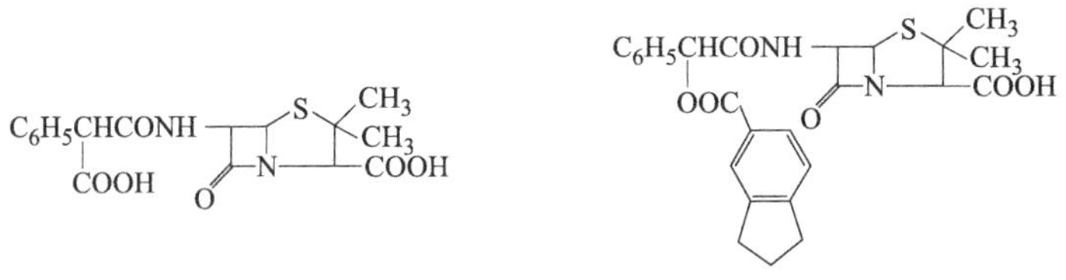

羧苄青霉素　　羧苄青霉素茚满酯

图 15-13　羧苄青霉素及其前药

（4）增加药物的水溶性　在本章第一节中，已讲过双氢青蒿素水溶性低，不适宜制备注射剂，将双氢青蒿素制成琥珀酸单酯钠盐为其前药，称为青蒿琥酯，增加了药物的水溶性，可制备成注射剂，用于危重的脑型疟疾。

（5）延长药物的作用时间　制成前药，增加了药物亲脂性，注射给药后贮存于局部脂肪组织中，缓缓释放出原药，使作用时间延长。例如：睾酮每日给药 1～2 次，制成前药睾酮 17-丙酸酯（即丙酸睾酮）（图 15-14），每周注射 2～3 次。制成前药睾酮-17-环戊丙酸酯（图 15-14），每月注射 1 次。

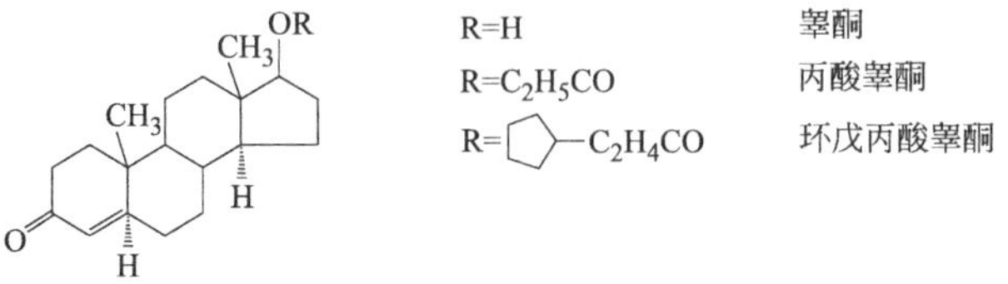

图 15-14　睾酮及其前药

例如，精神病患者通常在服药方面都是不很配合的，为了减少服药次数，通常需要一些长效制剂。抗精神病药氟奋乃静（6～8h 给药一次），制成其前药癸酸酯（4 周给药一次）。氟奋乃静癸酸酯，称为癸氟奋乃静（图 15-15），在体外无活性，在体内经代谢后将酯键水解释放出原药氟奋乃静发挥药效，延长了药物的作用时间，克服了原药作用时间短的缺点。

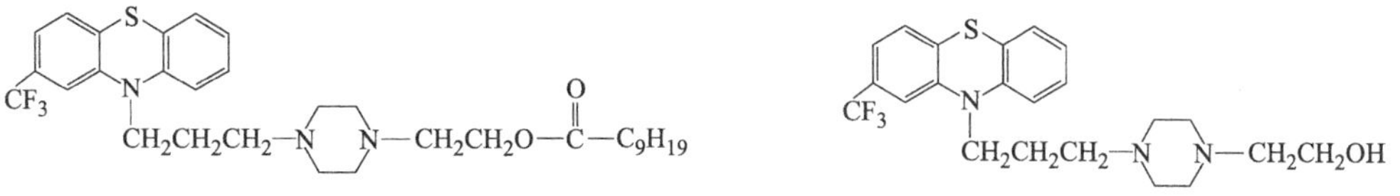

氟奋乃静癸酸酯　　　　氟奋乃静

图 15-15　氟奋乃静及其前药

（6）掩盖药物的苦味　许多药物由于其味觉不良而影响使用，尤其是儿科用药需要将其掩蔽，前药就是一种非常有效的方法。例如氯霉素味苦，制成其前药氯霉素棕榈酸酯（图 15-16），为氯霉素的无味口服制剂，更适合小儿服用。

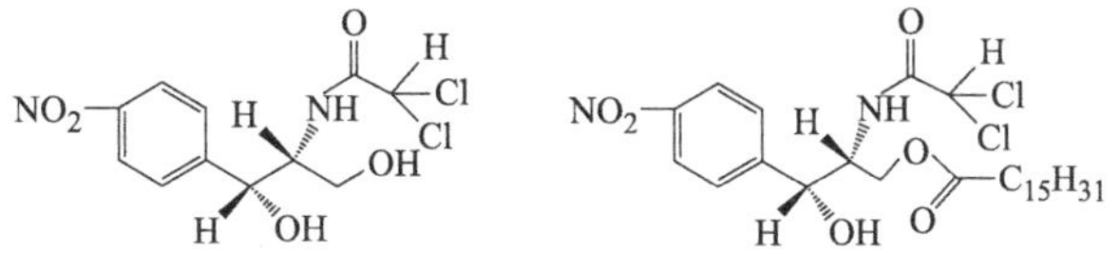

氯霉素　　　　氯霉素棕榈酸酯

图 15-16　氯霉素及其前药

（7）减轻注射部位疼痛刺激　药物水溶性小，在注射部位沉积致痛，例如氯洁霉素，水中溶解度 3mg/mL，制成前药氯洁霉素-2-磷酸酯（图 15-17），水中溶解度≥150mg/mL，注射后无疼痛刺激。

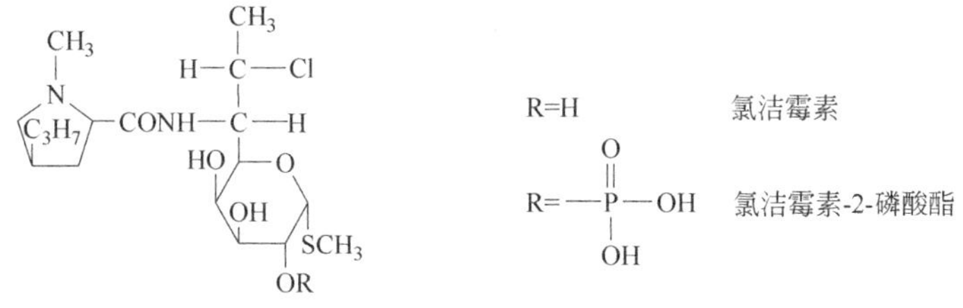

图 15-17　氯洁霉素及其前药

三、定量构效关系研究

药物的生物活性是由药物的化学结构和理化性质所决定。改变药物的化学结构和理化性质可以导致药物生物活性的变化。研究药物结构和理化性质与药物的生物活性之间的关系（简称药物构效关系）是药物化学的中心内容之一。经典的构效关系是药物化学结构变化时生物活性的定性变化规律。定量构效关系研究是先导化合物结构优化的一种常用方法，是通过一定的数学模型，对分子的化学结构与其生物效应间的关系进行定量解析，从而寻找出结构与活性之间的量变规律。定量构效关系研究也是一种新药设计研究方法，是计算机辅助分子设计的重要内容。经典的构效关系与定量构效关系的区别在于，经典构效关系是定性经验，定量构效关系是采用数学的模式来描述药物的生物活性与药物结构之间的定量关系，即采用数学模式来描述有机小分子药物与有机生物大分子之间的相互作用关系。

要创制新药，优化先导化合物是重要的手段。在不知道受体分子的结构情况下，往往是通过改变先导化合物的化学结构来进行先导化合物的优化，合成新的化合物并进行生物活性评价，研究生物活性对化学结构变化的依赖关系。但要使用定量构效关系研究来优化先导化合物时就必须具备如下条件：化合物的结构或其理化性质能够定量描述；药物的生物活性也可以用定量方法来表示；还需要适宜的计算机软件来处理数据。

20世纪60年代提出了三个二维定量构效关系模型：Hansch-藤田分析；Kier的分子连接法；Free-Wilson模型。其中Hansch-藤田分析应用较多。Hansch-藤田分析采用的理化参数，虽然涉及整体分子的结构与性质，但基本是处理分子的二维结构，没有考虑构型和构象问题。而药物分子与受体间的相互作用是在三维空间进行的，定量地描述三维结构与生物活性之间的关系，需要对药物分子乃至受体的立体结构及药效构象进行精确表达。

三维定量构效关系是以药物分子和（或）受体分子的三维结构特征为基础，以处理分子的内能和（或）分子间相互作用的能量变化为依据，分析药物结构与生物活性之间的定量关系。目前最常用的方法有：Hopfinger的分子形状分析法；Cripper的距离几何学方法；Cramer的比较分子场分析法。其中最常用的是Cramer比较分子场分析法。

第三节　国内新药申报基本内容和程序

一、新药研究方面的有关法律和规章

新药从发现到批准上市销售，必须经过药学、药理学、毒理学和临床医学等各方面的系统评价，而这一过程投入比较大，周期长，风险高。中国最早的有关新药定义、申报程序、临床研究、生产审批等各方面的规定是1965年卫生部下发的《药品新产品管理暂行办法》；1978年国务院批转卫生部颁发《药政管理条例（试行）》；1979年经修订后颁布了《新药管理办法（试行）》；1984年9月20日第五届全国人民代表大会常务委员会第七次会议通过我国首部《中华人民共和国药品管理法》；1985年卫生部根据药品管理法中的有关内容又一次修订颁布了《新药审批办法》；2001年2月28日第九届全国人民代表大会常务委员会第二十次会议修订《中华人民共和国药品管理法》；2002年9月5日国务院颁布了《中华人民共和国药品管理法实施条例》；2002年10月30日国家药品监督管理局根据有关精神重新颁布了《药品注册管理办法（试行）》；2005年5月1日国家食品药品监督管理局经修订后再次颁布《药品注册管理办法》，这部管理办法也是目前我国正在实施的新药管理文件。

《中华人民共和国药品管理法实施条例》附录中明确规定：新药是指未曾在中国境内上市销售的药品。我国《药品注册管理办法》中，除重申以上新药定义以外，同时规定已上市药品改变剂型、改变给药途径、增加新适应证的，按照新药管理。新药的概念已由"未曾在中国境内生产的药品"变更为"未曾在中国境内上市销售的药品"。这一变化将深刻地影响我国新药的研究工作，甚至会给整个医药产业带来改变。

为了加强药品质量管理，从新药研究开始就要注重药品质量把关，除了从宏观上制定法律法规加强管理外，还对新药研究的全过程进行规范，从源头上抓好药品质量工作。在《药品注册管理办法》实施后，我国陆续地制定大量有关新药研究方面的管理规章和制度，如《药品非临床研究质量管理规范》（GLP）、《药品临床研究质量管理规范》（GCP）、《药品注册现场核查及抽样程序与要求》（试行）、《药品研究技术指导原则》等。

二、新药申报基本内容

根据《药品注册管理办法》中有关规定，目前将药品注册申请分为新药申请、已有国家药品标准的药品申请、进口药品申请和补充申请四大类型。新药申请是指未曾在中国境内上

市销售的药品的注册申请,已上市药品改变剂型、改变给药途径、增加新适应证的,按照新药申请管理;已有国家标准的药品申请是指生产国家食品药品监督管理局已经颁布正式标准的药品的注册申请;进口药品申请是指境外生产的药品在中国境内上市销售的注册申请;补充申请是指新药申请、已有国家标准的药品申请或者进口药品申请经批准后,改变、增加或取消原批准事项或者内容的注册申请。

《药品注册管理办法》共有五个附件,分别将药品的注册申请分类为中药、天然药物注册;化学药品注册;生物制品注册;药品补充申请注册;药品再注册五种情况。现以附件二化学药品注册为例来讲述有关新药申请的基本内容,其他部分请参见有关附件。

《药品注册管理办法》附件二:化学药品注册分类及申报资料要求中具体将化学药品共分六大类 10 小类。如下:

1. 未在国内外上市销售的药品。
(1) 通过合成或者半合成的方法制得的原料药及其制剂;
(2) 天然物质中提取或者通过发酵提取的新的有效单体及其制剂;
(3) 用拆分或者合成等方法制得的已知药物中的光学异构体及其制剂;
(4) 由已上市销售的多组分药物制备为较少组分的药物;
(5) 新的复方制剂;
(6) 已在国内上市销售的制剂增加国内外均未批准的新适应证。

2. 改变给药途径且尚未在国内外上市销售的制剂。

3. 已在国外上市销售但尚未在国内上市销售的药品。
(1) 已在国外上市销售的制剂及其原料药,和/或改变该制剂的剂型,但不改变给药途径的制剂;
(2) 已在国外上市销售的复方制剂,和/或改变该制剂的剂型,但不改变给药途径的制剂;
(3) 改变给药途径并已在国外上市销售的制剂;
(4) 国内上市销售的制剂增加已在国外批准的新适应证。

4. 改变已上市销售盐类药物的酸根、碱基(或者金属元素),但不改变其药理作用的原料药及其制剂。

5. 改变国内已上市销售药品的剂型,但不改变给药途径的制剂。

6. 已有国家药品标准的原料药或者制剂。

从以上的分类可以看出,化学药品注册申请中包括新药申请和已有国家标准的药品申请两种情况,注册分类 1~5 的品种为新药,注册分类 6 的品种为已有国家药品标准的药品。化学药品注册申请资料共包括综述资料、药学研究资料、药理毒理研究资料、临床试验资料四大部分共 32 个项目。

综述资料为 1~6 号,分别是:
(1) 药品名称。
(2) 证明性文件。
(3) 立题目的与依据。
(4) 对主要研究结果的总结及评价。
(5) 药品说明书、起草说明及相关参考文献。
(6) 包装、标签设计样稿。

药学研究资料为 7~15 号,分别是:

(7) 药学研究资料综述。
(8) 原料药生产工艺的研究资料及文献资料；制剂处方及工艺的研究资料及文献资料。
(9) 确证化学结构或者组分的试验资料及文献资料。
(10) 质量研究工作的试验资料及文献资料。
(11) 药品标准及起草说明，并提供标准品或者对照品。
(12) 样品的检验报告书。
(13) 原料药、辅料的来源及质量标准、检验报告书。
(14) 药物稳定性研究的试验资料及文献资料。
(15) 直接接触药品的包装材料和容器的选择依据及质量标准。

药理毒理研究资料为16～27号，分别是：
(16) 药理毒理研究资料综述。
(17) 主要药效学试验资料及文献资料。
(18) 一般药理学的试验资料及文献资料。
(19) 急性毒性试验资料及文献资料。
(20) 长期毒性试验资料及文献资料。
(21) 过敏性（局部、全身和光敏毒性）、溶血性和局部（血管、皮肤、黏膜、肌肉等）刺激性等特殊安全性试验资料和文献资料。
(22) 复方制剂中多种成分药效、毒性、药代动力学相互影响的试验资料及文献资料。
(23) 致突变试验资料及文献资料。
(24) 生殖毒性试验资料及文献资料。
(25) 致癌试验资料及文献资料。
(26) 依赖性试验资料及文献资料。
(27) 非临床药代动力学试验资料及文献资料。

临床试验资料为28～32号，分别是：
(28) 国内外相关的临床试验资料综述。
(29) 临床试验计划及研究方案。
(30) 临床研究者手册。
(31) 知情同意书样稿、伦理委员会批准文件。
(32) 临床试验报告。

以上六大类化学药品注册申请，所申报的资料种类和具体的要求不完全相同，具体要求如表15-2。

表15-2 化学药品注册申请项目表

分类资料	项目资料	注册分类及资料项目要求					
		1	2	3	4	5	6
综述资料	1	+	+	+	+	+	+
	2	+	+	+	+	+	+
	3	+	+	+	+	+	+
	4	+	+	+	+	+	+
	5	+	+	+	+	+	+
	6	+	+	+	+	+	+

续表

分类资料	项目资料	注册分类及资料项目要求					
		1	2	3	4	5	6
药学研究资料	7	＋	＋	＋	＋	＋	＋
	8	＋	＊5	＋	＋	＊5	＊5
	9	＋	＋	＋	＋	＋	＋
	10	＋	＋	＋	＋	＋	＋
	11	＋	＋	＋	＋	＋	＋
	12	＋	＋	＋	＋	＋	＋
	13	＋	＋	＋	＋	＋	＋
	14	＋	＋	＋	＋	＋	＋
	15	＋	＋	＋	＋	＋	＋
药理毒理研究资料	16	＋	＋	＋	＋	＋	＋
	17	＋	＊16	±	＊18	－	－
	18	＋	＊16	±	＊18	－	－
	19	＋	＊16	±	＊18	－	－
	20	＋	＊16	±	＊18	－	－
	21	＊19	＊19	＊19	＊19	＊19	＊19
	22	＊13	－	－	－	－	－
	23	＋	±	±	±	－	－
	24	＋	±	±	±	－	－
	25	＊8	－	＊8	＊8	－	－
	26	＊9	－	－	－	－	－
	27	＋	＊20	＊20	＋	＊20	－
临床试验资料	28	＋	＋	＋	＋	＋	＋
	29	＋	＋	＋	＋	＋	△
	30	＋	＋	＋	＋	＋	△
	31	＋	＋	＋	＋	＋	△
	32	＋	＋	＋	＋	＋	△

注：1."＋"表示必须报送的资料和/或试验资料。

2."±"表示可以用文献资料代替试验资料。

3."－"表示可以无需提供的资料。

4."＊"表示按照说明的要求报送资料，如＊8，是指参见说明之第8条内容。

5."△"表示按照本附件"五、临床试验要求"中第4条执行。

6.文献资料为所申请药物的各项药理毒理（包括药效学、作用机制、一般药理学、毒理学、药代动力学等）研究的文献资料和/或其文献综述资料。

三、药品注册申报的基本程序

药品注册申请是指国家食品药品监督管理局根据药品注册申请人的申请，依照法定程序，对拟上市销售的药品的安全性、有效性、质量可控性等进行系统评价，并决定是否同意其申请的审批过程。国家食品药品监督管理局主管全国药品注册工作,负责对药物临床试验、药品生产和进口进行审批。省、自治区、直辖市食品药品监督管理部门依法对申报药物的研制情况及条件进行核查,对药品注册申报资料的完整性、规范性和真实性进行审核,并组织对试制的样品进行检验。

药品注册申请人是指提出药品注册申请,承担相应法律责任,并在该申请获得批准后持有药品批准证明文件的机构。境内申请人应当是在中国境内合法登记并能独立承担民事责任的机构,境外申请人应当是境外合法制药厂商。境外申请人办理进口药品注册,应当由其驻中国境内的办事机构或者由其委托的中国境内代理机构办理。办理药品注册申请事务的人员应当是相应的专业技术人员,并且应当熟悉药品注册管理法律、法规和药品注册的技术要求。申请人应当对申报资料全部内容的真实性负责。

申请药品注册时,申请人应当向所在地省、自治区、直辖市食品药品监督管理部门(以下简称省药监局)提出,并报送有关资料和药物实样;进口药品的注册申请,应当直接向国家食品药品监督管理局(以下简称国家药监局)提出。

申请人向省药监局提出申请后,省药监局应对申请人所申报的资料进行形式审查,符合规定开具相应的受理通知书,30日内省药监局派专业人员完成新药研制现场考察,抽取新药样品。现以化学药品注册申请为例来进行描述(图15-18~图15-20)。

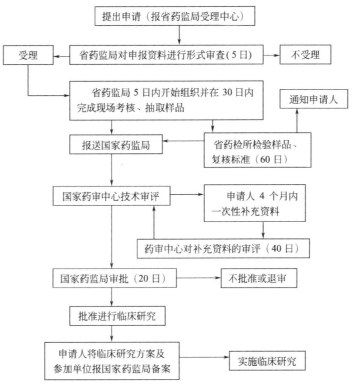

图15-18 化学药品临床研究注册申请程序(新药)

四、药品注册审评费用

在药物注册申报过程中按国家有关规定需交纳一定的审评费用,其收费标准及相关的依据如表15-3。

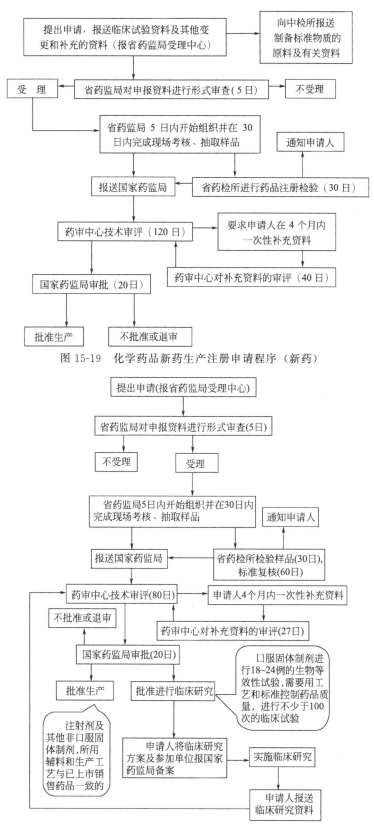

图 15-19 化学药品新药生产注册申请程序（新药）

图 15-20 化学药品注册申请程序（仿制）

表 15-3　化学药品注册审批收费标准

类别	《药品注册管理办法》附件二化学药品注册分类	收费标准：计价格(95)340号文件
第一类	1.1 通过合成或者半合成的方法制得的原料药及其制剂	1. 临床研究、人体观察审批费 (省药监局)初审 2500 元 (国家药监局)复审 3500 元 2. 生产审批费 (省药监局)初审 4300 元 (国家药监局)复审 25000 元 3. 试生产转为正式生产审批费 (国家药监局)10000 元
	1.2 天然物质中提取或者通过发酵提取的新的有效单体及其制剂	
第二类	1.3 用拆分或者合成等方法制得的已知药物中的光学异构体及其制剂	1. 临床研究、人体观察审批费 (省药监局)初审 2500 元 (国家药监局)复审 3500 元 2. 生产审批费 (省药监局)初审 4300 元 (国家药监局)复审 25000 元 3. 试生产转为正式生产审批费 (国家药监局)10000 元
	2. 改变给药途径且尚未在国内外上市销售的制剂	
第三类	1.4 由已上市销售的多组分药物制备为较少组分的药物	1. 临床研究、人体观察审批费 (省药监局)初审 2500 元 (国家药监局)复审 3500 元 2. 生产审批费 (省药监局)初审 3500 元 (国家药监局)复审 20000 元
	1.5 新的复方制剂	
第四类	3.1 已在国外上市销售的制剂及其原料药,和/或改变该制剂的剂型,但不改变给药途径的制剂	1. 临床研究、人体观察审批费 (省药监局)初审 2000 元 (国家药监局)复审不收费 2. 生产审批费 (省药监局)初审 3500 元 (国家药监局)复审 20000 元
	3.2 已在国外上市销售的复方制剂,和/或改变该制剂的剂型,但不改变给药途径的制剂	
	3.3 改变给药途径并已在国外上市销售的制剂	
	4. 改变已上市销售盐类药物的酸根、碱基(或者金属元素),但不改变其药理作用的原料药及其制剂	
	5. 改变国内已上市销售药品的剂型,但不改变给药途径的制剂	
第五类	1.6 已在国内上市销售的制剂增加国内外均未上市的新适应证	1. 临床研究、人体观察审批费 (省药监局)初审 2000 元 (国家药监局)复审不收费 2. 生产审批费 (省药监局)初审 3500 元 (国家药监局)复审 10000 元
	3.4 国内上市销售的制剂增加已在国外上市的新适应证	
仿制药	6. 已有国家药品标准的原料药或者制剂	审批费 (省药监局)初审 1500 元 (国家药监局)复审 1500 元

注：1. 药品审批收费按一个原料药品或一个制剂为一个品种计收；如再增加一种规格，则按相应类别增收 20% 审批费。

2. 技术转让审批费：(省局)初审 1500 元，(国家局)复审 1500 元。

第四节　药品技术评审机构及技术评审流程

国家食品药品监督管理局药品审评中心（以下简称国家药审中心）是国家食品药品监督管理局药品注册技术审评机构，为药品注册提供技术支持。

一、国家药审中心机构设置及职能

国家药审中心内部共设置九部十六室,其中审评技术部门分为五大部门:审评一部、审评二部、审评三部、审评四部、审评五部,共分为十一科室。审评一室负责中药及天然药物中关于心血管、风湿骨科、外科、皮肤科适应证注册申请的技术审评;审评二室负责中药和天然药物中关于精神神经、泌尿生殖、儿科、五官科适应证注册申请的技术审评;审评三室负责中药和天然药物中关于内分泌、呼吸、肿瘤以及其他难确定适应证注册申请的技术审评部分;审评四室负责中药及天然药物中关于消化、妇科适应证注册申请的技术审评;审评五室负责化学药品中关于抗感染、寄生虫及皮肤科适应证注册申请的技术审评,负责生物制品中关于抗感染、寄生虫及皮肤科适应证注册申请的医学审评;审评六室负责化学药品中关于抗感染、呼吸及五官科适应证注册申请的技术审评,负责生物制品中关于抗感染、呼吸和五官适应证注册申请的医学审评;审评七室负责化学药品中关于心肾和外科适应证注册申请的技术审评,负责生物制品中关于心肾和外科适应证注册申请的医学审评;审评八室负责化学药品中关于精神神经以及其他(适应证难以确定者)适应证注册申请的技术审评,负责生物制品中关于精神神经以及其他(适应证难以确定者)适应证注册申请的医学审评;审评九室负责化学药品中关于肿瘤、放射及妇科适应证注册申请的技术审评,负责生物制品中关于肿瘤、放射及妇科适应证注册申请的医学审评;审评十室负责化学药品中关于消化和内分泌适应证注册申请的技术审评,负责生物制品中关于消化和内分泌适应证以及预防用生物制品注册申请的医学审评;生物制品室负责生物制品及体外诊断试剂注册申请的技术审评。国家药审中心组织机构框图如图 15-21。

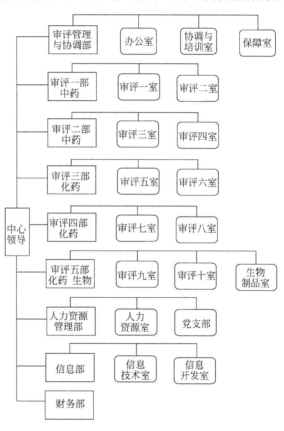

图 15-21 国家药审中心组织机构框图

二、国家药审中心主要审评岗位设置及岗位职责

1. 审评部长职责

负责审核审评室提交的综合审评报告,并负责审核其处理建议、药品质量标准和说明书。负责签发补充资料通知。根据中心主任的授权负责签发相应的综合审评报告。负责监督部内各项"审评计划"的执行。负责指导部内专业审评会、综合审评会。负责组织审核《综合审评要点》。负责组织本部人员研究解决审评工作中的共性问题。

2. 审评专业室主任职责

负责审核项目负责人提交的"审评计划",并监督计划的执行。负责对室内执行的各项"审评计划"进行定期检查,及时发现计划在执行过程中存在的问题,并应进行相应的协调,重大问题须及时向部长汇报。负责复核项目负责人提交的综合审评报告及其处理建议,复核药品质量标准和说明书。负责管理本室的专业审评会和综合审评会。负责签发《专业审评要点》,审核《综合审评要点》。

3. 项目负责人职责

负责按照中心工作规范的要求,组织本项目小组的审评工作,并应保证审评质量和效率,对审评工作中的重要问题及时向室主任汇报。负责制定本项目组的"审评计划",经批准后负责计划的执行。负责按照计划和规范的要求,参加相应的专业审评会,组织综合审评会。负责起草综合审评报告,提出相应的处理建议,以及提出对药品质量标准和说明书的修订建议。负责起草《综合审评要点》。

4. 第一专业审评员职责

负责按照中心工作规范和"审评计划"的要求,对所承担适应证进行专业审评。负责起草专业审评报告,提出相应的专业处理建议,以及提出对药品质量标准和说明书相应专业内容的修订建议。其中,对规范所规定的须多专业审评员参加审评的注册申请,第一专业审评员为该申请专业审评工作的牵头人,负责按照"审评计划"的要求组织多专业审评工作。专业审评工作中接受项目负责人的领导。负责向项目负责人提交专业审评报告。

负责筹备专业审评会议,经批准后负责会议具体的组织工作。参加综合审评会议。负责起草《专业审评要点》。承担必要的一般专业审评员的工作。

5. 一般专业审评员职责

协助第一专业审评员开展专业审评。按照第一专业审评员的工作安排开展与申请项目相关的其他工作。加专业审评会议和综合审评会议。

三、国家药审中心药品审评工作程序

药品技术审评是一个以药品注册为目的,综合了药学、药理毒理、临床研究的具有相当技术含量的专业。它依赖但也有别于药品研发所涉及的所有单个专业,正确处理药品的质量控制、安全性和有效性三者之间的关系,是药品技术审评的专业特点。

项目负责人制度是按照适应证对品种进行划分,归属相应的审评部门、审评室和项目负责人小组,由相应项目负责人小组组织开展各注册申请项目的审评工作。因此,项目负责人制度下的审评工作程序的框架包括几个部分组成:

(一) 审评任务的接收和整理

2005年4月1日以后,注册申请人提交的注册申请申报资料和电子申请表由省药监局转入国家药审中心。首先,管协部资料组在接收到省药监局转来的申报资料时,需对电子任务(申报品种)和纸面申报资料进行核对,两者均到达国家药审中心标准后即确定为任务到达。随后,资料组将负责对接收的资料进行常规的整理(标注资料流水号,便于资料的管理)、上架,为技术审评提供借阅服务。同时,为便于后续审评工作的顺利、高效开展以及注册申请人通过药审中心网站能及时、准确的查阅品种的相关信息,信息部还需对省药监局转来的电子任务进行系统整理,完善申报表中的系统缺失数据,规范相关信息,将各注册申请人提交的电子申请表的信息统一、规范。信息部将电子任务整理完成后转入管协部协培室，由协调员开始对审评任务进行分类和分发。

(二) 审评任务的分类和分发

与既往的审评制度相比，项目负责人制度更加注重专业特点。在任务的分类中，打破了按照新药、仿制药、进口药分类的格局，按照适应证作为分类标准，将不同的注册申请类型统一于相同的适应证中，既利于审评尺度的统一，也利于技术审评学科的建设和发展。

由于注册申请的技术审评和管理是依据适应证进行分类，同时，根据注册申请品种的不同情况，如是否为国内外均未上市的品种，是否为首次审评的品种，是否为创新剂型等，而决定了该品种在技术审评过程中的专业和综合审评阶段是否需要召开会议进行讨论，以及是否需要进行足够和全面的审评人员配置。另一方面，为保证审评的质量（尺度统一）和效率，尽可能将同一化合物分配至相同的审评部门、审评室和项目负责人小组。

鉴于上述诸多原因，协调员需要对转入的审评任务进行分类，首先确定适应证类型，如消化、抗感染、肿瘤等，之后进一步确定是否为创新药、首次审评的品种等，然后确定具体的项目负责人小组。在上述参数确定后，该审评任务的管理特征基本明确：即该品种的审评部门、审评室、项目负责人小组、相关的审评人员、是否需要人员配置的增加和必须召开审评会议，以及各审评阶段的时限要求。协调员在将审评任务分类完成后，发送至相应项目负责人。

1. 审评计划的制定和确定

项目负责人在接收到审评任务后，需要进行审评计划的制定。这是与既往审评制度相比的重大的变化，是体现项目负责人制度优越性的重要内容之一。项目负责人在制定审评计划前，需要对审评任务进行全面的了解，比如该品种申报的适应证情况、国内外上市情况、既往同品种的申报和审评情况等，才能根据品种的特点确定该品种的参审人员情况，从而实施审评的组织和管理。通常情况下，协调员在对品种进行分类后，已对品种的参审人员有了初步确定，如项目负责人没有疑义，可选择确定即可。如需要增加审评人员，则可对协调员的初步方案进行修订，并提交室主任和部长审核。对需要增加其他审评部门人员参与该品种的审评者，需由管协部部长对审评计划进行确定。项目负责人在制定审评计划时，除应关注上述技术因素外，必须严格的按照时限要求的顺序，逐个进行品种的审评计划制定。

2. 技术审评

审评计划一经确定，审评工作即启动，并发送至相关的审评人员，包括第一专业审评员和一般专业审评员。开始进入审评任务的技术审评阶段。此阶段又分为专业审评阶段和综合审评阶段。

(1) 专业审评阶段 由一般专业审评员和第一专业审评员进行的专业技术审评称为专业审评阶段。一般专业审评员应提交相关的专业审评报告至第一专业审评员，第一专业审评员负责提交完整的专业审评报告至项目负责人。在专业审评阶段，对在审评计划中已确定的需要召开专业审评会议的品种以及在审评过程中认为需要召开专业审评会议的品种均应在专业审评时限结束前，召开专业审评会议，并将会议讨论结果反映在专业审评报告中。

为保证审评质量，加强学科建设，中心还设立了中药、化药的医学和药学评价研究组，各评价研究组在各室分别设立了相关专业的专业召集人。专业召集人负责主持专业审评会议，并审核会议纪要。

在专业审评阶段的另一突出特点为专业审评要点的制定。这也是项目负责人制度下新的工作程序的要求，也是体现新制度优越性的重要内容之一。针对我国大量的重复申报品种的特点，为保证审评尺度的一致性、准确把握审评关键点以及为提高审评效率，对一些重复申报量大的品种从专业审评阶段开始进行专业审评要点的制定,从而为后续同品种的审评起到指导作用。

(2) 综合审评阶段　在各专业完成专业审评的基础上,由项目负责人进行该品种的综合审评。项目负责人根据品种的专业审评情况,进行综合分析、评价,撰写综合审评报告,并提出相应的审评结论,包括:非书面补充通知、书面补充通知、会议讨论、批准、不批准和退审。(会议讨论包括:专家咨询会议、主动咨询会议、扩大的综合审评会议、部间协调会议、与相关部门召开的会议。)

在项目负责人进行综合审评的过程中,也应根据品种的情况,在综合审评时限内召开综合审评会议进行讨论。对需要制定审评要点的品种,还需在此阶段完成综合审评要点的制定。

3. 审评结论的复核和审核

项目负责人的综合审评报告形成后,提交相应的审评室主任对审评报告等相关文件进行复核,之后由室主任提交审评部长,审评部长负责对综合审评报告等相关文件进行审核,将综合审评报告等相关文件提交管协部。

在各管理岗位在对审评意见进行复核和审核的过程中,如有不同意见,则采取沟通、交流或退回重新处理、修改结论等不同方式进行处理。

至此,药审中心对审评任务的技术审评基本结束,审评任务再次回到管协部进行后续的审评结论处理和各类文件的制作。审评结论的处理和各类送签文件的制作是由管协部根据不同结论的注册申请项目进行的相应文件处理的过程。

对于结论为非书面补充通知者,项目负责人按照《非书面补充通知管理规范》的规定,通知注册申请人(这是唯一由审评部门处理的审评结论)。

对于除非书面补充通知以外的审评结论,在各审评部长提交至管协部后,由协调员对审评结论进行核对后发送至秘书处进行各类文件的制作、送签以及通知注册申请人等。

对于结论为书面补充通知者,由相关部门部长签发后(第三次发补和创新药由中心领导签发),由秘书负责制作文件,向注册申请人发送通知。

对于结论为会议讨论者(专家咨询会议、主动咨询会议、扩大的综合审评会议、部间协调会议、与相关部门召开的会议),由协调员按照相关规定申请、筹备、组织会议。

对于结论为批准者,如属于临床研究审评或不涉及质量标准、说明书、包装标签等文件修订者,则由秘书送中心领导签发,或按照授权由相关部门部长签发,之后送局注册司;如涉及上述文件修订者,按照相关的修订工作程序,由秘书通知注册申请人,请注册申请人对该品种的质量标准、说明书、包装标签等文件进行修订或确定,之后报送药审中心进行审核。如在审核过程中,对注册申请人提出的修订说明有疑义,还需进行进一步沟通和讨论。经审核后的质量标准、说明书、包装标签等文件由秘书送中心领导签发,或按照授权由相关部门部长签发,之后送局注册司。

对于结论为不批准和退审者,由秘书径送中心领导签发后送局注册司。

四、审评时限的管理及审评时限分配

在审评工作程序中,审评时限的管理是其中一项十分重要的内容(表15-4～表15-6)。技术审评的公平、审评质量的保证是审评工作的重点,为达到审评质量和效率的平衡,保证时间与公平的平衡,国家药审中心根据药品审评流程和总体时限要求,对各岗位的工作时限进行了划分,各部门和岗位须按照时限要求进行工作安排,完成审评任务。同时,管理部门和岗位还行使对审评时限的检查、监督职能。

表 15-4 新报资料审评时限分配一览表

新报资料	新药申请一般审评	中心时限 120	部门时限 100	专业审评时限①	50
				综合审评时限	35
				室主任复核	10
				部长复核	5
			管协部时限 17	协调员核准送签文件制作任务	3
				秘书制作送签文件	7
				送中心领导审核	1
				中心领导签发	5
				送国家药监局	1
	新药申请加快审评	中心时限 100	部门时限 80	专业审评时限①	45
				综合审评时限	22
				室主任复核	8
				部长复核	5
			管协部时限 17	协调员核准送签文件制作任务	3
				秘书制作送签文件	7
				送中心领导审核	1
				中心领导签发	5
				送国家药监局	1
	已有国家标准审评	中心时限 80	部门时限 62	专业审评时限①	32
				综合审评时限	18
				室主任复核	8
				部长复核	4
			管协部时限 17	协调员核准送签文件制作任务	3
				秘书制作送签文件	7
				送中心领导审核	1
				中心领导签发	5
				送国家药监局	1
	补充申请审评	中心时限 60	部门时限 50	专业审评时限①	30
				综合审评时限	15
				室主任复核	3
				部长复核	2
			管协部时限 10	协调员核准送签文件制作任务	2
				秘书制作送签文件	4
				送中心领导审核	1
				中心领导签发	2
				送国家药监局	1

① 专业审评时限中含项目负责人制订并启动审评计划 20 个工作日。

表 15-5　补充资料审评时限分配一览表

补充资料					
	新药申请一般审评	中心时限 40	部门时限 32	专业审评时限	15
				综合审评时限	12
				室主任复核	3
				部长复核	2
			管协部时限 8	协调员核准送签文件制作任务	2
				秘书制作送签文件	2
				送中心领导审核	1
				中心领导签发	2
				送国家药监局	1
	新药申请加快审评	中心时限 25	部门时限 17	专业审评时限①	9
				综合审评时限	5
				室主任复核	2
				部长复核	1
			管协部时限 8	协调员核准送签文件制作任务	2
				秘书制作送签文件	2
				送中心领导审核	1
				中心领导签发	2
				送国家药监局	1
	已有国家标准审评	中心时限 27	部门时限 17	专业审评时限①	9
				综合审评时限	5
				室主任复核	2
				部长复核	1
			管协部时限 8	协调员核准送签文件制作任务	2
				秘书制作送签文件	2
				送中心领导审核	1
				中心领导签发	2
				送国家药监局	1
	补充申请审评	中心时限 20	部门时限 12	专业审评时限①	7
				综合审评时限	3
				室主任复核	1
				部长复核	1
			管协部时限 8	协调员核准送签文件制作任务	2
				秘书制作送签文件	2
				送中心领导审核	1
				中心领导签发	2
				送国家药监局	1

① 专业审评时限中含项目负责人制订并启动审评计划 20 个工作日。

表 15-6 资料审评时限分配比较一览表

资料类型	部门	时 限	新药申请一般审评	新药申请加快审评	已有国家标准审评	补充申请审评
新报资料		中心时限	120	100	80	60
	审评部门	审评部门时限	100	80	62	50
		专业审评时限	50①	45①	32①	30①
		综合审评时限	35	22	18	15
		室主任复核	10	8	8	3
		部长复核	5	5	4	2
	管协部	管协部时限	17	17	17	10
		协调员核准送签文件制作任务	3	3	3	2
		秘书制作送签文件	7	7	7	4
		送中心领导审核	1	1	1	1
		中心领导签发	5	5	5	2
		送国家药监局	1	1	1	1
补充资料		中心时限	40	25	27	20
	审评部门	审评部门时限	32	17	17	12
		专业审评时限	15	9	9	7
		综合审评时限	12	5	5	3
		室主任复核	3	2	2	1
		部长复核	2	1	1	1
	管协部	管协部时限	8	8	8	8
		协调员核准送签文件制作任务	2	2	2	2
		秘书制作送签文件	2	2	2	2
		送中心领导审核	1	1	1	1
		中心领导签发	2	2	2	2
		送国家药监局	1	1	1	1

① 专业审评时限中含项目负责人制订并启动审评计划 20 个工作日。

思 考 题

1. 简述我国新药注册申请的基本程序。
2. 简述国家药审中心药品技术审评的基本程序。
3. 简述先导化合物发现途径。

第十六章 药物化学实验部分

第一节 药物化学实验的基础知识

药物化学是制药技术专业一门重要课程。本课程强调以实验为基础,通过实验来理解药物化学理论知识,同时锻炼学生的动手能力及科学素养。为了保证药物化学实验安全、顺利地进行,要求学生一定要认真学习和掌握好药物化学实验的基本知识和技能。

一、实验室规则

为培养学生良好的实验方法和科学素质,保证药物化学实验的正常、有效、安全进行,保证教学质量,学生必须遵守下列规则:

(1) 实验前做好实验准备工作。如复习理论课中有关的章节,认真预习有关实验内容,明确目的要求、基本原理和方法、操作步骤及注意事项。

(2) 实验时,首先核对仪器数目及规格,实验装置装配完毕后,应该经指导教师检查,确认后方可以开始操作;同时应保持安静,严格按照实验步骤进行操作,胆大心细,思想集中,认真观察反应是否正常,不得擅自离开操作岗位。

(3) 不准用散页纸记录实验过程,以免遗失;养成及时记录的良好习惯,记录观察到的现象、结果、有关重量、体积、温度和压力等,最后写出实验报告。

(4) 药品试剂必须严格按规定量取用,取出的药品试剂不可再倒回原瓶中,以免带入杂质,污染试剂;取用完毕,应立即盖上瓶塞,归还原处。学生若有新的见解或建议,需改变实验步骤或试剂用量等,必须先征得教师同意后再实施。公用仪器和工具应在指定的地点使用。

(5) 实验室内不准吸烟、吃食物;不准穿背心、拖鞋进实验室;实验结束后必须洗手。

(6) 遵从实验教师和工作人员的指导,注意安全,若发生意外事故,立即报告教师及时处理。

(7) 始终保持实验室的整洁、干燥,做到台面、地面、水槽、仪器清洁,不得随意乱丢纸屑、玻璃屑、残渣、火柴棒以及沸石等废弃物品。废酸、废碱以及蒸馏的有机溶剂应倒入废液缸,不能倒入水槽。

(8) 实验完毕,及时洗净仪器,清点仪器数目,整理实验室,并关闭水、电、煤气等,经指导老师检查合格后才能离开。

二、实验室的安全及事故的预防

药物化学实验所用原料、试剂种类繁多,经常要使用易燃、易爆、有毒和强腐蚀性的化学药品,若使用不当,就有可能引发火灾、爆炸、中毒、烧伤等事故。同时,实验中大部分使用的是玻璃仪器,还经常使用电器设备、煤气等,这些增加了实验中一些潜在的危险性,若实验者使用不当,也会发生事故。但是,只要懂得实验基本常识,正确掌握基本操作,就能有效地防止事故的发生,维护自身和实验室的安全,确保实验顺利进行。一旦发生事故,掌握一般事故的正确处理方法,就能把事故造成的损失降至最低。

(一)火灾的预防和处理

1. 火灾的预防

防火就是防止意外的燃烧。燃烧是一种伴有发热和发光的剧烈氧化反应,它必须同时具备以下三个条件:可燃物、助燃物(如空气中的氧气)和火源(如明火、火花、灼热的物体等),三者缺一不可。控制或消除已经产生的燃烧三条件之一,就可以控制或防止火灾。

(1)药物化学实验中常用的一些有机试剂和溶剂,属于一级易燃品,如乙醚、乙醛、二硫化碳、丙酮、石油醚、苯、环己烷、甲醇、乙醇等,因此在使用火源时尽可能远离易燃品,避免使用明火。

(2)实验室内不要存放大量的易燃性液体,并且在装有易燃性液体的容器周围,不得有明火。

(3)不要在充满有机物蒸气的实验室里动用明火、开启电炉或启动其他没有防爆设施的电器。此外还应注意,实验室内不能吸烟,不要把未熄灭的火柴梗乱丢;要防止浓硫酸与棉织物、干树叶等接触而引燃;对于易发生自然的物质及沾有它们的滤纸,不能随意丢弃,以免形成新的火源,引起火灾。

(4)加热沸点小于80℃的易挥发液体时(如乙醚、乙醇、石油醚等),应当在蒸汽浴或水浴上进行,不能用明火加热。应在回流装置中进行升温,不能在敞口容器中加热;并且在蒸馏或回流操作前,要投放沸石,以防止液体爆沸,冲出容器而发生事故。

(5)使用油浴时,应严防冷水溅入油中引起爆溅,灼烧实验者,或引起火灾。

(6)试剂瓶内有不溶物时,不能直接在明火中加热,这容易引起瓶底炸裂而着火。

(7)发现烘箱有异味或冒烟时,应迅速切断电源,使其慢慢降温,并准备好灭火器备用。千万不要急于打开烘箱门,以免突然供入空气助燃,引起火灾。

2. 火灾急救

一旦发生火灾,应沉着、冷静,不要惊慌失措,立即切断电源,熄灭附近所有火源,关闭煤气,迅速移开附近的易燃物。若瓶内溶剂着火,可用石棉网或湿布盖灭;桌面、地面小火可使用湿布或黄沙盖灭;有机物着火,不能用水扑灭,否则会使火焰蔓延,无异于"火上浇油";大火采用灭火器,应从火的四周开始向中心喷射,把灭火器对准火焰的底部。若衣服着火,切勿乱跑,小火可以小心将衣服脱下把火熄灭,或用石棉布覆盖着火处;较严重时,应躺在地上打滚或用防火毯紧紧裹住使火闷灭。

一旦被火烧伤,轻者在伤处涂以烫伤膏,重者立即送医院治疗。

(二)爆炸预防与处理

药物合成实验中,一定严格按照实验操作步骤,估计有可能发生的危险,应用防护眼镜、手套、面罩等;不得随意加氧化剂到与实验内容无关的药品中,避免意外事故发生,有机药品和氧化剂应分开存放;常压操作时切勿在密闭容器内进行加热,在反应进行过程中要经常注意装置的各部分有无堵塞现象。减压蒸馏时,应使用耐压容器(如圆底烧瓶或抽滤瓶)作接受器,不可使用锥形瓶;减压蒸馏结束后,不能放气太快,以防压力计冲破。高压操作应注意反应釜内压力有无超过安全负荷。易燃易爆的气体切勿接近火源,实验过程中保持室内通畅;对易爆炸的固体切不可重压或敲击,其残渣不准乱丢。

(三) 中毒事故的预防与处理

药物合成中常用的有机溶剂除了易燃烧、易爆炸外，另一特性就是毒性。在明确某些有机物的毒性后，就应该学会预防。对于有毒的药品应认真操作，妥善保管，实验后的有毒残渣必须及时按要求处理，不应乱放；有些有毒物质会渗入皮肤，使用时必须戴橡皮手套，操作后应立即洗手，切勿让有毒物沾染五官或伤口；对于挥发性有毒药品，使用时一定要在通风橱内进行，用完药品后应随时盖上瓶盖；实验时如有头昏、恶心等中毒症状，应立即到空气新鲜的地方休息，严重者到医院治疗。

(四) 割伤预防及处理

割伤是实验室中经常发生的事故。常在拉制玻璃管或安装仪器时发生，玻璃管插入塞子中，应该用布裹住，并慢慢旋转进入，防止折断而割伤。当割伤时，首先将伤口处玻璃屑取出，用水洗净伤口，涂以碘酒，大伤口则先按住出血部位，并立即送往医院。

(五) 电伤的预防及处理

使用搅拌器等电器，先插上插头，接通电源，再开启仪器开关；不能用湿手或手拿湿物接触电插头；为了防止触电，装置和设备的金属外壳，都应连接地线；实验完毕先切断电源，然后再将仪器插头拔下。万一触电，应立即切断电源，或用不导电物体使触电者与电源隔离，然后对触电者进行人工呼吸并立即送医院。

(六) 试剂灼烧的预防及处理

取用挥发性液体时，需用布包裹，瓶口必须指向无人处，以防液体喷溅而致伤害。遇瓶塞不易开启时，注意瓶内贮物性质，切不可用火加热，或乱敲瓶塞。若不慎被试剂灼烧，对于酸灼烧，应立即用大量水冲洗，然后用3%~5%的碳酸氢钠溶液冲洗；对于碱灼烧，先用大量水冲洗，再用硼酸溶液或1%乙酸溶液洗涤。

三、玻璃仪器的洗涤

清洁的实验仪器是实验成功的重要条件，洗涤的目的是避免杂质进入反应体系，确保实验顺利进行。在实验时，应养成"用后即洗"的习惯，有些在烧瓶里的残渣随着时间的推延，会侵蚀玻璃表面，难于洗涤。

洗涤的一般方法是用水、洗衣粉、去污粉刷洗，刷子是特制的，如试管刷、烧杯刷、冷凝管刷等；用上述物质难于洗净时，则可根据污垢的性质采用适当的洗液或其他方法进行洗涤。

(1) 对于碱性或酸性残渣，可分别用酸或碱液处理后再用水处理。如用盐酸能够洗去附着在玻璃仪器壁上的二氧化锰或碳酸盐等碱性污垢。

(2) 对于炭化残渣，要用红棕色的重铬酸盐洗液清洗，洗后将洗液倒入原瓶，然后用水冲洗。如铬酸洗液，这种洗液氧化力很强，对有机污垢破坏力很大，可洗去炭化残渣等有机污垢，洗液若变成绿色时，表示已失效。

(3) 对于脂肪、有机物等沉淀，可以用四氯化碳等有机溶剂进行洗涤。但由于其成本较高，还存在易燃易爆等危险性，故只在特殊条件下使用。

另外，超声波可用于洗涤玻璃仪器，其优点是省事方便。用这些方法清洗过的仪器，再用自来水冲洗即可。

用于精制产品或药物分析的玻璃仪器，洗涤干净后，还需用纯化水淋洗2~3次，洗净的玻璃仪器应清洁透明，内壁能完全被水湿润，不挂水珠。洗净后的玻璃仪器，可让其自然晾干，或使用气流烘干器、烘箱及电吹风等将仪器干燥。

四、药品的取用及称量

在称取试剂或药品时，应注意标签上的品名与规格，根据它们的性状，选用合适的称取方法。

在称重时，要根据要求的精度不同选用适当类型的称量工具。在常量制备实验中，用一般的托盘台秤（精度0.1g）即可；半微量制备时，台秤的灵敏度达不到要求，可选用扭力天平（精度0.01g）；在药物的定量分析实验中，需要用分析天平（精度0.0001g）。

1. 固体称重

多数固体称重可用小烧杯或称量瓶，或者专用称样纸。滤纸和其他有吸附性的纸不能用于精确称量；易吸潮的可选用干燥的称量瓶，迅速称取。

2. 液体称重

一般的液体试剂可用量筒量取或采用称重的方法称取。可从试剂瓶中先用量体积法取出近似量的液体，然后在密闭容器中精确称重。如在一个药物合成反应中需要氯仿6.0g（$d=1.5$g/mL），就可用量筒量取4mL稍多一点的氯仿，然后转移到一个已知重量的小瓶中进行精确称重，若不足或超过预定量，可用一个干净的滴管补加或移出所差的量。对于具有刺激性气味或易挥发的液体，需在通风橱中量取。

五、玻璃仪器的装配与使用

（1）装配　反应装置仪器的装配顺序是："由下而上，从左到右"；反应装置仪器安装的要求是"上下一条线，左右在同面"。

（2）检查　在仪器安装完毕后，检查实验装置运行情况正常，通过实验指导教师检查后，才能进行下一步实验操作，以防止事故的发生。

（3）装料　一般使反应物的总体积在烧瓶容积的1/3～2/3之间。

（4）进行实验　按照实验步骤要求进行实验操作。

（5）拆装　反应结束后，首先关闭煤气开关或加热电源开关（或熄灭酒精灯），然后按与安装相反的顺序拆卸仪器装置，并进行仪器的清洗与干燥。

六、实验记录及实验报告

1. 实验记录

实验记录是研究实验内容和书写实验报告的重要依据。在进行实验时，要做到操作认真，观察仔细，思考积极，将观察到的现象以及测得的各种数据，及时地记录于记录本中，记录要简要明确，书写整齐，字迹清楚；如果写错了，可以用笔勾掉，但不得涂抹或用橡皮擦掉；规范地完成实验记录是从事科学实验的一项重要训练。

实验记录内容包括反应时间、温度、用量、现象、物态等。对于预期相反的现象尤为注意，将所观察的这些现象应该如实地记录在笔记本上，它对正确解释实验结果会有很大的帮助。

2. 实验报告

实验报告是对实验过程的详细总结，是由实践过程和理论分析两个部分组成。实验报告的格式也不拘一格，学生可自己设计。一般实验报告应包括：实验目的、原理、反应机制、主要试剂用量及规格、主要试剂及产品的物理常数、实验装置、实验步骤和现象、产物的物理状态、收率、粗产品纯化原理以及结果与讨论等内容。

实验报告的结果与讨论是非常重要的部分,应根据自己所观察到的现象与结果,从中分析出在实验过程中的成功和不足,并对实验提出改进意见,这将大大提高学生分析和解决问题的能力。

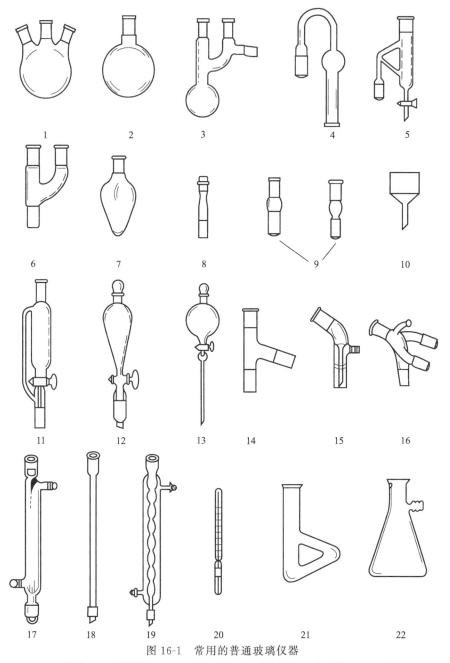

图 16-1 常用的普通玻璃仪器

1—三颈瓶;2—圆底烧瓶;3—克氏蒸馏瓶;4—干燥管;5—分水管;6—Y形管;
7—梨形瓶;8—温度计套管;9—变径接头;10—布氏漏斗;11—恒压滴液漏斗;12—分液漏斗;
13—球形漏斗;14—蒸馏头;15—真空接液管;16—真空多颈接液管;17—直形冷凝器;18—空气冷凝管;
19—球形冷凝管;20—温度计;21—提勒管(b形管);22—吸滤瓶(抽滤瓶)

七、实验产率的计算

有机合成中,理论产量是指根据反应方程式原料全部转化成产物的数量。实际产量是指实验中实际分离得到的纯净产物的数量。由于反应不完全、发生副反应及操作上的损失等原因,实际产量低于理论产量。产率是用实际产量和理论产量比值的百分数来表示的:

$$产率(\%) = \frac{实际产量}{理论产量} \times 100\%$$

八、常用的实验仪器

实验室常用的普通玻璃仪器如图 16-1 所示。

九、常用的实验装置

1. 回流装置

回流装置参见图 16-2 所示。其中图 16-2(a) 所示为一般的回流装置,若需防潮,可在冷凝管顶端装干燥管。若反应中有刺激性气体产生时,可用图 16-2(b) 所示装置,带有气体吸收的装置。回流加热前应先加沸石,根据瓶内液体沸腾的程度,可选用水浴、油浴、电热套等。

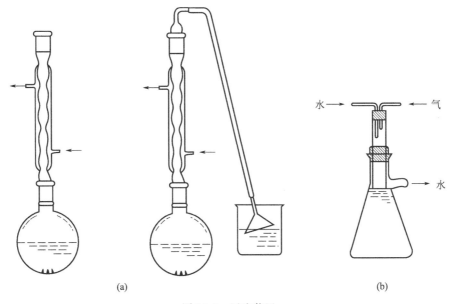

图 16-2 回流装置

2. 常压蒸馏装置

蒸馏是分离两种以上沸点相差较大的液体和除去有机溶剂的常用方法。实验装置图 16-3(a)是常压蒸馏装置,实验装置图 16-3(b) 是蒸除较大量溶剂的装置,可调节滴入的速度,使之与蒸出的速度基本相等。使用蒸馏装置时,所加液体的体积不能超过瓶容积的 2/3,加热前应加沸石,温度计的水银球上端应与支管下端在同一水平面,不能将液体蒸干,装置要与大气相通。

3. 减压蒸馏

减压蒸馏是分离、提纯液体(或低熔点固体)的一种方法,特别适用于高沸点溶剂的去除以及在常压蒸馏时未达沸点即已受热分解、氧化或聚合的物质的蒸馏。减压蒸馏装置见实验图 16-4。

4. 搅拌装置

搅拌主要用于非均相体系或反应物之一需要逐滴加入，使反应迅速混合，避免因局部过热过浓而产生副反应或有机化合物的分解，并可缩短反应时间，提高收率。图 16-5 是可以同时进行搅拌、回流、加料的装置，需控制反应的温度可选用四颈瓶。

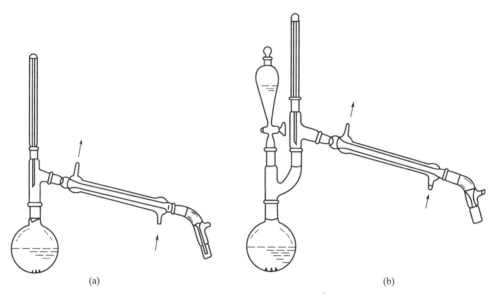

图 16-3　常压蒸馏装置

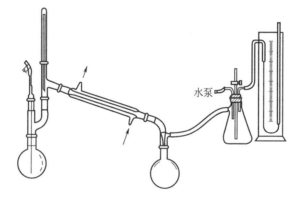

图 16-4　减压蒸馏装置（水泵抽气）

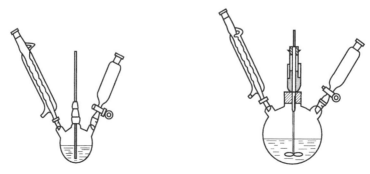

图 16-5　搅拌装置

十、重结晶及过滤

通常化学合成得到的固体产品，往往是不纯的，常称之为粗品，必须经过精制纯化，除去杂质得到纯品，才能作为药品使用。最常见的精制纯化方法之一就是选用适宜的溶剂进行重结晶。其原理是利用粗品中各成分在某种溶剂或某种混合溶剂中溶解度不同，而使它们分离。

这种方法的操作步骤为：把需要纯化的粗品溶于适宜溶剂中，加热使其溶解制成近饱和的浓溶液；若溶液含有色杂质，可加活性炭煮沸 5~10min，然后趁热过滤除去不溶杂质和活性炭；将滤液冷却，析出结晶，再过滤，洗涤结晶以除去吸附母液；结晶干燥后测定熔点来确定其纯度。若不符合要求，可重复上述步骤至达到药品标准。因此，重结晶的目的在于提纯固体药物；但当杂质含量较高时，直接用重结晶是不适宜的，必须先采用其他方法，进行初步提纯，例如萃取、蒸馏、升华等，然后再用重结晶提纯。

重结晶的整个过程中的过滤在实验室多采用减压抽气过滤（简称抽滤）；为了使过滤操作进行得快，常用布氏漏斗进行抽滤。为了防止结晶在过滤的过程中析出，布氏漏斗和抽滤瓶在过滤前放在烘箱内或用同一种热溶剂预热；滤纸应小于布氏漏斗的底面，以能刚盖住小孔为宜；在抽滤之前必须用同一溶剂将滤纸润湿后过滤；为防止漏炭或抽破滤纸，可采用双层滤纸抽滤；在热滤过程中，若发现活性炭透过滤纸应重新过滤。

为防止抽滤时水倒吸入抽滤瓶中，可在抽滤瓶与泵之间加装一个安全瓶，见图 16-6。抽滤完毕后，先缓慢打开安全瓶上的

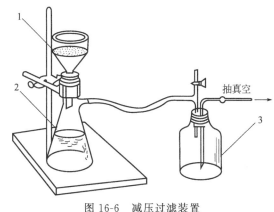

图 16-6　减压过滤装置
1—布氏漏斗；2—抽滤瓶；3—安全瓶

活塞，使与大气相通，再关闭水泵。依据抽滤后所得的母液的量及母液中溶解的结晶量，可考虑对溶剂、结晶的回收。

第二节　药物制备实验

一、苯佐卡因的制备

【实验目的】
1. 学习还原、酯化等多步有机合成方法原理。
2. 掌握普通回流、过滤等基本操作。

【实验原理】
苯佐卡因（Benzocaine）是对氨基苯甲酸乙酯的通用名称，可作为局部麻醉药物。本实验以对硝基苯甲酸为原料，经还原、酯化制得苯佐卡因。

对硝基苯甲酸在酸性介质中，以锡粉为还原剂，使苯环上的硝基还原成氨基，产物对氨基苯甲酸在酸性介质中形成盐酸盐，而溶于水。

$$\underset{NO_2}{\underset{|}{C_6H_4}}-COOH \xrightarrow{Sn/HCl} \underset{NH_2}{\underset{|}{C_6H_4}}-COOH \xrightarrow{HCl} \underset{NH_2 \cdot HCl}{\underset{|}{C_6H_4}}-COOH$$

反应完毕加入浓氨水至碱性，对氨基苯甲酸在碱性条件下生成羧酸铵盐仍溶于水中，滤出氢氧化锡，然后用冰醋酸中和滤液，对氨基苯甲酸固体析出。

对氨基苯甲酸为两性介质，酸化或碱化时都须小心控制酸碱用量，否则严重影响产量与质量，有时甚至生成内盐而得不到产物。

$$\underset{COOH}{\underset{|}{C_6H_4}}-NH_2 \cdot HCl \xrightarrow{NH_3 \cdot H_2O} \underset{COONH_4}{\underset{|}{C_6H_4}}-NH_2 \xrightarrow{CH_3COOH} \underset{COOH}{\underset{|}{C_6H_4}}-NH_2$$

由于酯化反应有水生成，且为可逆反应，故使用无水乙醇和过量的硫酸。酯化产物与过量的硫酸形成盐而溶于溶液中，反应完毕加入碳酸钠中和，即得苯佐卡因。

$$\underset{COOH}{\underset{|}{C_6H_4}}-NH_2 \xrightarrow[H_2SO_4]{C_2H_5OH} \underset{COOC_2H_5}{\underset{|}{C_6H_4}}-NH_2 \cdot H_2SO_4 \xrightarrow{Na_2CO_3} \underset{COOC_2H_5}{\underset{|}{C_6H_4}}-NH_2$$

【仪器与试药】

1. 仪器

圆底烧瓶（100mL）、球形冷凝管（200mL）、烧杯（250mL）、布氏漏斗（60mm）、吸滤瓶（250mL）、循环水利用真空泵。

2. 试药

对硝基苯甲酸、锡粉、浓硫酸、浓氨水 20mL、无水乙醇、冰醋酸、碳酸钠（固体）、浓硫酸、10%碳酸钠溶液。

【实验步骤】

1. 还原反应

称取 4g（0.02mol）对硝基苯甲酸、9g（0.08mol）锡粉加入到 100mL 圆底烧瓶中，装上回流冷凝管，从冷凝管上口分批加入 20mL（0.25mol）浓硫酸，边加边振荡反应瓶，反应立即开始（如有必要可用小火加热至反应发生）。必要时可微热片刻，以保持反应正常进行，反应液中锡粉逐渐减少，当反应接近终点时（约 20~30min），反应液呈透明状。稍冷，将反应液倾入 250mL 烧杯中，用少量水洗涤留存的锡块固体。反应液冷至室温，慢慢地滴加浓氨水，边滴加边搅拌，使溶液刚好呈碱性，过滤除去析出的氢氧化锡，用少量水洗涤沉淀，合并滤液和洗液。注意总体积不要超过 55mL，若体积超过 55mL，可在水浴上浓缩。向滤液中小心地滴加冰醋酸，有白色晶体析出，继续滴加冰醋酸，有更多的固体析出。用蓝石蕊试纸检验溶液呈酸性为止。在冷水浴中冷却，过滤得白色固体，晾干后称重，产量约 2g。

2. 酯化反应

将制得的 2g（0.015mol）对氨基苯甲酸放入 100mL 圆底烧瓶中，加入 20mL

(0.34mol) 无水乙醇和 2.5mL（0.045mol）浓硫酸（乙醇和浓硫酸的用量可根据每人得到的对氨基苯甲酸的多少而作相应调整）。将混合物充分摇匀，投入沸石，水浴上加热回流 1h，反应液呈无色透明状。趁热将反应液倒入盛有 85mL 水的 250mL 烧杯中。溶液稍冷后，慢慢加入碳酸钠固体粉末，边加边搅拌，使碳酸钠粉末充分溶解，当液面有少许白色沉淀出现时，慢慢加入 10% 碳酸钠溶液，将溶液 pH 调至呈中性，过滤得固体产品。用少量水洗涤固体，抽干，晾干后称重。产量 1~2g。

【注意事项】

1. 还原反应中加料次序不要颠倒，加热时用小火。
2. 如果溶液体积过大，则需要浓缩。浓缩时，氨基可能发生氧化而导入有色杂质。
3. 对氨基苯甲酸是两性物质，碱化或酸化时都要小心控制酸、碱用量。特别是在滴加冰醋酸时，须小心慢慢滴加。避免过量或形成内盐。
4. 浓硫酸的用量较多，一是催化剂，二是脱水剂。加浓硫酸时要慢慢滴加并不断振荡，以免加热引起炭化。
5. 碳酸钠的用量要适宜，用量太少产品不析出，太多则可能使酯水解。

【思考题】

1. 如何判断还原反应已经结束？为什么？
2. 酯化反应中为何先用固体碳酸钠中和，再用 10% 碳酸钠溶液中和反应液？

二、苯妥英钠的制备

【实验目的】

1. 学习用维生素 B_1 或氰化钠为催化剂进行安息香缩合反应的原理。
2. 学习掌握有害气体的排出方法。
3. 学习二苯羟乙酸重排反应机理。
4. 掌握用硝酸氧化的实验方法。

【实验原理】

苯妥英钠可由苯甲醛在盐酸硫胺（维生素 B_1）的催化作用下缩合成二苯乙醇酮，经硝酸氧化后，再与尿素和氢氧化钠环合而成。

1. 安息香缩合反应（安息香的制备）

$$2\ \text{C}_6\text{H}_5\text{CHO} \xrightarrow[\text{或NaCN}]{\text{维生素}B_1} \text{C}_6\text{H}_5\text{COCH(OH)C}_6\text{H}_5$$

2. 氧化反应（二苯乙二酮的制备）

$$\text{C}_6\text{H}_5\text{COCH(OH)C}_6\text{H}_5 \xrightarrow{\text{HNO}_3} \text{C}_6\text{H}_5\text{COCOC}_6\text{H}_5$$

3. 二苯羟乙酸重排及缩合反应（苯妥英的制备）

$$\text{C}_6\text{H}_5\text{COCOC}_6\text{H}_5 + \text{H}_2\text{N-CO-NH}_2 \xrightarrow[\text{CH}_3\text{CH}_2\text{OH}]{15\%\text{NaOH}} \text{苯妥英}$$

4. 成盐反应（苯妥英钠的制备）

【仪器与试药】

1. 仪器

三颈瓶,圆底烧瓶(100mL),球形冷凝管(200mL),烧杯(250mL),布氏漏斗(60mm),吸滤瓶(250mL),干燥器,真空干燥器,蒸汽皿。

2. 试药

苯甲醛,盐酸硫胺,氢氧化钠,安息香(自制),65%~68%硝酸,二苯乙二酮(自制),尿素,95%的乙醇溶液,15%盐酸溶液,pH试纸(普通),乙醚。

【实验步骤】

1. 安息香的制备(盐酸硫胺催化)

在100mL三颈瓶中加入3.5g盐酸硫胺和8mL水,溶解后加入95%乙醇25mL。室温搅拌下滴加2mol/L氢氧化钠溶液10mL(使溶液的pH=8)。再取新蒸苯甲醛20mL,加入上述反应瓶中。水浴加热至70℃左右,反应1.5h,冷却,抽滤,用少量冷水洗涤。干燥后得安息香粗品。粗产品熔点136~137℃。

2. 二苯乙二酮(联苯甲酰)的制备

在100mL圆底烧瓶中加入8.5g粗制的安息香和25mL硝酸(65%~68%),安装冷凝器和气体连续吸收装置[图16-2(b)],低压加热,逐渐升温并搅拌1.5h,直至二氧化氮全部逸去。反应完毕,趁热将反应液倒入盛有150mL冷水的烧杯中,充分搅拌,直至油状物呈黄色固体并全部析出。抽滤,结晶,用水充分洗涤至中性,干燥,得粗品。用95%乙醇重结晶。粗产品熔点94~96℃。

3. 苯妥英的制备

将二苯乙二酮8g、尿素3g、15%氢氧化钠溶液25mL、95%乙醇40mL,加入装有搅拌及球形冷凝器的250mL圆底瓶中。开动搅拌,加热回流反应2h。反应完毕,反应液倾入装有250mL水烧杯中,加入1g乙酸钠,搅拌后放置30min,抽滤,滤除黄色二苯乙炔二脲沉淀。滤液再用15%盐酸酸化至pH在5~6,放置析出结晶,抽滤,结晶用少量水洗,得白色苯妥英粗品。熔点295~299℃。

4. 苯妥英钠的精制

将苯妥英粗品加水(每克加5mL水),置于水浴上加热至40℃,滴加15%氢氧化钠溶液,使其全溶解。加活性炭少许脱色,在60℃下搅拌加热5min,趁热抽滤。在蒸发皿中将滤液浓缩至原体积的1/3。冷却后析出结晶,抽滤。沉淀用少量冷的95%乙醇-乙醚(1:1)混合液洗涤,抽干,真空干燥,得苯妥英钠。

【注意事项】

1. 硝酸为强氧化剂,使用时应避免与皮肤、衣服等接触,氧化过程中,硝酸被还原产生大量的二氧化氮气体,应用气体连续吸收装置,避免逸出影响健康。

2. 制备钠盐时,水量稍多,可使收率受到明显影响,要严格按比例加水。

3. 苯妥英钠可溶于水及乙醇,洗涤时要少用溶剂,洗涤后要尽量抽干。

【思考题】

1. 制备二苯乙二酮时,为什么要控制反应温度使其逐渐升高?

2. 制备苯妥英为什么在碱性条件下进行？

三、阿司匹林的制备

【实验目的】

1. 通过本实验了解乙酰水杨酸（阿司匹林）的制备原理和方法。
2. 进一步熟悉重结晶、熔点测定、抽滤等基本操作。
3. 了解阿司匹林的应用价值。

【实验原理】

1. 主反应：水杨酸与乙酐在浓硫酸的催化下，于75℃左右发生酰化反应，制得阿司匹林。反应式如下：

$$\text{水杨酸} + \text{乙酐} \xrightarrow[\text{约75℃}]{\text{浓}H_2SO_4} \text{阿司匹林} + CH_3COOH$$

2. 副反应：水杨酸在酸性条件下受热可发生综合反应，生成少量聚合物。

$$\text{水杨酸} \xrightarrow[\Delta]{H^+} \text{聚合物} + H_2O$$

3. 阿司匹林可与碳酸氢钠反应生成水溶性的钠盐，作为杂质的副产物不与碱作用，可在用碳酸氢钠溶液进行重结晶时分离除去。

$$\text{水杨酸} + NaHCO_3 \longrightarrow \text{钠盐} + H_2O + CO_2$$

【仪器与试药】

1. 仪器

圆底烧瓶（100mL）、球形冷凝管、烧杯（100mL，200mL）、表面皿、减压过滤装置、水浴锅、电炉与调压器、温度计（100℃）。

2. 试药

水杨酸 7.0g（0.05mol）、乙酐 10mL（10.82g，0.106mol）、浓硫酸 10 滴、饱和碳酸钠溶液 50mL、盐酸溶液（1∶2）30mL。

【实验步骤】

在 100mL 圆底烧瓶中，加入干燥的水杨酸 7.0g 和新蒸的乙酐 10mL。在不断摇动下，加入 10 滴浓硫酸，装好球形冷凝管。水浴加热，水杨酸全部溶解，保持瓶内温度在 70℃左右，维持 20min，并经常摇动。稍冷后，在不断搅拌下倒入 100mL 冷水中，并用冰水浴冷却 15min，抽滤，冰水洗涤，得乙酰水杨酸粗产品。

将粗产品转至 100mL 烧杯中，加入 50mL 碳酸氢钠饱和溶液，并不断搅拌，直至无二氧化碳气泡产生为止。减压抽滤，除去不溶性杂质。滤液倒入洁净的 200mL 烧杯中，在不断搅拌下加入 30mL 的盐酸（1∶2）溶液，阿司匹林即呈沉淀析出。将烧杯置于冰-水溶液中充分冷却，减压过滤。用少量冷水洗涤滤饼两次，压紧抽干，晾干，即得阿司匹林，熔点为 135～136℃。

【注意事项】

1. 水杨酸对皮肤、黏膜有刺激性，能与机体蛋白质反应，有腐蚀作用，实验中应注意安全保护。

2. 乙酐是有强烈刺激性和腐蚀性的物质，实验中应防止吸入和避免皮肤直接接触。

3. 浓硫酸是有强烈腐蚀性的物质，实验中不要吸入其烟雾，不要触及皮肤。

【思考题】

1. 向反应液中加入少量浓硫酸的目的是什么？是否可以不加？为什么？

2. 本反应可能发生哪些副反应？产生哪些副产物？如何除去？

3. 阿司匹林精制选择溶剂依据什么原理？为何滤液要自然冷却？

四、磺胺乙酰钠的制备

【实验目的】

1. 通过磺胺乙酰钠合成，了解用控制 pH、温度等反应条件纯化产品的方法。
2. 加深对磺胺类药物一般理化性质的认识。

【实验原理】

1. 乙酰化反应（磺胺乙酰的制备）

$$\text{磺胺} + (CH_3CO)_2O \xrightarrow[pH=12\sim13]{NaOH} \text{中间体} \xrightarrow[pH=4\sim5]{H^+} \text{磺胺乙酰}$$

2. 成盐反应（磺胺乙酰钠的制备）

$$\text{磺胺乙酰} \xrightarrow[pH=7\sim8]{NaOH} \text{磺胺乙酰钠} \cdot H_2O$$

【仪器与试药】

1. 仪器

100mL 三颈烧瓶，温度计 100℃，250mL 烧杯，50mL 烧杯，抽滤瓶，水循环真空泵，布氏漏斗，电炉。

2. 试药

磺胺 17.2g（0.1mol），乙酐 13.6mL（0.142mol），22.5% 的氢氧化钠溶液 25mL，36% 的盐酸，43.5% 的氢氧化钠 15mL。

【实验步骤】

1. 磺胺乙酰的制备

在装有搅拌子及温度计的 100mL 三颈瓶中，加入磺胺 17.2g、22.5% 氢氧化钠 22mL，开动搅拌，并加热至 50℃ 左右。待磺胺溶解后，分次加入乙酐 13.6mL、43.5% 氢氧化钠 12.5mL（首先，加入乙酐 3.6mL、43.5% 氢氧化钠 2.5mL；随后，每次间隔 5min，将剩余的 43.5% 氢氧化钠和乙酐分 5 次交替加入，每次各 2mL，因为放热，加乙酐时用滴加法，2mL 氢氧化钠溶液可一次加入）。加料期间反应温度维持在 50～55℃；加料完毕继续保持此温度反应30min。反应完毕，停止搅拌，将反应液倾入250mL烧杯中，加水20mL稀释，于冷水浴中用36%盐酸调至pH 7，放置30min，并不时搅拌析出固体，抽滤除去固体。滤液用36%盐酸调至pH 4~5，抽滤，得白色粉末。

用3倍量（3mL/g）10%盐酸溶解得到的白色粉末，不时搅拌，放置30min尽量使单乙酰物成盐酸盐溶解，抽滤除不溶物。滤液加少量活性炭室温脱色10min，抽滤。滤液用43.5%氢氧化钠调至pH＝5，析出磺胺乙酰，抽滤，干燥，测熔点179~184℃。若产品不合格，可用热水（1∶15）重结晶。

2. 磺胺乙酰钠的制备

将磺胺乙酰置于50mL烧杯中，加3~5滴蒸馏水，于水浴上加热至90℃，滴加22.5%氢氧化钠至固体恰好溶解，放冷，析出结晶，抽滤（用丙酮转移），压干，干燥，计算收率。

【注意事项】

1. 在反应过程中交替加料很重要，可以使反应液始终保持一定的pH（12~13）。
2. 按实验步骤严格控制每步反应的pH，以利于除去杂质。
3. 将磺胺乙酰制成钠盐时，应严格控制22.5%氢氧化钠溶液的用量。因磺胺乙酰钠水溶性大，由磺胺乙酰制备其钠盐时若22.5%氢氧化钠溶液的量多，则损失很大。必要时可加少量丙酮，使磺胺乙酰钠析出。

【思考题】

1. 酰化液处理的过程中，pH 7时析出的固体是什么？pH 5时析出的固体是什么？10%盐酸中的不溶物是什么？为什么？
2. 反应溶液碱性过强其结果磺胺较多，磺胺乙酰次之，双乙酰物较少；碱性过弱其结果双乙酰物较多，磺胺乙酰次之，磺胺较少，为什么？

五、贝诺酯的制备

【实验目的】

1. 熟悉前体药物制备的方法和基本途径。
2. 掌握贝诺酯制备原理，无水反应的操作要点。
3. 培养独立进行实验操作的能力。

【实验原理】

【仪器与试药】

1. 仪器

250mL三颈瓶，球形冷凝管，磁力搅拌电热套，玻璃套管，100℃温度计，100mL恒压滴液漏斗，球形干燥管，6cm 普通玻璃漏斗，加料漏斗，100mL、200mL 烧杯各 2 个，Φ10mm 布氏漏斗，250mL 抽滤瓶，普通 pH 试纸，100mL/19 号、250mL/19 号锥形瓶各一个，100mL 滴瓶，250mL/19 号圆底烧瓶，Φ9cm 培养皿，玻璃气流烘干器，薄膜旋转蒸发器，真空水泵，熔点仪，载玻片。

2. 试药

阿司匹林原料药 18g，对乙酰氨基酚原料药 17g，二氯亚砜 50mL，丙酮 15mL，吡啶少量，95％乙醇 150mL，氢氧化钠 15g，氯化钙 20g，无水碳酸钠若干。

【实验步骤】

1. 邻乙酰氧基苯甲酰氯的制备

在装有回流冷凝管（上端附有氯化钙干燥管，排气导管通入氢氧化钠吸收液中），温度计 250mL 三颈瓶中，加入阿司匹林 18g、氯化亚砜 50mL，滴加吡啶 2 滴，缓缓加热，充分搅拌反应，约 50min 升温至 75℃，维持反应液在 70～75℃，反应至无气体逸出（约 2～3h）。反应完毕后减压蒸馏除去过量的二氯亚砜，冷却，得产品，加入无水丙酮 15mL，混匀密封备用。

2. 贝诺酯粗品的制备

在装有搅拌、恒压滴液漏斗、温度计的 250mL 三颈瓶中，加入对乙酰氨基酚 17g，水 50mL，保持 10～15℃搅拌下，缓缓加入氢氧化钠溶液 18mL（3.3g 氢氧化钠加水至 18mL）。降温至 8～12℃，慢慢滴加上步制备的产物无水丙酮溶液，约 20min 后，调 pH 至 9～10，于 20～25℃搅拌下反应 1.5～2h（保持 pH8～10）。反应完毕，抽滤，用水洗至中性，烘干得贝诺酯粗品。

3. 贝诺酯的精制

用 95％的乙醇重结晶精制（粗品∶95％乙醇＝1∶8），约得精品 10～14g，熔点为 174～178℃，收率 40％。

【注意事项】

1. 玻璃仪器及反应原料必须是干燥的，实验前应进行仪器干燥及反应原料烘干。
2. 反应过程中会有大量的二氧化硫和氯化氢气体放出，必须使用碱吸收的方法进行吸收，同时注意实验室通风。
3. 氢氧化钠溶液的加入量要控制适当，不宜过量，否则会影响反应收率。

【思考题】

1. 为什么在制备邻乙酰氧基苯甲酰氯时，必须是无水反应？
2. 过量加入氢氧化钠溶液会导致哪些副反应发生？
3. 二氯亚砜在化学反应中起什么作用？

第三节　药物性质实验

一、抗生素类药物的性质实验

【实验目的】

1. 理解抗生素药物结构与性质关系。
2. 掌握各类抗生素的主要化学性质、实验方法。

【实验原理】

1. 青霉素钠（钾）具有钠、钾盐结构，具有火焰反应，青霉素钠（钾）盐水溶好，但加酸后会析出青霉素的沉淀。

2. 硫酸链霉素在碱性条件下苷键破裂，水解成链霉胍和链霉糖，链霉糖在碱性条件下重排为麦芽酚，与三价铁离子形成紫红色配合物。链霉胍可与8-羟基喹啉和次溴酸反应显橙红色。

3. 硫酸庆大霉素与链霉素一样具有氨基糖苷结构，具羟基胺类和α-氨基酸的性质，可与茚三酮生成蓝紫色缩合物。

4. 盐酸四环素多为盐酸盐，可与硝酸银在酸性条件下生成白色沉淀，同时结构中具有酚羟基，可与氯化铁试液显色。

5. 红霉素大环内酯结构中的内酯键和苷键遇酸水解断裂，得到有色物。

6. 氯霉素分子中的硝基经氯化钙和锌粉还原成羟胺衍生物，再和苯甲酰氯生成酰胺化物，该化合物和三价铁离子生成紫红色配合物。

氯霉素本身为含有机氯的化合物，在氢氧化甲醇溶液中加热，氯霉素分子中有机氯转化为无机氯化物，使其呈氯离子的鉴别反应。

【仪器与试药】

1. 仪器

铂丝、试管、研钵、吸管、烧杯、酒精灯、圆底烧瓶。

2. 试药

青霉素钠（钾）、硫酸链霉素、硫酸庆大霉素、盐酸四环素、红霉素、氯霉素。稀盐酸、乙醇、氯仿、乙醚、氢氧化钠试液、0.1% 8-羟基喹啉的乙醇溶液、次溴酸钠试液、硫酸铁铵溶液、氯化钡试液、0.1%茚三酮、正丁醇、氯化铁、硝酸银试液、硝酸、硫酸、丙酮、1%氯化钙溶液、锌粉、苯甲酰氯、氢氧化钾试液。

【实验步骤】

1. 青霉素钠（钾）

（1）取本品约0.1g，加水5mL溶解后，加稀盐酸2滴，即生成白色沉淀；此沉淀能在乙醇、氯仿、乙醚或过量的盐酸中溶解。

（2）取铂丝，用盐酸湿润后，蘸取供试品，在无色火焰中燃烧，如青霉素钠火焰即显鲜黄色；青霉素钾火焰即显紫色。

2. 硫酸链霉素

（1）取本品约0.5mg，加水4mL溶解后，加氢氧化钠试液2.5mL与0.1% 8-羟基喹啉的乙醇溶液1mL，放冷至约15℃，加次溴酸钠试液3滴，即显橙红色。

（2）取本品约20mg，加水5mL溶解后，加氢氧化钠试液0.3mL，置水浴上加热5min，加硫酸铁铵溶液（取硫酸铁铵0.1g，加0.5mol/L硫酸溶液5mL使溶解）0.5mL，即显紫红色。

（3）取供试品溶液，加氯化钡试液，即生成白色沉淀；分离，沉淀在盐酸或硝酸中均不溶解。

3. 硫酸庆大霉素

（1）取本品约5mg，加水1mL溶解后，加0.1%茚三酮的水饱和正丁醇溶液1mL与吡啶0.5mL，在水浴中加热5min，即显紫蓝色。

（2）取供试品溶液，加氯化钡试液，即生成白色沉淀；分离，沉淀在盐酸或硝酸中均不溶解。

4. 盐酸四环素

(1) 取本品约 0.5mg，加硫酸 2mL，即显深紫色，再加氯化铁试液 1 滴，溶液变为红棕色。

(2) 取供试品溶液，加硝酸使成酸性后，加硝酸银试液，生成白色凝乳状沉淀。

5. 红霉素

(1) 取本品 5mg，加硫酸 2mL，缓缓摇匀，即显红棕色。

(2) 取本品 3mg，加丙酮 2mL 溶解后，加盐酸 2mL 即显橙黄色，渐变为紫红色，再加氯仿 2mL 振摇，氯仿层显蓝色。

6. 氯霉素

(1) 取本品 10mg，加稀乙醇 1mL 溶解后，加 1% 氯化钙溶液 3mL 与锌粉 50mg，置水浴上加热 10min，取上清液，加苯甲酰氯约 0.1mL，立即强力振摇 1min，加氯化铁试液 0.5mL 与氯仿 2mL，振摇，水层显紫红色。如按同一方法，但不加锌粉试验，应不显色。

(2) 取本品 50mg，加乙醇制氢氧化钾试液 2mL 使溶解，防止乙醇挥散，在水浴中加热 15min，放冷，加硝酸使成酸性后，过滤，加硝酸银试液，即生成白色凝乳状沉淀。沉淀加氨试液即溶解，再加硝酸，沉淀复生成。

【注意事项】

1. 青霉素钠（钾）应在实验使用前开封使用。

2. 所用试液若为注射液可直接使用，若为片剂，应去肠溶衣后，用研钵研细后，取细粉使用。

【思考题】

1. 根据药物的性质与实验内容，你认为这些药物还应可以进行哪些试验？

2. 药物剂型的不同，是否对实验结果有影响？

二、维生素类药物的性质实验

【实验目的】

1. 掌握几种常用维生素药物的主要性质和实验方法。

2. 熟悉基本实验操作。

【实验原理】

1. 维生素 A 在氯仿中能与三氯化锑试剂作用，产生不稳定的蓝色碳鎓离子。

2. 维生素 E 在无氧或无其他氧化剂存在时，在酸性或碱性溶液中，加热可水解生成游离生育酚；在有氧或其他氧化剂存在时，则进一步氧化生成醌型化合物。在碱性条件下加热，这种氧化作用更易发生。

3. 维生素 B_1 在碱性中遇氧化剂，可被氧化为具有荧光的硫色素，后者溶于正丁醇成蓝色荧光。维生素 B_1 分子中含有两个杂环，故可与某些生物碱沉淀试剂反应生成组成恒定的沉淀。

4. 维生素 C 易氧化，与硝酸银试液产生银的黑色沉淀；与 2,6-二氯靛酚试液产生反应，溶液颜色由红色变为无色。

【仪器与试药】

1. 仪器

电子天平（0.01g）、试管、锥形瓶（100mL）、水浴锅、研钵。

2. 试药

维生素 A、维生素 E、维生素 B_1、维生素 C、25% 三氯化锑、氯仿、无水乙醇、硝酸、氢氧化钾、乙醚、2,2′-联吡啶、氯化铁、氢氧化钠试液、试液、铁氰化钾试液、正丁醇、碘化汞钾、碘、硅钨酸、硝酸银试液、二氯靛酚钠试液、稀盐酸。

【实验步骤】

1. 取维生素 A 药品 1 滴，加氯仿 10mL 振摇使溶解；取出本品 2 滴，加氯仿 2mL 与 25％三氯化锑的氯仿溶液 0.5mL，即显蓝色，渐变成紫红色。

2. 取维生素 E 约 30mg，加无水乙醇 10mL 溶解后，加硝酸 2mL，摇匀，在 75℃加热约 15min，溶液显橙红色。

取维生素 E 约 10mg，加乙醇制氢氧化钾试液 2mL，煮沸 5min，放冷，加水 4mL 与乙醚 10mL，振摇，静置使分层；取乙醚液 2mL，加 2,2′-联吡啶的乙醇溶液（0.5→100）数滴与氯化铁的乙醇溶液（0.2→100）数滴，应显血红色。

若为维生素 E 片剂：取本品 2 片，除去糖衣，研细，加无水乙醇 10mL，振摇使维生素 E 溶解，过滤，滤液照上述方法试验，出现上述相同反应。

3. 取维生素 B_1 约 5mg，加氢氧化钠试液 2.5mL 溶解后，加铁氰化钾试液 0.5mL 与正丁醇 5mL，强力振摇 2min，放置使分层，上面的醇层显强烈的蓝色荧光；加酸使成酸性，荧光即消失；再加碱使成碱性，荧光又显出。

取维生素 B_1 溶液 1 滴，加入碘化汞钾生成淡黄色沉淀。取维生素 B_1 溶液 1 滴，加入碘生成红色沉淀。取维生素 B_1 溶液 1 滴，加入硅钨酸生成白色沉淀。

若为片剂，则取适量（维生素 B_1 约 60mg）碾碎，加蒸馏水搅拌，过滤，滤液蒸干后，取残渣，照上述方法试验，出现上述相同的反应。

4. 取维生素 C 药品 0.2g，加水 10mL 溶解后，照下述方法试验：

（1）取溶液 5mL，加硝酸银试液 0.5mL，即生成银的黑色沉淀。

（2）取溶液 5mL，加二氯靛酚钠试液 1～2 滴，试液的颜色即消失。

若为片剂，取药品维生素 C 细粉适量（0.2g），加水 10mL，振摇使维生素 C 溶解，过滤，滤液照上述方法试验，出现相同反应。

若为泡腾片，取维生素 C 细粉适量（0.5g），加无水乙醇 25mL，振摇使维生素 C 溶解，过滤，滤液照上述方法试验，出现上述相同的反应。

若为颗粒剂，取 4g，加水 10mL 溶解后，照上述方法试验，出现相同反应。

【注意事项】

实验中各种药品制剂性质实验，应先进行预处理，然后称取适量的样品，照上述方法进行。

【思考题】

1. 药品制剂性质实验通常会有哪些预处理方法？
2. 根据药物的结构特点判断这些药物是否还具有其他化学性质。

三、药物的氧化变质反应

【实验目的】

1. 理解药物结构与氧化变质反应的关系及原理。
2. 掌握影响药物氧化变质反应的外界因素。
3. 掌握防止药物氧化变质反应的常用方法。

【实验原理】

具有不稳定结构的药物，在一定外界条件（空气、光线、温度、pH、金属离子）的影响下，结构发生变化，产生新的化学结构分子，引起药物失效，甚至产生毒性的过程，称为药物的变质反应。药物的变质反应有氧化、水解、异构化、脱羧、聚合等，最常见的有氧化反应和水解反应。

【仪器与试药】

1. 仪器

电子天平（0.01g）、试管、锥形瓶（100mL）、水浴锅。

2. 试药

盐酸氯丙嗪、水杨酸钠、维生素C、3%过氧化氢溶液、2%亚硫酸钠溶液、硫酸铜试液、0.05mol/L EDTA溶液、10%氢氧化钠试液、稀盐酸。

【实验步骤】

1. 样品溶液的配制：取盐酸异丙肾上腺素0.5g、盐酸氯丙嗪0.05g、维生素C 0.25g，分别置于锥形瓶中，各加入纯化水20mL，振摇溶解后，平均分成四份并转移至试管中，同时对试管编号（①～④），备用。

2. 将以上三种药品溶液的①号试管，分别加入3%过氧化氢溶液10滴，再放入沸水浴中加热，观察并记录5min、20min、60min时的颜色变化。

3. 将以上三种药品溶液的②号试管，分别加入2%亚硫酸氢钠溶液2mL，再加入3%过氧化氢溶液10滴，同时置于沸水浴中加热，观察并记录5min、20min、60min时的颜色变化。

4. 将以上三种药品溶液的③号试管，分别加入硫酸铜试液2滴，观察其颜色的变化。

5. 将以上三种药品溶液的④号试管，分别加入0.05mol/L EDTA溶液2mL，再加入硫酸铜试液2滴，观察其颜色的变化，并作记录。

【注意事项】

实验中各种药品加入的试剂相同，但反应条件不同，也会影响结果，取用数量、时间、温度、空气、光线等条件，实验中均应注意一致，以资对照。

【思考题】

1. 影响药物氧化变质的外界因素有哪些？
2. 可采取哪些措施防止药物氧化变质？
3. 本实验中的药物其结构中哪些官能团易被氧化？

参 考 文 献

[1] 郑虎等. 药物化学. 第 5 版. 北京：人民卫生出版社，2004.
[2] 仇文升等. 药物化学. 北京：高等教育出版社，1999.
[3] 刘振海等. 药物化学. 第 2 版. 北京：中国医药科技出版社，1999.
[4] 曹观坤等. 药物化学. 北京：科学出版社，2004.
[5] 尤启冬等. 药物化学. 北京：化学工业出版社，2004.
[6] 彭司勋等. 药物化学进展（1）. 北京：化学工业出版社，2001.
[7] 国家食品药品监督管理局药品审评中心. 药品审评中心规范化建设文件汇编（1），2005 版.
[8] 中华人民共和国药典委员会. 中华人民共和国药典（2005 版）. 北京. 化学工业出版社，2005.